Physiologie und Pathologie

des

Mineralstoffwechsels

nebst Tabellen
über die Mineralstoffzusammensetzung
der menschlichen Nahrungs- und Genußmittel
sowie der Mineralbrunnen und -Bäder.

Von

Dr. **Albert Albu,**
Privatdozent für innere Medizin an
der Universität zu Berlin,

und

Dr. **Carl Neuberg,**
Privatdozent u. chemischer Assistent
am Pathologischen Institut der
Universität Berlin.

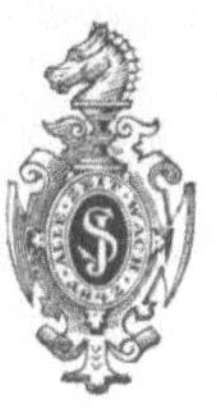

Springer-Verlag Berlin Heidelberg GmbH

1906.

Additional material to this book can be downloaded from http://extras.springer.com.

ISBN 978-3-642-98891-2   ISBN 978-3-642-99706-8 (eBook)
DOI 10.1007/978-3-642-99706-8

Softcover reprint of the hardcover 1st edition 1906

Herrn Geh. Medizinalrat

Professor Dr. E. Salkowski

in dankbarer Verehrung

gewidmet.

Vorwort.

Um die Mitte des vorigen Jahrhunderts machten sich in der medizinischen Literatur die Anfänge zu einer Würdigung des Mineralstoffwechsels für die Physiologie und Pathologie der Lebensvorgänge bemerkbar. Diese Anregungen sind später unter dem Einfluß anderer Forschungsrichtungen fast vollkommen in Vergessenheit geraten und beginnen sich erst seit etwa einem Jahrzehnt neu zu beleben. In der nachfolgenden Darstellung haben wir den Versuch gemacht, das Wissen auf diesem Gebiete nach leitenden Gesichtspunkten zusammenzufassen und kritisch zu sichten, in der Hoffnung, der Forschung auf diesem vielverheißenden Arbeitsfelde zu nützen. Die eigenen Untersuchungen, die wir dazu beigetragen haben, sind in der Chemischen Abteilung des Pathologischen Instituts der Universität (Charité) ausgeführt worden.

Berlin, Ende Oktober 1905.

Die Verfasser.

Inhaltsverzeichnis.

Tabellen.

I. Kapitel.

Einleitung.

Als Nahrungsstoffe gelten gemeinhin Eiweiß, Fett- und Kohlehydrate. Das ist das Dogma der Ernährungsphysiologie, wie es sich seit Jahrzehnten in den Anschauungen der Ärzte festgesetzt hat, weil es die Lehrbücher nicht anders dargestellt haben. Die in der Nahrung enthaltenen Salze werden darin zumeist als ein nebensächlicher und unwesentlicher Bestandteil der Nahrungsmittel anhangsweise kurz abgehandelt. Und doch ist eine solche Auffassung weder sachlich berechtigt noch historisch begründet! Denn kein anderer als Justus v. Liebig, der Begründer der ganzen modernen Ernährungslehre, ist es gewesen, welcher bei seinen Erörterungen über die Nahrungsstoffe stets auch gleichzeitig die Bedeutung der Salze in der Nahrung und für die Ernährung betont hat. An Liebigs Vorstellungen von den Ernährungsvorgängen haben alle Späteren angeknüpft. Liebig ist auch wohl als der geistige Vater des Begriffes „Nährsalze" anzusehen, wenngleich sich das Wort in seinen Schriften nicht findet. Zum erstenmal gedruckt findet man es in den Sitzungsberichten der bayrischen Akademie der Wissenschaften im Dezember 1869, in denen Carl Voit über die Untersuchungen seines Schülers Forster über die Bedeutung der Salze für die Ernährung berichtet, die Forster selbst erst in ausführlicher Weise 1873 veröffentlicht hat[1]). Begriff

---

[1]) Im Interesse der geschichtlichen Wahrheit sei hier folgende Auskunft wiedergegeben, welche uns Herr Prof. J. Forster (Straßburg) auf unsere Anfrage freundlichst hat zukommen lassen: „M. W. ist der Ausdruck „Nährsalze" von Liebig nicht gebraucht worden. Bei meinen im Frühjahr 1869 begonnenen Untersuchungen über die Aschebestandteile, die ich im Auftrage von C. Voit übernommen hatte, habe ich den Term angewendet; bei der vorläufigen Mitteilung Voits über diese und andere Versuche an die bayrische Akademie hat Voit das Wort übernommen usw."

und Wort „Nährsalze" sind dann aus der wissenschaftlichen Literatur fast ganz verschwunden. Zu neuem Leben erwachten sie erst wieder in neuerer Zeit durch eine etwas abseits von den Bahnen der wissenschaftlichen Heilkunde wandelnde medizinische Sekte und die mit ihr verwandte Naturheilkunde, welche die „Nährsalze" zum Schlagwort für die von ihnen vertretenen Anschauungen über Ernährungsphysiologie stempelten und damit ihre Gegnerschaft gegen die Schulmedizin in scharfer Form zum Ausdruck zu bringen suchten. Dadurch ist der Begriff „Nährsalze", wenn auch in durchaus unklarer Weise, dem Laienpublikum vielfach geläufiger geworden, als er den Ärzten zurzeit ist. Wenn auch den Nährsalzpräparaten in der Form, wie sie auf den Markt kommen, weder eine theoretische Bedeutung noch ein praktischer Wert zukommt, so erscheint es doch verkehrt, darüber mit spöttischem Lächeln oder Achselzucken hinwegzugehen. Denn der Idee, die zu ihrer Darstellung geführt hat, liegt ein Körnchen Wahrheit zugrunde.

So wenig wie die wissenschaftliche Medizin zurzeit den Salzen in der Ernährungsphysiologie die ihnen gebührende Bedeutung zuerkennt, würdigt sie auch die Rolle, welche sie in der Entstehung und Entwickelung von Ernährungstörungen und Stoffwechselanomalien spielen. Ohne die von Liebig, Voit und Forster in dieser Richtung gegebenen Anregungen weiter zu verfolgen, hat die chemische Stoffwechselforschung in den letzten Jahrzehnten ihr Interesse fast ausschließlich auf die organischen Nährstoffe konzentriert. Die unorganischen Bestandteile der Nahrung und die Störungen im Umsatz derselben sind noch heute ein ziemlich brach liegendes Arbeitsfeld. Die Versuche einzelner Autoren, die Forschung auf diesem Gebiete anzuregen, sind bisher stets so fruchtlos geblieben, daß man an der Richtigkeit des Grundgedankens ernste Zweifel hegen könnte, wenn man nicht wüßte, wie schwer oft Ideen Fuß fassen, welche sich nicht in der Richtung der hergebrachten Schulmeinung und der ererbten Tradition bewegen!

Schon vor mehr als 30 Jahren hat ein hervorragender deutscher Arzt, der zu seiner Zeit gleich ausgezeichnet als Pathologe und als Kliniker war, dessen Werke und Verdienste vielleicht wegen mancher Irrungen zu früh in Vergessenheit geraten sind, den Gedanken der Bedeutung der Mineralsalze für gewisse Gebiete des Stoffwechsels und seiner Störungen klar und scharf ausgesprochen. F. W. Beneke (Marburg) hat in seinem einst berühmten Buche „Grundlinien der Pathologie des Stoffwechsels", Berlin 1874, nicht weniger als fünf umfangreiche Kapitel der Erörterung der Störungen im Umsatz der unorganischen Verbindungen gewidmet.

Was Beneke in der Einleitung zu diesen Erörterungen ausführt, hat noch heute volle Berechtigung und Gültigkeit, und da der Kern des Grundgedankens nicht besser ausgesprochen werden kann, so mögen Benekes eindringliche Worte diesem Buche als Devise vorangeschickt sein:

„Die unorganischen Bestandteile, welche durch die Nahrung dem Organismus zugeführt werden und in die Zusammensetzung des körperbildenden Materiales eingehen, sind bis vor nicht langer Zeit so sehr in ihrer Bedeutung unterschätzt und werden auch gegenwärtig vielfach noch so wenig in Rechnung gezogen, daß man nicht nachdrücklich genug auf den Fehler aufmerksam machen kann, welcher in dieser Vernachlässigung liegt. Gleich wie diese Bestandteile für alles Bilden und Werden im Pflanzenreich von der weittragendsten Bedeutung sind, so sind sie auch für den tierischen Organismus teils die notwendigsten Bedingungen alles Aufbaus, teils die unentbehrlichsten Vermittler der Lebensvorgänge. Ohne die Gegenwart der phosphorsauren und schwefelsauren Salze bildet sich im Pflanzenreich kein Pflanzeneiweiß, und in ungeahnter Weise sind die phosphorsauren Salze selbst bei der Lösung der Albuminate der Pflanze beteiligt; ohne die Gegenwart kohlensaurer Alkalien bilden sich keine Pflanzensäuren, kein Zucker, kein Amylum. Im tierischen Organismus wird dagegen ein großer Teil der in der Pflanze gefesselten unorganischen Bestandteile zur Bildung des Körpergerüstes sowie zur Bildung der weichen zelligen Teile verwandt, und ein anderer Teil dient wesentlich zur Vermittlung all der Vorgänge, welche die Ernährung des Bestehenden und die allmähliche rückschreitende Metamorphose der eingeführten Nahrungsbestandteile in sich schließen. Es ist fast trivial, noch zu bemerken, daß sich das Knochengerüst des Menschen nicht ohne Zufuhr einer bestimmten Menge von Erdphosphaten bilden kann, und doch scheint es oft, als ob in der ärztlichen Praxis daran gar nicht gedacht würde. Ohne phosphorsaures Kali bildet sich kein Blutkörperchen, ohne die Gegenwart alkalischer Basen wird die Oxydation der Pflanzensäuren im Organismus nur teilweise vollendet, ohne die Gegenwart des Chlornatrium würden die Diffusionsvorgänge im Körper ganz andere sein, als sie in der Tat sind, ohne die Phosphorsäure würde sich eine so hochwichtige Verbindung, wie es die Glyzerinphosphorsäure ist, gar nicht bilden können. Aber trotz der zweifellosen Gewißheit, welche über diese Dinge existiert, gibt sich in der Praxis noch wenig von einer eingehenden Berücksichtigung derselben kund. Man operiert mit den mächtigen Agentien in der Form von Heilmitteln, mit dem Jod, Arsenik, Quecksilber, Chinin und wie sie alle heißen; aber die

Geschicke des Organismus, soweit sie von den integrierenden unorganischen Bestandteilen desselben abhängen, überläßt man scheinbar der gütigen Natur, ohne zu bedenken, daß auch ihr, bei aller Güte, Grenzen der Leistungsfähigkeit durch diese ohne jene Bedingungen gesteckt sind, und daß man oftmals die rationellste Heilaufgabe dadurch zu erfüllen imstande ist, daß man diese Bedingungen beseitigt und, in unserem Falle, eine gestörte Proportion unorganischer Bestandteile in das richtige Verhältnis zurückzuführen sucht. Kaum in einer anderen Beziehung, als in bezug auf diese unorganischen Bestandteile, können wir mit gleicher Bestimmtheit die Aufgaben des praktischen Arztes mit denen des Landwirts vergleichen. Wie dieser seinem Boden in dem Dünger ganz wesentlich unorganische Verbindungen zuführt und darauf zu achten hat, daß diese, und zwar stets ganz bestimmte Verbindungen, nicht fehlen, wenn der Boden diese oder jene Frucht hervorbringen soll, also hat auch der Arzt die wichtige Aufgabe, die unorganischen Bestandteile der Nahrung ganz wesentlich in Rechnung zu ziehen, wenn er die Ernährungs- und Wachstumsverhältnisse des menschlichen Körpers erwägt, und er wird durch ein einfaches Zuoder Hinwegtun derselben oft in rationellster Weise therapeutische Aufgaben zu lösen imstande sein, welche im gewöhnlichen Gange der Praxis auch jetzt noch oft auf den wunderlichsten Kreuz- und Querwegen zu lösen gesucht werden. Auf diesem Gebiete ist sicher noch vieles zu leisten, vieles erreichbar. Wir wissen in gar vielen Fällen noch nicht, wie wir den kranken Organismus am rationellsten düngen, welchen Geschicken die einzelnen unorganischen Verbindungen im Organismus unterliegen. Aber der Weg, den wir zu gehen haben, ist zweifellos vorgezeichnet, und manche sichere Erkenntnis, feste Stützen des rationellen praktischen Handelns, dürfen wir bereits als unser Eigentum betrachten. Unsere Aufgaben werden damit scheinbar immer komplizierter. Die stickstoffhaltigen und die stickstofffreien Verbindungen selbst, ihre vielfach verschlungenen Metamorphosen, die Agentien, welche diese Metamorphosen bedingen, das alles gibt uns schon vollauf zu denken. Jetzt kommen noch die unorganischen Bestandteile als Vermittler des Aufbaus und Unterganges der Gewebe und Nahrungsstoffe hinzu und ein neues Gebiet der Betrachtungen steigert die Zahl der schon durchwanderten. Aber erst mit der Vollendung der Einsicht wird die Klarheit in der Auffassung der Vorgänge des Stoffwechsels erreicht, und ist diese Klarheit gewonnen, so fließt die Masse der Einzelvorgänge doch in bestimmte zusammengehörige Gruppen physiologischer Vorgänge zusammen, und es ist nicht allzu schwierig, das Wesen und den Zusammenhang derselben zu übersehen."

Was Beneke dem Wissen seiner Zeit entsprechend zu schaffen versucht hat: eine Pathologie und Therapie des Mineralstoffumsatzes, welche als ein vollwertiger Teil in der allgemeinen Lehre vom Stoffwechsel des menschlichen Organismus zu erachten ist, das fehlt noch heute!

Die Anschauung, daß die Forschung hier fortan kräftig einzusetzen habe, bricht sich immer mehr Bahn. Als Beispiel

dafür seien die Worte wiedergegeben, mit denen die Veröffentlichung einiger auf dieses Stoffwechselgebiet bezüglicher Untersuchungsreihen aus dem berühmten physiologischen Institute
Tigerstedts eingeleitet worden ist (Skandinav. Archiv für Physiologie, Bd. 14, S. 82, 1903):

„Die Stoffwechsellehre hat während der letzten Jahrzehnte
Anlaß zu einer außerordentlich großen Menge von Untersuchungs-
serien gegeben. Man erhält eine Vorstellung von der Menge
derselben, wenn man die letzten Jahrgänge von Malys Jahresbericht über die Fortschritte der Tierchemie durchsieht, wo der
vierte und fünfte Teil Referate über Fragen des Stoffwechsels
enthalten. Trotz einer solchen Massenproduktion gibt es große
Gebiete, die so gut wie vollständig bei Seite gelassen
worden sind, obwohl ihre Bedeutung für die Auffassung
des Ganzen offen zutage liegt. Dies gilt unter anderem
für die Rolle der Aschenbestandteile bei den Lebens-
prozessen.“

Was bisher über Chemie, Physiologie, Pathologie und Therapie
des Mineralstoffumsatzes bekannt ist, das ist in den nachfolgenden
Kapiteln — wie wir glauben, zum ersten Male — kritisch zu-
sammengetragen. Aus dieser Darstellung wird ersichtlich werden
nicht nur, was an tatsächlichem Wissen auf diesem Gebiete bislang
ermittelt worden ist, sondern auch wo allenthalben auszufüllende
Lücken vorhanden sind. Es ist mit freudiger Genugtuung zu be-
grüßen, daß gerade die letzten Jahre einen Anfang zu exakteren
Forschungen auf diesem Gebiete gebracht haben, indem auch
hier die Untersuchungen genau nach denselben Grundsätzen angestellt worden sind, wie sie in der allgemeinen Stoffwechsellehre
gültig sind. Von Noorden hat in seinem bekannten „Lehrbuch der Pathologie des Stoffwechsels“ (Berlin 1893) mehrfach
zutreffend betont, daß der bis dahin vorhandenen Literatur über
den Mineralstoffumsatz fast ausnahmslos kein wissenschaftlicher
Wert zukomme, weil die älteren Untersuchungen sich lediglich
auf die Feststellung der Ausscheidungen der unorganischen Substanzen im Harn zu beschränken pflegen. Für eine Übersicht
und Beurteilung des Stoffumsatzes im Körper ist aber nicht
nur auch die Kenntnis der Ausscheidungen in den Faezes
von nöten, sondern vor allem die Analyse der aufgenommenen
Nahrung in bezug auf die Mineralbestandteile. Untersuchungen

dieser Art sind äußerst mühsam und z. T. auch recht schwierig. Sie erfordern zumeist mehr Zeit und chemische Kenntnisse, als den Medizinern im Durchschnitt zur Verfügung stehen. Diese Schwierigkeiten können aber kein ernstes, dauerndes Hindernis bedeuten, wenn es gilt, die Forschung auf ein fast unbebautes Arbeitsfeld zu richten, dessen Beackerung reiche Früchte verspricht.

Um die mühselige Arbeit der analytischen Forschung zu erleichtern, haben wir in den letzten Jahren in einer größeren Anzahl von Nahrungsmitteln, die vom Menschen benutzt werden, eine vollständige Analyse ihrer unorganischen Bestandteile durchgeführt. Wir haben uns dabei auf diejenigen Nahrungsmittel beschränkt, von denen bisher in der Literatur überhaupt noch keine Aschenanalysen vorliegen, oder deren nach älteren Methoden ausgeführte Bestimmungen so wiedersprechende oder unwahrscheinliche Ergebnisse geliefert haben, daß eine Nachprüfung dringend geboten erschien. Die weitaus größte Arbeit auf diesem Gebiete ist vor mehreren Jahrzehnten von Emil Wolf, Professor der Agrikulturchemie an der landwirtschaftlichen Versuchsstation zu Hohenheim, geleistet worden, der einige Hundert dieser Analysen geliefert hat. Die Wolfschen Aschenanalysen der Nahrungsmittel sind diejenigen, welche allenthalben in der Literatur zitiert zu werden pflegen, leider aber für Stoffwechseluntersuchungen viel weniger benutzt worden sind, als es möglich und nötig gewesen wäre. Wolfs Analysen erstrecken sich fast ausschließlich auf pflanzliche Nahrungsmittel. In den späteren Jahren sind noch weitere Untersuchungen über die anorganischen Bestandteile der Nahrungsmittel von Voit, Forster, Bunge und seinen Schülern und einigen anderen neueren Autoren vereinzelt ausgeführt worden. Wenn wir all diese bisher bekannten Analysen mit den von uns neu gemachten zusammenstellen, so hoffen wir, damit zum ersten Male eine Übersicht der anorganischen Bestandteile aller wichtigen, für den Menschen in Betracht kommenden Nahrungsmittel zu geben.

Wir halten uns aber verpflichtet, darauf hinzuweisen, daß die geleistete analytische Arbeit nicht als eine erschöpfende angesehen werden darf und soll. Bei dem großen Zeitaufwand, welchen diese Untersuchungen erfordern, war es uns im allgemeinen nicht möglich, mehr als Stichproben von jedem der noch nicht analysierten Nahrungsmittel zu machen. Bei der außerordentlich großen Verschiedenheit der Qualität fast aller Nahrungsmittel, namentlich der tierischen, können deshalb die von uns gefundenen Werte nur Prüfsteine sein. Es ist wohl möglich, daß andere Untersucher bei der Analyse von Nahrungsmitteln derselben Art, aber aus anderer Quelle zu mehr oder weniger abweichenden Resultaten gelangen. Es sei daran erinnert, daß auch in dem Gehalt an organischen Nährstoffen oft ein und dasselbe Nahrungsmittel je nach seiner Herkunft und Qualität eine wesentlich verschiedene Zusammensetzung zeigt, und daß die bei Stoffwechseluntersuchungen im allgemeinen übliche Benutzung der Mittelzahlen, wie sie J. König in seinem bekannten Lehrbuch gibt, immer nur auf Grund der Zusammenstellung einer großen Reihe von Analysen gewonnen werden. Für die Aschenanalysen vieler Nahrungsmittel fehlt es noch an genügend reichhaltigem Material, um solche Mittelwerte schon allgemein aufstellen zu können. Hoffentlich gibt unsere Arbeit die Anregung zu weiteren Forschungen in dieser Richtung.

Vielleicht vermag die Zusammenstellung des Gehaltes der Nahrungsmittel an unorganischen Bestandteilen in Zukunft auch praktischen Zwecken zu dienen, indem sie der Heilkunde in solchen Krankheitsfällen, in denen nach dem gegenwärtigen Stande unserer Kenntnisse bei der Diätfestsetzung eine Rücksichtnahme auf den Salzgehalt der Nahrungsmittel ratsam oder notwendig erscheint, einen Wegweiser zur Auswahl und richtigen Kombination der Nahrungsmittel an die Hand gibt. Auch hier verkennen wir freilich nicht, daß bisher nur ein kleines und z. T. sogar noch recht unsicheres Gebiet vorhanden ist, auf welchem sich eine Ernährungstherapie von diesem Gesichtspunkte aus rechtfertigt. Das Prüfen und Erfahren ist auch hier noch die Aufgabe der Zukunft.

II. Kapitel.

Der Wassergehalt und der Aschenbestand des Gesamtorganismus, des Blutes und der einzelnen Organe.

Bevor der Stoffumsatz der einzelnen Mineralbestandteile im menschlichen Körper erörtert werden kann, ist eine Besprechung des gesamten Aschengehalts desselben bzw. seiner einzelnen Organe vonnöten. Der Gesamtaschengehalt macht einen Teil des Trockenrückstandes aus, welcher bei jeder Analyse der chemischen Zusammensetzung eines Körpers und eines Organes bestimmt zu werden pflegt. Der organische Teil des Trockenrückstandes interessiert uns hier nicht. Wie der Trockenrückstand im allgemeinen, so steht auch der anorganische Teil desselben in engen Beziehungen zu dem Wassergehalt des Körpers und seiner Organe. Dem Wasserhaushalt des Organismus kommt im Stoffwechsel des gesunden und kranken Menschen eine weit größere Bedeutung zu, als ihm bisher noch zugeschrieben wird. Da zwischen normalen und pathologischen Verhältnissen des Mineralstoffwechsels und denen des Wasserhaushaltes nach den neueren darauf bezüglichen Untersuchungen anscheinend mancherlei wechselseitige ursächliche Beziehungen bestehen, so seien im folgenden zunächst die bisher bekannten Tatsachen über den Wassergehalt des Körpers und seiner Organe in der Norm und pathologischen Zuständen kurz zusammengestellt.

Die darauf bezüglichen Untersuchungen stammen naturgemäß fast alle von Leichen, meist von Kindern, seltener von Erwachsenen, aus älterer Zeit von v. Bezold (1), Bischoff (2), Moleschott (3), A. W. Volkmann (4), C. Voit (5), später von Ohlmüller (6), Fehling (7), Jacubowitz (8), B. Bendix (9) und aus jüngster Zeit von Sommerfeld (10), Camerer und Soeldner (11), Weigert und Steinitz (12 u. 13), R. Steinitz (14), R. Weigert (15), W. Freund (16), u. a. Es ist besonders die Schule des Breslauer Pädiaters Czerny (17), welche sich neuerdings diese Untersuchungen angelegen sein läßt, wie ihr auch die größere Zahl der neueren Arbeiten über den Mineralstoffwechsel im Kindesalter zu danken ist.

Eine Wiedergabe der einzelnen gefundenen Ergebnisse hat zurzeit wenig Wert, weil dieselben zum großen Teil sich widersprechen oder erhebliche Abweichungen voneinander aufweisen. Nur soviel geht daraus mit Sicherheit hervor, daß der Wassergehalt des Körpers und einzelner Organe in der Hauptsache von drei Faktoren abhängig ist: In erster Reihe übt das Lebensalter einen wesentlichen Einfluß aus. Durch Fehlings bekannte Untersuchungen an Foeten ist festgestellt, daß die stärksten Veränderungen im Gehalt an Wasser und festen Bestandteilen (namentlich Eiweiß und Fett) sich bereits im intrauterinen Leben, besonders vom 6. Monat an, vollziehen, während beim späteren Wachstum des Kindes die Veränderungen in der chemischen Zusammensetzung des Körpers sich viel langsamer entwickeln, eine Tatsache, welche in neuester Zeit durch die Untersuchungen von Camerer und Söldner bestätigt ist, welche die Zusammensetzung des Säuglingkörpers im 5. Monat nicht anders fanden, als kurz nach der Geburt. Darin stimmen alle Untersuchungen überein, daß der menschliche Organismus mit fortschreitendem Wachstum immer wasserärmer wird. Im dritten Fötalmonat beträgt sein Wassergehalt 94 %, bei der Geburt 69—66 % und beim Erwachsenen nur noch 58 % im Durchschnitt (in den Lehrbüchern findet sich allerdings vielfach ein Wassergehalt von 63 % angegeben). Mehr als die Hälfte desselben kommt auf die Muskulatur des Körpers, von den übrigen Geweben sind die wasserärmsten die Knochen mit 27 % und das Fett mit 10 %.

Nächst dem Alter übt zweitens der Ernährungszustand einen sichtlichen Einfluß auf den Wassergehalt des Organismus. Seit Bischoff und C. Voit (Gesetze der Ernährung des Fleischfressers) (18) gilt es als eine feststehende Tatsache, daß bei schlechter Ernährung der Wassergehalt des Körpers zunimmt, und zwar infolge der Abnahme an Fett. So fand z. B. Ohlmüller (l. c.) bei atrophischen Kindern 74 % Wassergehalt gegen 60 % bei normalen. Auch bei Erwachsenen steigt stets der Wassergehalt um so mehr an, je ärmer der Körper an Fett wird. So fand Bischoff (l. c.) bei 19 % Fett 60 % Wasser, Volkmann bei 13 % Fett schon 66 % Wasser. Dem früher allgemein angenommenen Satze, daß Wasser und Fett in ihrer Ab- und Zunahme im umge-

kehrten Verhältnis zueinander stehen, ist freilich neuerdings mehrfach widersprochen worden, so von Rubner (18a), v. Hösslin (19,)
neuerdings auch von Steinitz und Weigert (l. c.), welche auf Grund
von Versuchen an Tieren und Menschen zu dem Ergebnis gelangt
sind, daß die Schwankungen des Wassergehalts nicht nur durch Zu-
und Abnahme des Fettgehalts bedingt sind, sondern auch durch
einen verschieden großen Gehalt an fettfreier Trockensubstanz, die
aus stickstoffhaltiger Materie und Salzen besteht. Nach Weigert
sind diejenigen Tiere daran am reichsten, welche mit Eiweiß- und
Fettnahrung aufgezogen werden, während Kohlehydratnahrung zur
Wasserretention disponiert. Diese experimentellen Tatsachen stehen
in Übereinstimmung mit den oft gemachten klinischen Beobachtungen bei künstlicher Säuglingsernährung mit Mehlsuppen und
bei der Ernährung der armen Leute mit Brot und Kartoffelkost.
In beiden Fällen sieht man meist eine Wasseraufschwemmung des
Körpers zustande kommen, die häufig sogar eine Körpergewichts-
zunahme vortäuscht.

Zu dritt kommt die Wasserdurchtränkung des Organismus unter dem Einfluß der mannigfachsten Krankheitzu-
stände zustande. Man hat eine Wasserretention des Organismus bei
vielen fieberhaften Krankheiten beobachtet — neuestens berichtete
noch Schwenkenbecher (20) hierüber beim Typhus — aber auch
bei anderen mit Gewebszerfall einhergehenden Erkrankungen, wie
zuerst v. Hösslin (l. c.) behauptete, so z. B. auch besonders
beim Carcinom. Die Zunahme des Wassergehaltes des Gesamt-
körpers soll insbesondere auf das Wäßrigwerden der Muskeln
zurückzuführen sein, das mit der Abnahme des Fettgehaltes
parallel zu gehen pflegt. Wenn Steinitz (14) neuerdings zu
dem Ergebnis gelangt ist, daß bei magendarmkranken Säuglingen, deren Leichen er analysierte, die grobe chemische Zusammensetzung des Körpers keine Veränderung erlitten hat, weil
das Verhältnis des Wassergehalts zu den festen Bestandteilen
von der Norm nicht wesentlich abwich, so ist damit doch weder
die Möglichkeit einer vorhanden gewesenen Veränderung des
Wassergehalts im Organismus, noch ihre Bedeutung für die
Pathologie in Frage gestellt. Denn abgesehen davon, daß Leichen-
analysen, selbst an frisch gefrorenen Kadavern, hier nicht einen
richtigen Ausdruck etwaiger Veränderungen erbringen können,
kommt es in vivo weniger auf den Wasserbestand des gesamten

Körpers an, als auf den Wasserwechsel, d. h. auf das Verhältnis zwischen Einnahme und Ausgabe. Die Wasserretention als klinisches Symptom kann sich des chemischen Nachweises an der Leiche vollkommen entziehen.

Die Frage der Wasserretention im Organismus hat neuerdings wieder ein erhöhtes Interesse gewonnen angesichts der Erörterungen über die Entstehung der Ödeme und Hydropsieen bei Herz-, Nieren-, Leberkrankheiten u. a. m. Es hat sich dabei die für unsere Betrachtung besonders wichtige Tatsache ergeben, daß die Wasserretention im innigsten kausalen Zusammenhang mit der Salzretention, besonders des des Chlornatriums, steht, ohne daß es aber bisher gelungen ist, mit Sicherheit zu entscheiden, welcher der beiden Faktoren der primäre ist. Der zeitige Stand der Kenntnisse in dieser Frage wird in Kapitel X eine ausführliche Erörterung finden.

Wie die Wasserretention, so spielt auch die Wasserverarmung des Organismus in der Entstehung und im Bilde vieler Krankheiten eine bedeutsame Rolle. Aber auch hier haben bisher weder die klinischen Erfahrungen noch das Experiment volle Aufklärung über die dabei stattfindenden Stoffwechselvorgänge und die Veränderungen in Organen und Geweben gebracht. Versuche über die Folgen der Wasserentziehung sind an Tieren in älterer Zeit von Schuchardt und von Falck und Scheffer angestellt worden; einwandsfreier ausgeführt sind aber erst die neueren Experimente von Rubner (67), Gürber (68), Nothwang (69), Czerny (70), Landauer (71) und Straub (72). Dabei hat sich ergeben, daß schon die Entziehung mäßiger Wassermengen (ca. 11%) nicht nur auf die Zusammensetzung des Blutes einen deletären Einfluß ausübt (Gürber, Czerny), sondern auf den gesamten Stoffwechsel, insbesondere durch erhebliche Steigerung der Eiweißzersetzung (Rubner, Landauer, Straub). Diese letztere Tatsache ist für den Menschen durch Dennig (73) bestätigt worden.

Das gesamte bisher vorliegende Material ist aber noch zu gering, um übersehen zu können, in welchem Umfange der Körper auf Änderungen der Ernährung und des Stoffwechsels mit Veränderungen des Wasserhaushalts reagiert und umgekehrt.

Der Wassergehalt des Blutes ist bei der systematischen chemischen Untersuchung des Blutes Gesunder und Kranker meist an erster Stelle bestimmt worden. Es liegen darüber Analysen vor von Becquerel und Rodier (21), C. Schmidt (22), F. Hoppe-Seyler (23 u. 24), E. Freund und Obermeyer (25), v. Moraczewski (26), v. Jaksch (27), Stintzing und Gumprecht (28), Biernacki (29), Dennstedt und Rumpf (30 u. 31), F. Erben (45) u. a. m. vor. Obwohl die von den einzelnen Autoren gefundenen Zahlen teilweis recht erheblich voneinander abweichen, kann als Durchschnittswert für den Wassergehalt des normalen Blutes des erwachsenen Menschen etwa $779\,^0/_{00}$ angenommen werden. Bei der Untersuchung des Blutes von Kranken haben sich nun starke Abweichungen nach oben und unten gefunden: bei schweren Anämien bis zu $900\,^0/_{00}$ und darüber (v. Jaksch, Stintzing und Gumprecht, Dennstedt und Rumpf), andererseits niedrigere Werte bis zu 732 und sogar $665\,^0/_{00}$ bei Diabetes (Dennstedt und Rumpf und v. Jaksch). Die Verminderung des Wassergehalts ist selten; die Vermehrung desselben erfolgt stets umgekehrt proportional der Eiweißmenge des Blutes (v. Jaksch).

Über den Wassergehalt der einzelnen Organe liegen Untersuchungen vor von Volkmann (l. c.), Bischoff (l. c.), Ohlmüller (l. c.), v. Hösslin (l. c.) u. a. vor, aus neuester Zeit namentlich von Dennstedt und Rumpf (l. c). Bei Neugeborenen fanden sich stets höhere Werte als bei Erwachsenen, so z. B. im Herzen $833\,^0/_{00}$ (Bischoff) bis 897 und $931\,^0/_{00}$ (Dennstedt und Rumpf) gegen $793-802\,^0/_{00}$ (Volkmann, Bischoff u. a.) In Leber, Milz und Gehirn der Erwachsenen schwankt der normale Wassergehalt etwa zwischen 682 und $770\,^0/_{00}$, in pathologischen Fällen kann er bis zu 100 und mehr $^0/_{00}$ vermehrt sein — anscheinend meist den Veränderungen des Wassergehalts des Blutes parallel gehend.

Nach den neuesten Untersuchungen von Engels (75) an Hunden, die im wesentlichen mit den älteren Analysen von Bischoff, Volkmann u. a. von menschlichen Leichen übereinstimmen, folgen sich die Organe nach ihrem Wassergehalte in dieser Reihe: Lungen 78%, Blut, Darm und Nieren 77%, Hirn 76%, Muskel 73%, Leber 70%, Haut 63% und Skelett 34%. Aber hinsichtlich der Verteilung des Gesamtwassergehaltes des Körpers auf die einzelnen Organe und Gewebe steht die Tatsache fest, daß fast die Hälfte des ganzen Wasservorrats des tierischen Organismus in den Muskeln enthalten ist, dann folgt die Haut mit etwa 11%, während das Skelett, das Blut und die inneren Organe nur 9% und weniger enthalten. Dementsprechend häuft sich auch bei stärkerer Wasserzufuhr (bis zu seiner allmählichen Ausscheidung) das Wasser besonders in den Muskeln an und zwar in erheblich größerer Menge als ihrem prozentischen Anteil an der Körpermasse entspricht, so daß die Muskeln als das hauptsächlichste Wasserdepot des Körpers zu erachten sind, neben denen für diese Aufgabe in zweiter Reihe die Haut in Betracht kommt, während das Blut und die inneren Organe relativ wenig Wasserüberschuß aufnehmen. Wenn diese Erfahrungen des Tierexperiments auch im allgemeinen sich vollkommen mit den Beobachtungen in der menschlichen Pathologie decken, so scheinen hier die abnormen Ernährungs- und Stoffwechselverhältnisse eine noch größere Fülle von Variationen zu schaffen.

Der Gesamtaschenbestand des menschlichen Körpers wird nach den Analysen von Bischoff (l. c.), Volkmann (l. c.) u. a. auf 4,3—4,4% angegeben, d. h. der Körper eines 70 kg schweren Menschen enthält etwa 3,0 kg Asche. Davon werden ungefähr $^5/_6$ auf das Skelett gerechnet. Von dem letzten Sechstel kommt die größere Hälfte auf die Muskeln, die kleinere Hälfte auf die übrigen Gewebe, Blut und Säfte.

Die Knochen selbst enthalten feucht etwa 35, trocken etwa 65% Asche und zwar fast den gesamten Kalkgehalt des Organismus, von dem nur etwa 1% auf die Weichteile des Körpers entfällt. Von dem Magnesium, welches der Körper enthält, finden sich 70% in den Knochen. Der gesamte Magnesiumgehalt des Körpers macht etwa nur $^2/_5$ des Kalkgehaltes aus. Von der Knochenasche sind etwa 84% phosphorsaurer Kalk, 1% phosphorsaures Magnesium, 7,5% andere Kalksalze, 5,5% Kohlensäure, der Rest besteht aus Chlor und Fluor.

Noch reicher an anorganischen Substanzen als die Knochen ist nur noch der Zahnschmelz mit 77—84% Gesamtasche, wovon 67—76% phosphorsaurer Kalk sind.

Die Knorpel enthalten je nach dem Alter des Menschen 3 bis 6 % Mineralstoffe, worin der schwefelsaure Kalk (mit 48 bis 92 %!) bei weitem überwiegt.

All diese Zahlen sind die Ergebnisse der Untersuchungen von v. Bibra (32), F. Hoppe-Seyler (33), seinem Schüler Zalesky u. a.

Vom Muskelfleisch des Menschen ist aus älterer Zeit eine Gesamtaschenbestimmung bekannt: sie macht nach v. Bibra (32) 4 % der Trockensubstanz aus. Im frischen Muskel schwankt sie zwischen 0,6—0,8 %. Wie die übrigen Bestandteile der Muskeln, so schwanken auch die Mineralstoffe in ihrem quantitativen Verhältnis zueinander außerordentlich, was schon durch den verschiedenen Ernährungszustand eine genügende Erklärung findet. Auf unbedingte Zuverlässigkeit können nur die neueren Untersuchungen von Katz (35) Anspruch machen, nach welchen sich bestätigt, daß das Kaliumphosphat das vorherrschende Mineralsalz im Muskelfleisch ist. In dagegen verschwindend kleinen Mengen folgen darnach Magnesium, Natron, Kalk, schließlich noch Chlor und Eisen in Spuren.

Über den Chlorgehalt der menschlichen Muskeln sind in neuerer Zeit mit Rücksicht auf die Lehre von der Chlorretention im kranken Organismus bei Herz- und Nierenkranken einige Untersuchungen von Loeper (58), H. Strauß (59) und Chajes (60) angestellt worden, welche schwankende Werte von 0,107 bis 0,410 %, auf frische Substanz berechnet, ergeben haben.

Über den Aschengehalt der inneren Organe liegen nur wenige Analysen vor, die zudem noch untereinander teilweise so wenig übereinstimmen, daß man sichere Durchschnittszahlen kaum anzugeben imstande ist.

Vom Gehirn liegt eine Bestimmung des Gesamtaschengehaltes von v. Bibra (32) vor, die sich allerdings nur auf das entfettete Gehirn bezieht, und eine vollständige Aschenanalyse des Gesamtgehirns von Breed (34), welche einen großen Reichtum an Phosphorsäure und ein Überwiegen des Kaliums über das Natrium zeigt (32,4 gegen 10,7 % der Gesamtasche neben 39 % Phosphorsäure), so daß (nach dem Urteile von v. Gorup-Besanez) eine große Ähnlichkeit in dieser Hinsicht mit der Zusammensetzung der Muskeln besteht.

Von der Leber liegen vollständige Aschenanalysen vor von Oidtmann (36). Das Material stammte von 4 Personen, darunter einem neugeborenen syphilitischen Kind. Die Gesamtasche beträgt 7—11% des Organs. In neuerer Zeit sind Chloranalysen der Leber in Hinsicht auf die Feststellung etwaiger Chlorretentionen in den inneren Organen bei pathologischen Zuständen von Bohne (61), Loeper (l. c.), H. Strauß (l. c.) und Chajes (l. c.) gemacht worden, umfassendere, nahezu vollständige Aschenanalysen fast aller inneren Organe vor allem von v. Moraczewski (26 u. 39) und Dennstedt und Rumpf (30 u. 31), deren Ergebnisse weiterhin noch genauer mitgeteilt werden.

Die ersten Analysen der Milz sind gleichfalls von Oidtmann (l. c.) in den oben schon erwähnten vier Fällen gemacht worden.

Bei einem Gesamtaschengehalt von 4—7% erscheint die Milz wasserreicher als die Leber, das Natron überwiegt das Kalium, während bei der Leber das Umgekehrte der Fall ist. Auffällig ist aber vor allem der große Eisengehalt der Milz, der sich wohl aus ihrem Blutreichtum erklärt.

Von den Lungen und den Bronchialdrüsen liegen aus älterer Zeit Analysen vor von C. W. Schmidt (37) und Kußmaul (38). Der Aschengehalt schwankt zwischen 2 und 6,7% der Trockensubstanz; der vorwiegende Bestandteil ist Phosphorsäure, anscheinend größtenteils in organischer Bindung.

Aus dieser kurzen Übersicht des Aschengehalts der normalen Gewebe und Organe ergibt sich jedenfalls so viel, daß er durchaus nicht konstant ist, wie in manchen Lehrbüchern zu lesen ist, sondern z. T. sogar in erheblichen Grenzen schwankt. Es darf allerdings nicht verkannt werden, daß fast alle diese Analysen durch die Untersuchung von Leichen kranker Menschen gewonnen worden sind. Sichere normale Durchschnittszahlen lassen sich keinesfalls daraus ableiten.

Das aber erscheint nach den vorliegenden Untersuchungen unzweifelhaft, daß sowohl der Gesamtaschengehalt, als besonders die Aschenzusammensetzung des Körpers, seiner Gewebe und Organe durch Ernährungs- und Stoffwechselstörungen, sowie Krankheiten überhaupt quantitative und qualitative Veränderungen erfährt.

Ohne auf die gelegentlichen Mitteilungen einzelner älterer Autoren, welchen heute kein Wert mehr beizumessen ist, näher einzugehen, seien nur aus neuerer Zeit zunächst die umfassenden Untersuchungen von v. Moraczewski (39) erwähnt, welcher bei einer Reihe von akuten und chronischen Krankheitszuständen (Pneumonie, Anämie, Verblutung und Carcinom) fast sämtliche innere Organe neben der Bestimmung des N auch auf ihre Trockensubstanz, den Gesamtaschengehalt und auf Cl, P und Ca analysierte. Indem wir bezüglich der von v. Moraczewski gefundenen Einzelzahlen auf die weiter unten folgende allgemeine Übersichtstabelle verweisen, mag nur das für die Pathogenese wichtigste Ergebnis seiner Untersuchungen hervorgehoben sein, daß sich in den Organen der erkrankten Personen durchweg ein wesentlich vermehrter Wassergehalt fand, welchem eine Zunahme des Aschengehaltes parallel ging und zwar naturgemäß hauptsächlich der wasserlöslichen Salze, nämlich der Chloride und Phosphate, dagegen nicht des phosphorsauren Kalks. Moraczewski sieht in der Wasser- und Salzanreicherung des Organismus ein pathognomisches Kennzeichen innerlicher Organerkrankungen. Im übrigen betont dieser Autor, daß sich weder in dem quantitativen Verhältnis der einzelnen Mineralstoffe zueinander, noch zu dem Eiweißgehalt der Organe feste Beziehungen auffinden ließen. Als sichere pathologische Veränderungen in den von ihm untersuchten Fällen spricht v. Moraczewski aber doch die Anhäufung des Chlors in den Organen und die Verarmung derselben an Phosphor und Kalk an.

Nach neuen einwandsfreien Methoden sind auch die verdienstvollen Untersuchungen von Dennstedt und Rumpf (30 u. 31) angestellt, die an Leichenorganen an Kranken vorgenommen wurden. Wenn es deshalb auch nicht gestattet ist, daraus normale Durchschnittswerte abzuleiten, so geht doch soviel daraus mit Sicherheit hervor, daß der Aschengehalt der einzelnen Organe in pathologischen Zuständen des Körpers in außerordentlich weiten Grenzen schwankt. Da aber sicherlich nicht in allen elf Fällen, welche Dennstedt und Rumpf der Analyse unterwarfen, gleich erhebliche Abweichungen von der Norm des Aschengehaltes stattgefunden haben, so ist anzunehmen, daß auch eben diese Norm in nicht geringen Grenzen schwankt, wenn auch vielleicht in geringeren als bei pathologischen Fällen. Dennstedt und Rumpf fanden im Vergleich zu v. Moraczewski in 100 Teilen frischer Substanz

			Herz	Leber	Niere	Milz	Gehirn	Lunge
NaCl	D. u. R.	Max.	3,558	3,754	4,057	3.800	3,337	3,627
		Min.	0,898	1,636	1,743	1,221	1,748	
Cl	normal[1])		0,7	0,27	—	0,11	0.7	—
	v. M.	Max.	3,19	2,71	3,92	3,35	2,22	2,46
		Min.	1,41	0,92	1,36	1,40	1,45	1,91
Ca	normal		0,07	0,28	—	0,11[2])	0,02	—
	v. M.	Max.	0,67	0,17	0,12	0,15	0,9	0,05
		Min.	0,01	0,01	0,01	0,01	0,04	0,04
	D. u. R.	Max.	0,250	0,222	0,255	0,305	0,164	0,278
		Min.	0,024	0,033	0,109	0,060	0,096	
Mg	D. u. R.	Max.	0,171	0,215	0,187	0,152	0,148	0,061
		Min.	0,039	0,069	0.094	0,084	0,035	
S	D. u. R.	Max.	1,870	2,058	1,629	2,195	1,630	1,275
		Min.	1,092	0,905	1,097	1,243	0,822	
P	normal		2,03	3,38	—	1,32	0,41	—
	v. M.	Max.	1,88	9,32	2,14	3,31	2,91	1,88
		Min.	0,93	0,99	1,31	1,88	2,46	1,38
	D. u. R.	Max.	1,410	2,689	1,501	2,546	3,296	1,452
		Min.	0,592	1,017	0,680	0,664	2.084	

Diese Zahlen vorgenannter Autoren decken sich zu einem Teil untereinander und auch mit denen einiger anderer Autoren aus älterer und neuerer Zeit (cf. S. 15), zum Teil zeigen sie aber auch recht erhebliche Abweichungen. Der Durchschnittswert der von Dennstedt und Rumpf gefundenen Zahlen kann freilich auch nicht mit den „Normalwerten" v. Moraczewskis verglichen werden, weil sie eben aus pathologischen Fällen stammen. Wir haben diese neueren Analysenergebnisse nur deshalb ausführlich mitgeteilt, weil sie die ersten einigermaßen exakten Vergleichszahlen für künftige systematische Untersuchungen dieser Art bilden.

Wir sind bisher noch weit davon entfernt, für irgend einen Krankheitszustand irgend welche bestimmte Veränderungen in der Aschenzusammensetzung der inneren Organe als pathognomonisch bezeichnen zu können! Den ersten exakten Anfang dazu bilden

---

[1]) Diese Normalzahlen hat v. Moraczewski selbst wieder aus älteren Analysen von Oidtmann, v. Bibra u. a. zusammengestellt, sie können deshalb nicht als unbedingt zuverlässig gelten.

[2]) An anderer Stelle seiner Tabellen gibt v. Moraczewski diesen Wert auf 0,77 an, der wohl aber als ein Druckfehler anzusehen ist.

die oben schon erwähnten Untersuchungen von v. Moraczewski für die Anämien und Cachexieen.

Ebensowenig wie sich bislang über den Aschengehalt der einzelnen Organe des gesunden Körpers sichere Angaben machen lassen, ist es bisher gelungen, eine exakte Analyse der Mineralbestandteile des normalen Blutes zu erlangen. Versuche dazu liegen zwar schon zahlreich aus älterer Zeit vor: 1845 von Becquerel und Rodier (21), 1849 von Verdeil (40), 1850 von C. A. Schmidt (22 u. 23), ferner von Henneberg (41), Jarisch (42), dessen von vier anscheinend gesunden Personen stammende Analysen früher vielfach als normale Vergleichszahlen herangezogen wurden, E. Salkowski (43), Horbaczewski (66), F. Hoppe-Seyler (24), aus neuerer Zeit von Wanach (44), Biernacki (29), E. Freund (62), Freund und Obermeyer (25), Kobler (63), von Moraczewski (26) und aus den letzten Jahren von Erben (45), von Rumpf und Dennstedt (30 u. 31), von Hirschler und v. Terray (64), v. Limbeck (65), die sich zum Teil auf den gesunden, zum größeren Teil auf den kranken Menschen beziehen. Die Mehrzahl der neueren Untersuchungen ist nach der von Hoppe-Seyler in seinem bekannten „Handbuch der physiologisch- und pathologisch - chemischen Analyse" (6. Aufl., Berlin 1893, S. 406 u. f.) angegebenen Methodik ausgeführt. Aber die Ergebnisse dieser Untersuchungen sind noch so lückenhaft und zum großen Teil so widersprechend, daß es bis zum heutigen Tage nicht möglich ist, eine genaue Zusammenstellung der Mineralstoffe des Blutes nach ihrer Menge an sich und ihren Verbindungen untereinander zu geben. Ganz abgesehen davon, daß sich einzelne Mineralstoffe wie Si, Cu, J, As, nicht regelmäßig und nur in so geringer Menge im Blute vorfinden, daß sie sich quantitativ gar nicht bestimmen lassen, gibt auch hier die Ermittelung des absoluten Aschengehalts gar keinen Anhaltspunkt über die Art der Verbindungen der einzelnen Mineralbestandteile untereinander und insbesondere nicht über die Art ihrer Verteilung auf die einzelnen Komponenten des Blutes. Einzelne Mineralstoffe wie der Phosphor, das Eisen, möglicherweise auch der Kalk, finden sich nach den neueren Anschauungen der physiologischen Chemie im Blute nicht nur in unorganischer Form, sondern zum mehr oder minder großen Teil auch in organischer, teils fester, teils lockerer Bindung vor, wie im Lecithin und Nuclein (Phosphor), im Bunge-

schen „Hämatogen" (Eisen), im Fibrin (Kalk). Gesamtphosphor
und Gesamtschwefel der Blutasche dürfen nicht auf die im
Blute enthaltenen Phosphor- bzw. Schwefelsäure bezogen werden,
weil bei der Veraschung die organischen Substanzen zerstört werden
und der aus dem Eiweiß stammende Phosphor- und Schwefelgehalt mit erhalten wird. Auch das Eisen, das aus bestimmten
Eiweißkörpern herrührt, wird in der Asche, teilweise an die Phosphorsäure gebunden, wiedergefunden. Bei zu hoher Temperatur
der Veraschung geht ein Teil des Chlors und der Phosphorsäure verlustig. Durch Vernachlässigung all dieser Erwägungen
und Rücksichten sind viele Fehler in den Aschenanalysen des
Blutes zustande gekommen, so daß ein Vergleich der gefundenen
Werte untereinander ganz illusorisch ist und sicherlich nur ein
kleiner Teil derselben überhaupt Anspruch auf Zuverlässigkeit
hat. Die Angaben der Autoren lassen sich auch deshalb vielfach gar nicht miteinander vergleichen, weil die einen die Analysen im Gesamtblut, die andern in den roten Blutkörperchen,
die dritten in dem Plasma und schließlich noch andere sie im
Serum ausgeführt haben. Während im Blutserum eine gewisse
Konstanz im Gehalt der einzelnen Mineralstoffe, besonders Kali
und Natron, herrscht, schwankt in den roten Blutkörperchen,
die wir vielfach auch für den Mineralstoffwechsel wie für den
organischen als den wichtigsten Bestandteil des Blutes zu betrachten haben, der Gesamtaschengehalt und das Verhältnis der
einzelnen unorganischen Substanzen untereinander in außerordentlich weiten Grenzen, so daß es nach der bisher vorliegenden spärlichen Zahl zuverlässiger Analysen nicht möglich ist, sichere
Mittel- oder Normalwerte anzugeben, zumal sie nicht von Gesunden stammen, sondern zumeist von Kranken.

Das zeigt sich schon bei dem Versuch, die Höhe des Gesamtaschengehaltes des Blutes festzustellen. In den Lehrbüchern findet man öfters den Wert von 0,85 % angegeben. Das
erscheint ziemlich willkürlich, da Becquerel und Rodier (l. c.)
0,74 %, C. Schmidt (l. c.) 0,788 % bei gesunden Menschen fanden.
Bei Kranken mit Chylurie bzw. Melanosarkom fand Hoppe-
Seyler (32) in deren Blute, das er als normal (?) erklärte, sogar
nur 0,698 und 0,501 %, neuerdings Erben bei perniziöser Anämie
0,878 %, bei chronischer Nephritis Werte von 0,78—0,82 %, bei
Chlorosen bis zu 0,98 %! Wir kennen also noch nicht die Grenzen

der physiologischen Schwankungen, auf Grund deren allein pathologische Anomalien zu unterscheiden sind.

Was nun die qualitative Zusammensetzung der Blutasche anlangt, so können wir, da man von den meisten älteren Untersuchungen des Gesamtblutes absehen muß, deren Ergebnisse schon Hoppe-Seyler (46) wegen der falschen Methodik als unzuverlässig und unvollkommen verworfen hat, als sichere Anhaltspunkte nur die in der folgenden Tabelle zusammengestellten Analysen verwenden:

1000 g	Cl	Na	NaCl	K	Ca [1) CaO]	Mg [2) MgO]	P	S
Normales Blut:								
C. Schmidt	2,620	1,902	4,318	1,739	—	—	—	—
Wanach	2,588	1,989	4,265	1,813	—	—	—	—
Biernacki	2,804	1,581	4,560	1,374	—	—	—	—
Patholog. Blut:								
C. Schmidt ... Max.	3,312	2,682	5,458	2,249	—	—	—	—
C. Schmidt ... Min.	1,953	1,111	2,286	1,162	—	—	—	—
Freund u. Obermeyer	1,746	2,801	2,877	1,356	—	—	—	—
Biernacki ... Max.	3,090	2,575	5,012	1,112	—	—	—	—
(Anämien) Min.	2,568	1,120	3,417	0,465	—	—	—	—
v. Moraczewski Max.	3,0	—	—	—	0,05	—	0,35	—
(Anämien) Min.	2,42	—	—	—	0,02	—	0,08	—
Dennstedt u. Max.	3,842	1,881	4,784	2,283	0,270	0,092	1,075	2,052
Rumpf Min.	1,070	0,954	1,763	0,790	0,044	0,019	0,240	0,780
Hirschler und Max.		—	—	—	0,051[1])	0,043[2])	0,6	—
v. Terray Min.	—	—	—	—	0,023[1])	0,028[2])	0,38	—
Erben { Pern. Anämie	3,364	3,440	—	0,767	0,287[1])	0,068[2])	0,403	0,848
Chlorose . Max.	3,577	3,284	—	1,625	0,257	0,055	0,228	—
Chlorose . Min.	3,271	2,798	—	1,352	0,238	0,049	0,206	—
Chron. Max.	3,666	2,678	—	1,667	0,219	0,043	0,477	0,310
Nephritis Min.	2,860	2,102	—	1.412	0,175	0,025	0,341	0.175

Wenn, wie ein Blick auf diese Tabelle lehrt, schon die Zahlen für das normale Blut nicht unerheblich voneinander abweichen, so zeigen die pathologischen Fälle für einzelne Substanzen geradezu enorme Differenzen, für andere freilich so weit Übereinstimmung, daß man ohne großen Zwang Mittelwerte daraus ziehen könnte, welche die Grundlage für die Erkennung pathologischer Abweichungen zu geben imstande sind. Dennstedt und Rumpf haben sich der Schwierigkeit der diagnostischen Verwertung ihrer analytischen Zahlen nicht verschlossen.

Wenn es also auch zur Zeit noch keineswegs sichere Standardzahlen für die normale Zusammensetzung der Blutasche gibt, so kann doch so viel mit Sicherheit behauptet werden, daß sie keine konstante ist, sondern in ihren absoluten Zahlen wie im Verhältnis der einzelnen Bestandteile zueinander größeren Schwankungen unterworfen ist, als man früher geglaubt hat. Von einer unveränderlichen Konstanz der unorganischen Bestandteile des Blutes kann jedenfalls keine Rede sein! Nicht nur bei Erkrankungen des Blutes selbst, sondern auch bei vielen anderen Erkrankungen des Organismus, welche die Blutzusammensetzung im allgemeinen beeinflussen, wird auch die Mischung der unorganischen Bestandteile mehr oder minder verändert.

Zurzeit können etwa folgende Tatsachen als sicher erachtet werden:

Ein häufiges Vorkommnis ist die Vermehrung des Chlors bzw. des Chlornatriums des Blutes, das von allen Salzen desselben anscheinend den größten Schwankungen unterworfen ist. In den Lehrbüchern wird gewöhnlich für das Gesamtblut ein Gehalt von $0,6\%$ NaCl angegeben. Fast alle neuereren Analysen haben aber geringere Werte ergeben. Biernacki fand z. B. den Höchstwert von $0,49\%$, Rumpf hält sogar $0,366\%$ für den Durchschnittswert. Demgegenüber sind erhöhte Chlorwerte im Blute bei verschiedenen Krankheiten, welche mit allgemeiner Chlorretention einhergehen, gefunden worden: Bei Anämien und Chlorosen (v. Limbeck (65), Biernacki, v. Moraczewski, Erben), bei Karzinomen (v. Moraczewski), bei chronischer Nephritis (Erben, Dennstedt und Rumpf). Die Vermehrung des Chlorgehalts im Blut stellt also nichts Charakteristisches dar, bei der chronischen Nephritis ist sie auch keineswegs konstant, sondern scheint sich nur bei einigen Formen dieser Krankheit zu finden. Sie ist meist nur die Folge der hydrämischen Beschaffenheit des Blutes.

Eine Chlorverminderung im Blute ist konstatiert worden bei der Leukämie (Freund und Obermeyer) und bei der perniziösen Anämie (v. Moraczewski).

Der Chlorvermehrung entspricht in der Regel eine Verminderung des Phosphorgehaltes: bei Anämien und Karzinomkachexien (v. Moraczewski und Erben), bei chronischer Nephritis (Erben) u. a. m., während die Phosphorsäure hinwiederum bei

der Leukämie (Freund und Obermeyer) und perniziöser Anämie
(v. Moraczewski) vermehrt gefunden wird.

Der Verminderung der Phosphorsäure geht häufig eine Verringerung des Kaliumgehaltes im Blute parallel (Folgen der Verarmung des Blutes an roten Blutkörperchen).

Eine Vermehrung des Kalks fanden Dennstedt und Rumpf
sowie Erben bei chronischer Nephritis, letzterer auch bei Chlorosen und perniziöser Anämie. In engen Beziehungen scheinen
auch, namentlich nach den Untersuchungen von v. Moraczewski,
die pathologischen Veränderungen der Mengenverhältnisse von
Phosphor und Calcium zueinander im Blute zu stehen, ohne daß
sich bisher Bestimmtes darüber sagen läßt. Die Zunahme der
einen Substanz scheint mit der Abnahme der anderen und umgekehrt einherzugehen.

Auch eine Reihe weiterer in der Literatur vorhandener
einzelner Befunde von pathologisch erscheinenden Aschenzusammen-
setzungen des Blutes verdienen vorläufig noch keine Erwähnung.
Gegenwärtig liegt die Sache jedenfalls noch so, daß man höchstens
sehr weit abweichende Werte als pathologische ansprechen kann.
Das ist z. B. der Fall, wenn sich der Eisengehalt des Blutes,
wie das bei Anämien vorkommt, zu 0,03 oder gar 0,02% Fe
statt 0,06% und mehr in der Norm findet.

Aber nicht nur Krankheiten verändern die Aschenzusammensetzung des Blutes, sondern es ist durchaus auch die Annahme
gerechtfertigt, daß auch grundsätzliche Verschiedenheiten
und Änderungen der Ernährung einen entschiedenen
Einfluß auf die Verteilung der Mineralstoffe in der
Blutzusammensetzung ausüben. Schon Liebig (47) be-
hauptete, daß die Zusammensetzung der Blutasche bei ein und
demselben Tier schwanken könne, vorzüglich abhängig von der
Art der Nahrung (Fleisch-, Körner-, Grasfresser oder Omnivoren),
und dadurch insbesondere die Menge der Phosphorsäure und ihrer
Salze beeinflußt werde. Auch Verdeil (1849) und von Gorup-
Besanez (1874) (41) haben sich dieser Auffassung angeschlossen.
Im Gegensatz dazu hat freilich Landsteiner (1892) (48) bei
Versuchen an Kaninchen, die er $3^{1}/_{2}$ Monate lang, teils mit
Kuhmilch, teils mit Wiesenheu fütterte, festgestellt, daß sich trotz
der Verschiedenheit in der Zufuhr der Mineralstoffe der Aschen-
gehalt im Blute beider Tiergruppen nicht unterschied. Bei reichem

Kaligehalt des Futters fand sich z. B. nur geringer Kaligehalt im Blute. Doch scheint es unberechtigt, aus diesen Versuchen an Kaninchen irgend welche Allgemeinschlußfolgerungen für den Menschen zu ziehen und die Frage damit als entschieden zu betrachten. Vielmehr bedarf es auch in dieser Hinsicht noch exakter und umfassender Untersuchungen, um in dieser wichtigen Frage zu einer Klarheit zu gelangen.

Für den Kalkgehalt des Blutes haben jüngst Hirschler und v. Terray (64) die Abhängigkeit von der Art der Ernährung nachgewiesen. Sie fanden bei reiner Milchnahrung kaum die Hälfte des Kalkgehaltes im Vergleich zur gemischten Kost (0,0023% gegen 0,0051% CaO).

Zum Schlusse dieses Abschnittes sei erwähnt, daß in älterer und neuerer Zeit mit gutem Grunde vielfach getrennte Aschenanalysen vom Blutserum und den roten Blutkörperchen, teilweise auch vom Plasma, ausgeführt worden sind, weil eine Reihe von Krankheiten vornehmlich Veränderungen in dem einen oder dem anderen dieser Blutbestandteile hervorrufen. Für die roten Blutkörperchen dürften folgende Zahlen Mittelwerte darstellen: NaCl = 0,3%, K = 0,25—0,3%, Fe = 0,07%, Cl = 0,29%, P_2O_5 = 0,109%. Der Bestätigung bedürfen diese Zahlen freilich auch noch. Im Blutserum von gesunden Menschen fand E. Salkowski in 2 Fällen in dem Verhältnis von Kalium zur Summe der Alkalisalze einen größeren Wert (13,9 und 10,4%), als C. Schmidt in 2 Fällen (7,6 und 8,6%).

Die anscheinend pathologischen Abweichungen in der Aschenzusammensetzung der roten Blutkörperchen einerseits, des Blutserums andererseits, wie sie von Erben u. a. bei verschiedenen Krankheiten gefunden worden sind, bedürfen noch der Nachprüfung, ehe sie der kritischen Würdigung unterworfen werden können.

Da die Frage nach den Veränderungen der normalen Blutalkaleszenz in der chemischen Pathologie einer ganzen Reihe von Krankheitszuständen (Fieber, Eiweißzerfall, diabetische Acidosis u. a. m.) eine wichtige Rolle spielt, so muß erwähnt werden, daß die Anschauungen über die sog. Alkaleszenz des Blutes in neuerer Zeit sich erheblich geändert haben. Man ist zu der Erkenntnis gekommen, daß die bisherigen Methoden der Alkaleszenzbestimmung im Blut und Blutserum, durch Titration mit einer Säure die Menge des titrierbaren Alkalis festzustellen, keinen richtigen Aufschluß über die wirkliche Alkaleszenz liefert. Friedenthal (74) hat zuerst darauf aufmerksam gemacht, daß die Alkaleszenz sich nur bei Verwendung gewisser Indikatoren nachweisen läßt, dagegen z. B. nicht gegen Phenolphthalein. Als Maßstab für die Alkaleszenz könne nur der Gehalt an freien Hydroxylionen gelten. Darnach enthält das Blut gar kein freies Alkali, sondern es reagiert neutral und ist in bezug auf die Konzentration der freien OH-Ionen dem Brunnenwasser an die Seite zu stellen. Den gleichen Nachweis führte Friedenthal auch für die Reaktion der tierischen Gewebe. Später hat Friedenthal als Maßstab für die Reaktionsbestimmung im Blute und sonstigen Körperflüssigkeiten nicht den Gehalt an OH-Ionen, sondern nur an H-Ionen angegeben und die Reaktionsprüfung in der Weise vorgenommen, daß die zu untersuchenden Flüssigkeiten kolorimetrisch mit Lösungen verglichen werden, welche nach ihrem bekannten Gehalt an H-Ionen (unter Zusatz genauer Mengen bestimmter Indikatoren) in eine ununterbrochene Reihe geordnet sind. Die Tatsache der neutralen Reaktion des Blutes ist von anderen Autoren bestätigt worden, so daß Höber (76) und Fränckel (77) bereits eine neue physikalisch-chemische Methode, die auf Nernsts Theorie der elektrometrischen Gasketten (mit Hilfe von Palladium- bzw. Platinelektroden) beruht, zur Bestimmung der Blutalkaleszenz angegeben haben.

Für die kritische Beurteilung des quantitativen Salzgehaltes des Blutes, insbesondere der Chlornatriummmenge desselben ist schließlich auch ein Vergleich mit der molekularen Konzentration des Blutes verwertbar, welche in der Hauptsache gerade von seinem Kochsalzgehalt abhängig ist. Die Gefrierpunktserniedrigung des Blutes wird gewöhnlich angegeben auf $\delta = -0{,}56^\circ$ C. Aber zahlreiche Untersuchungen der letzten Jahre haben festgestellt, daß die molekulare Konzentration doch nicht so konstant ist, als man anfangs glaubte, sondern daß sie auch bei völlig Gesunden zwischen $-0{,}49$ und $-0{,}59^\circ$ schwankt.

Etwas besser als über den Mineralbestand des erwachsenen Menschen sind wir durch Arbeiten des letzten Jahrzehnts über den Gehalt an Gesamtasche und deren Zusammensetzung bei dem wachsenden Organismus unterrichtet, bei dem eine viel regere Salzzufuhr stattfindet, weil er der Salze nicht nur zur Erhaltung, sondern auch zum Aufbau der Gewebe bedarf. Die neueste Zeit hat in dieser Hinsicht eine Reihe wertvoller Untersuchungen von Giacosa (49), de Lange (50), Michel (51), Hugounencq (52), Blauberg (53) und Camerer und Söldner (11) gebracht, von denen namentlich die letzteren besondere Würdigung verdienen, weil sie die umfangreichsten und vollständigsten des gesamten bisher vorliegenden Materials sind. Mit welcher Exaktheit sie ausgeführt sind, beweist der Umstand, daß die Analysen der von sechs neugeborenen Kindern stammenden Leichen, die frisch gefroren der Veraschung unterworfen wurden, ein annähernd übereinstimmendes Resultat untereinander ergeben haben. Aus der Gesamtheit der eben zitierten Arbeiten hat sich bisher mit Sicherheit die Tatsache ergeben, daß die Menge der Aschenbestandteile des Fötus mit der Entwicklung desselben in beständiger, anfangs sehr langsamen und gleichmäßigen Vermehrung wächst, vom 6. Lebensmonat an aber im rapiden Anstieg, so daß von da an bis zur Geburt das Doppelte des bisherigen anorganischen Besitzstandes erworben wird. Im Moment der Geburt allein entzieht nach Hugounencq das Neugeborne dem mütterlichen Organismus 100 g Mineralsalze! Camerer und Söldner fanden beim Neugebornen einen Gesamtaschengehalt von 2,10—2,73% des Körpergewichts und von 100 g Asche kommen 38,5 auf P_2O_5, 36,1 auf CaO, 9,1 auf Na_2O, 7,8 auf K_2O, 7,7 auf Cl, 0,9 auf MgO und 0,8 auf Fe_2O_3. Daraus ergibt sich, was andere bestätigt haben, daß die Vermehrung des Aschengehalts hauptsächlich durch das Anwachsen von Phosphorsäure und Kalk hervorgerufen wird. Dieser große Vorrat wird zur Entwicklung des Knochensystems aufgespeichert. Auch der auffällig hohe Eisengehalt (rund 0,4 g Fe_2O_3 beim Neugebornen nach Hugounencq) häuft sich erst in den letzten drei Fötalmonaten an, weil auch er für das ganze Säuglingsalter und darüber hinaus als „Depot" dient, aus dem der wachsende Organismus seinen jeweiligen Eisenbedarf deckt. Von der Aufspeicherung von Phosphor, Kalk und Eisen abgesehen, erfolgt aber die Zunahme der übrigen Mineralbestandteile in gleichbleibendem Mengenverhältnis derselben zueinander. Das Natron dient zur Bildung des Blutplasmas und der übrigen Körperflüssigkeiten, das Kali zum Aufbau der roten Blutkörperchen, der Muskeln und sonstiger zellenreicher Gewebe. Auch nach

Abschluß des Fötallebens nimmt der Säugling die Aschenbestandteile aus der Muttermilch genau in denjenigen Mengen auf, wie
er ihrer zum Aufbau seiner Gewebe bedarf, angeblich in einem
wenig veränderlichen quantitativen und qualitativen Verhältnis
der einzelnen Mineralien zueinander. Aber von älteren Säuglingen liegt bisher ein noch weniger reichliches und zuverlässiges
Material vor, als von Neugeborenen, zumal man von ersteren
doch fast nur kranke Körper zu untersuchen Gelegenheit gehabt hat.

Man hat der Bestimmung des Aschenbestandes des Säuglingskörpers ein besonderes Gewicht beigelegt, weil Bunge (54 u.
55) in einer ebenso geistreichen wie originellen Theorie ein Gesetz dahingehend aufgestellt hat, daß die Zusammensetzung der
Asche des Säuglings völlig unabhängig von derjenigen des Blutes
und des Blutserums sei, aber stets übereinstimme mit derjenigen
der Milch des Muttertieres. Bunge stützte sich dabei auf entsprechende Analysen an Hunden, die durch gleichsinnige Befunde
seines Schülers Abderhalden (56) bei Kaninchen scheinbar eine
Bestätigung fanden. Indessen ist die Richtigkeit dieses Satzes für
den menschlichen Säugling durch Hugounencq zuerst bestritten
worden, der zwischen der Asche des Säuglings und der Frauenmilch durchaus keine Übereinstimmung fand. Im gleichen Sinne
haben sich auf Grund eigener Analysen später auch Camerer
und Söldner (l. c.) Backhaus und Cronheim, C. de Lange,
Michel, Giacoso u. a. geäußert. Camerer macht auch mit
vollem Recht darauf aufmerksam, daß eine Vergleichung der
Aschenbestandteile des Körpers mit dem der Milch nach dem
heutigen Stande der physiologischen Chemie gar nicht mehr gerechtfertigt erscheine, weil die Bindung der Metalle und der
übrigen in Betracht kommenden Elemente an organische
Moleküle und ihr Vorkommen in Form von anorganischen Verbindungen bzw. von Ionen verschiedene sein können. Bunge hat
denn auch selbst später seine Ansicht dahin modifiziert (57), daß
die Säuglinge der verschiedenen Tierarten sämtlich eine nahezu
gleiche Aschenzusammensetzung haben, dagegen weiche die Milchasche von der Säuglingsasche bei den einzelnen Tierarten um so
mehr voneinander ab, je langsamer der Säugling wachse, indem
sie reicher an Chloralkalien und relativ ärmer an Phosphaten
und Kalksalzen werde. Die Aschenbestandteile der Milch haben

nämlich eine doppelte Aufgabe zu erfüllen: sie dienen zum Aufbau der Gewebe und zur Bereitung der Exkrete, vor allem des Harns. Je schneller ein Säugling wachse, desto mehr trete die erste Aufgabe hervor, während bei langsamem Wachstum die zweite bedeutender werde. Dadurch erkläre sich die Differenz in der Asche des menschlichen Säuglings und der Frauenmilch zur Genüge.

Zum Verständnis der Aschenzusammensetzung des Säuglingskörpers hat Bunge (l. c.) einen sehr wertvollen Beitrag geliefert durch seine Erklärung des hohen Eisengehalts der Säuglingsasche. Er ist sechsmal höher als in der Frauenmilchasche. Während der mütterliche Organismus an organischen wie anorganischen Stoffen für den Säugling nur so viel hergibt, als dieser zu verwerten vermag, verschleudert er geradezu das Eisen. Denn nur ein $^1/_6$ der von der Mutter hergegebenen Eisenmenge verwendet der wachsende Säuglingskörper für die Blutbildung. Diesen Widerspruch hat Bunge dadurch erklärt, daß der Säugling bei der Geburt einen großen Eisenvorrat für das Wachstum seiner Gewebe mit auf den Weg bekommt, so daß er nur wenig Eisen aus der Milch aufzunehmen nötig hat. Erst mit dem Ende der Säuglingsperiode versiegt der Eisenvorrat; dann wird eine erneute stärkere Eisenzufuhr notwendig, für welche die eisenarme Milch nicht mehr genügt. Das Kind wird dadurch zum Übergang zur gemischten Kost genötigt, widrigenfalls es, wie man in der ärztlichen Praxis oft zu sehen Gelegenheit hat, anämisch wird!

Am Schluß dieses Kapitels sei auf den weitverbreiteten Irrtum hingewiesen, aus den geringen Mengen an Mineralstoffen, welche die Organe, das Blut und Gewebssäfte enthalten, auf eine geringe Bedeutung derselben für den Haushalt des Körpers schlußfolgern zu dürfen. Das ist ein Trugschluß! Metalle und Metalloide und deren Verbindungen dürfen hinsichtlich ihrer physiologischen Wirkungen auf den tierischen Organismus gar nicht mit den organischen Substanzen verglichen werden. Sie sind ja grundsätzlich ganz andersartige Stoffe. Daß kleinste Mengen derselben oft ganz charakteristische physiologische und pathologische Wirkungen auf den

Organismus hervorzurufen vermögen, ist aus den Erfahrungen der menschlichen und experimentellen Pharmakologie zur Genüge bekannt! Wenn also auch mit Recht aus dem geringen Gehalt des Körpers an Mineralstoffen ein geringer Bedarf daran abgeleitet wird, so darf deshalb die Bedeutung dieses Bedarfs nicht unterschätzt werden, und ebenso verfehlt ist deshalb die viel verbreitete, auch in fast allen Lehrbüchern zu findende ganz willkürliche Annahme, daß dieser relativ geringe Bedarf an Mineralstoffen durch die Nahrung des Menschen „gewöhnlich" nicht nur vollkommen gedeckt, sondern sogar überboten wird. Für den gesunden Menschen trifft das gewiß zu; darum bleibt er eben gesund. Aber es treten im Körper ebenso häufig Störungen im Umsatz der Mineralstoffe wie der organischen Substanzen ein, die von nicht geringerer Einwirkung auf den Ablauf der Lebensvorgänge sind als die negativen Bilanzen im Eiweiß-, Fett- und Kohlehydratstoffwechsel. Wäre der Bedarf an Mineralstoffen immer genügend, dann würden keine Anomalien im Mineralstoffwechsel entstehen, deren es, wie die nächstfolgenden Kapitel lehren, so zahlreich verschiedene und auch vielfach recht schwere gibt. Da der Bedarf an Mineralstoffen im einzelnen gar nicht genügend bekannt ist, so darf man auch nicht behaupten, daß er stets gedeckt werde. In vielen Fällen von Anomalien des Mineralstoffumsatzes handelt es sich zweifellos um die Folgen einer unzureichenden Zufuhr, in anderen freilich mehr um Störungen der Resorption und Assimilation der Mineralstoffe. Die nähere Ausführung dieser Verhältnisse ist in den nachfolgenden Kapiteln zu suchen.

Literatur.

1) v. Bezold: Zeitschr. f. wissensch. Zoologie. Bd. 9, 1858.
2) Th. Bischoff: Zeitschr. f. ration. Medizin. Bd. 20, 1863.
3) J. Moleschott: Physiologie der Nahrungsmittel. 2. Aufl., 1859.
4) A. W. Volkmann: Berichte d. kgl. sächs. Gesellschaft d. Wissensch. 1874.
5) C. Voit in Hermanns Handbuch der Physiologie. Bd. 6, 1881.
6) W. Ohlmüller: Zeitschr. f. Biologie. Bd. 18, 1882.
7) H. Fehling: Archiv f. Gynäkologie. Bd. 11, 1877.
8) W. Jacubowitsch: Archiv f. Kinderheilkunde. Bd. 14. 1892.
9) B. Bendix: Verhandlungen d. Naturforscherversammlung. München 1899.
10) P. Sommerfeld: Archiv f. Kinderheilkunde. Bd. 30, 1900.
11) Camerer und Söldner: Zeitschr. f. Biologie. Bd. 39, 40, 43, 44.
    1900—1903.

12) F. Steinitz und R. Weigert: Deutsch. med. Wochenschr. 1904. Nr. 23:
    Jahrbuch f. Kinderheilkunde. Bd. 61, 1905.
13) Dieselben: Hofmeisters Beiträge zur physiolog. Chemie. Bd. 6, 1905.
14) F. Steinitz: Jahrbuch f. Kinderheilkunde. Bd. 59, 1904.
15) R. Weigert: Zeitschr. f. Kinderheilkunde. Bd. 61, 1905.
16) W. Freund: Jahrbuch f. Kinderheilkunde. Bd. 59.· 1904.
17) A. Czerny und A. Keller: Des Kindes Ernährung, Ernährungs-
    störungen und Ernährungstherapie. Leipzig u. Wien 1901.
18) Th. Bischoff und C. Voit: Die Gesetze der Ernährung des Fleisch-
    fressers. Leipzig 1860.
18a) M. Rubner: in v. Leydens Handbuch der Ernährungstherapie. Leipzig
    1903, 2. Aufl., S. 52.
19) H. v. Hößlin: Deutsch. Archiv f. klin. Medizin. Bd. 33, 1883.
20) A. Schwenkenbecher: 22. Kongreß für innere Medizin. 1905.
21) Becquerel und Rodier: Untersuchungen über die Zusammensetzung
    des Blutes im gesunden und kranken Zustande. Deutsche Über-
    setzung. Erlangen 1895.
22) Carl Schmidt: Charakteristik der epidemischen Cholera. Leipzig 1850.
23) F. Hoppe-Seyler: Medizin-chem. Untersuchungen, 1869, S. 551.
24) Derselbe: Zeitschr. f. physiol. Chemie. Bd. 15, 1891.
25) E. Freund und F. Obermeyer: Zeitschr. f. physiol. Chemie. Bd. 15, 1891.
26) v. Moraczewski: Virchows Archiv. Bd. 139, 145, 146.
27) v. Jaksch: Zeitschr. f. klin. Medizin. Bd. 13 u. 24.
28) Stintzing und Gumprecht: Deutsch. Archiv f. klin. Medizin.
    Bd. 53, 1894.
29) E. Biernacki: Zeitschr. f. klin. Medizin. Bd. 24, 1894 u. Zentralblatt
    für inn. Medizin. Bd. 16, 1895.
30) Dennstedt und Rumpf: Jahrbücher der Hamburger Staatskranken-
    anstalten. Bd. 3, 1902.
31) Th. Rumpf: Münch. med. Wochenschr. 1905. Nr. 9.
32) E. v. Bibra: Chemische Untersuchungen über die Knochen und Zähne.
    Schweinfurt 1844.
33) F. Hoppe-Seyler: Archiv f. pathol. Anatomie. Bd. 5 u. 24.
34) Zitiert nach v. Gorup-Besanez: Lehrbuch der physiol. Chemie, wo-
    selbst fast die gesamte ältere Literatur über das Thema dieses
    Abschnittes aufgeführt ist.
35) J. Katz: Pflügers Archiv. Bd. 63, 1896.
36) Oidtmann: Die anorganischen Bestandteile der Leber. Gekrönte
    Preisschrift. 1858.
37) C. W. Schmidt: Dissert. inaugur. Freiburg 1865.
38) A. Kußmaul: Archiv f. klin. Medizin. Bd. 2, 1867.
39) v. Moraczewski: Zeitschr. f. physiol. Chemie. Bd. 23, 1897.
40) Verdeil: Annal. de Chir. et Pharm. 1849.
41) Zitiert nach v. Gorup-Besanez: Lehrbuch der physiol. Chemie.
    Braunschweig 1874. S. 360.
42) A. Jarisch: Wiener med. Jahrb. 1871 u. 1877.
43) E. Salkowski: Virchows Archiv f. pathol. Anatomie. Bd. 53. 1871.

44) R. Wanach: Dissert. inaugur.   Dorpat 1888.
45) F. Erben: Zeitschr. f. klin. Medizin. Bd. 40, 47, 50 u. 57.
46) F. Hoppe-Seyler: Physiol. Chemie.   Berlin 1877.
47) J. v. Liebig: Chemische Briefe. 6. Auflage, 1878. Brief 33.
48) K. Landsteiner: Zeitschr. f. physiol. Chemie. Bd. 16, 1892.
49) Giacosa: Verhandl. d. internation. Ärztekongresses.   Rom 1894.
50) C. C. de Lange: Zitiert nach Malys Jahresbericht für Tierchemie.
     Bd. 27, 1898.
51) Michel: Bulletin de la Société d'obstrétique 1899 (mit Perret);
     L'obstrétique.   Paris 1896 u. 1897.
52) Hugounencq: Compt. rend. de la société biolog. Bd. 51, p. 537;
     Journ. de Physiolie et Pathologie générale. 1899.
53) M. Blauberg: Zeitschr. f. Biologie. Bd. 40, 1900, S. 1 u. 36.
54) G. v. Bunge: Zeitschr. f. physiol. Chemie. Bd. 9, 1874 u. Du Bois
     Reymonds Archiv f. Physiol. 1886, S. 539.
55) Derselbe: Lehrbuch d. Physiol. Bd. 2, Leipzig 1901.
56) E. Abderhalden: Zeitschr. f. physiol. Chemie. Bd. 26, 1899.
57) G. v. Bunge: Die zunehmende Unfähigkeit der Frauen, ihre Kinder
     zu stillen.   München 1900.
58) Loeper: Mécanisme régulateur de la composition du sang.   Paris 1903.
59) H. Strauß: Therapie der Gegenwart.   1903.
60) B. Chajes: Festschrift für H. Senator, Berlin 1904.
61) J. Bohne: Fortschritte der Medizin. Bd. 15, 1897.
62) E. Freund: Wien. med. Wochenschr. 1887, Nr. 40.
63) G. Kobler: Wien. klin. Wochenschr. 1888, Nr. 23.
64) Hirschler u. v. Terray: Zeitschr. f. klin. Med. Bd. 57, 1905.
65) R. v. Limbeck: Grundriß einer klinischen Pathologie des Blutes.
     Jena 1896.
66) Horbaczewski: Wien. med. Jahrbücher. 1883.
67) M. Rubner: Zitiert nach Nr. 69.
68) A. Gürber: Arch. f. Anatom. u. Physiol. 1889.
69) Fr. Nothwang: Archiv für Hygiene. Bd. 14, 1892.
70) A. Czerny: Arch. f. exper. Path. u. Pharm. Bd. 34, 1894.
71) A. Landauer: Ungar. Archiv f. Medizin. Bd. 3, 1895.
72) W. Straub: Zeitschr. f. Biologie. Bd. 38, 1899.
73) A. Dennig: Zeitschr. f. diät. u. physik. Therapie. Bd. 5, 1898.
74) H. Friedenthal: Verhandlungen der Berl. physiol. Gesellschaft. 1901
     und 1903 u. Zeitschr. f. allg. Physiologie. Bd. 4, 1904.
75) W. Engels: Arch. f. exper. Path. u. Pharmak. Bd. 51, 1904.
76) R. Höber: Pflügers Archiv. Bd. 81 u. 99.
77) P. Fränckel: Pflügers Archiv. Bd. 96. 1903.

III. Kapitel.

Der Mineralstoffgehalt der Sekrete und Exkrete.

Unsere Kenntnisse über die Aschenzusammensetzung der Sekrete und Exkrete des Körpers sind noch recht lückenhaft. Wir sind darin zum Teil noch nicht erheblich über das hinausgekommen, was Karl Schmidt (1) in Dorpat, einer der hervorragendsten Forscher auf diesem Gebiete, vor mehr als einem halben Jahrhundert ermittelt hat. Die in der Literatur vorhandenen Angaben widersprechen sich zudem noch vielfach mehr oder minder. Zum Teil sind die Analysen auch nur an Tieren, besonders an Hunden, gewonnen worden, und es erscheint fraglich, wie weit es berechtigt ist, diese Zahlenwerte auf die Produkte des menschlichen Körpers zu übertragen. Soweit solche Analysen von Sekreten und Exkreten des menschlichen Organismus vorliegen, ist schließlich zu berücksichtigen, daß ihre Zahlenergebnisse vielfach nicht als normal betrachtet werden können, weil das Untersuchungsmaterial von pathologischen Fällen stammte.

Im nachfolgenden soll das bisher über die Aschenzusammensetzung der Sekrete und Exkrete Bekannte kurz zusammengestellt werden, wobei aber auf eine Erörterung der semiologischen Bedeutung dieser Befunde nicht wesentlich eingegangen werden soll, da sie in den nachfolgenden Kapiteln an verschiedenen Stellen ihren Platz finden wird.

Der Speichel — es soll in der Hauptsache hier nur von dem gemischten Kauspeichel die Rede sein — wird in täglichen Mengen von etwa 4—500 g produziert, nach anderen aber in doppelter und dreifacher Menge (?). Er ist eine Flüssigkeit von einem spezifischen Gewicht von 1002—1008. Die Alkaleszenz desselben schwankt in ihrer Stärke nicht nur individuell, sondern ist auch von den Tageszeiten und der Nahrungsaufnahme abhängig. Während sie nach älteren Autoren (2) (Chittenden und Smith u. a.) einer 0,08 prozentigen Na_2CO_3-Lösung entspricht, haben neuere Autoren wie Schlesinger (3), Sticker (4), Strauß (5) und M. Cohn (6) geringere Werte gefunden, nach denen die durchschnittliche Alkaleszenz etwa 0,04 % Na_2CO_3 beträgt. Nur bei Säuglingen soll der Mundspeichel sauer reagieren (Czerny), solange er wegen des Mangels an diastatischem Ferment noch nicht funktioniert. Nach den Angaben M. Cohns beträgt die Gefrierpunktserniedrigung 0,07 — 0,34, im Mittel $\varDelta = -0,20^0$ und weicht davon auch unter pathologischen Verhältnissen (Nephritis u. a. m.) nicht wesentlich ab[1]). Die Menge der festen Substanzen, die bei reichlicher und schneller Abscheidung des Speichels vermehrt sind, schwankt zwischen 5 und 10 $^0/_{00}$ und beträgt im Mittel etwa 7 $^0/_{00}$.

Aschenanalysen liegen aus älterer Zeit von Berzelius (7), Jacubowitsch (7), Bidder und Schmidt (8), Frerichs (7), Tiedemann und Gmelin (6), Herter (9), Lehmann (7) und Hammerbacher (10) vor. Danach beträgt die Gesamtasche im Speichel 1,03—2,2 $^0/_{00}$, wahrscheinlich häufig auch noch etwas mehr; sie ist vermehrt bei stärkerer und beschleunigter Speichelabsonderung (Heidenhain u. a.). Unter den Salzen machen die Chloride der Alkalien den Hauptbestandteil aus, nämlich nach Jacubowitsch 0,84 $^0/_{00}$. Nach neueren Angaben von M. Cohn (l. c) und Labrazès und Matthis (Société de biologie 1901) beträgt der Kochsalzgehalt des Speichels 1,6 oder gar 2,4 $^0/_{00}$[2]). Daneben finden sich darin Bikarbonate von Alkalien und Calcium, Phosphate, Eisenoxyd, Spuren von Sulfaten, Magnesium und Sulfocyankalium (0,03—0,1 $^0/_{00}$).

Von medikamentös oder durch Vergiftungen einverleibten Metallen und Metalloiden werden durch den Speichel Kaliumsalze, Jod, Brom und Quecksilber ausgeschieden, dagegen nicht Eisen.

Von den Komponenten des gemischten Mundspeichels ist eine genauere quantitative Analyse nur vom Parotisspeichel des Menschen vorhanden, der nach den Analysen von C. G. Mit-

---

[1]) Neuerdings fanden Sommerfeld und Röder (Deutsch. med. Woch. 1904, Nr. 50) bei einem älteren Kinde —0,11 bis —0,16° C.

[2]) Bei abnormem Speichelfluß (infolge von Angina und Stomatitis) fand Salkowski (36) den beträchtlichen Alkaligehalt von 0,8 g an einem Tage, d. h. 1.6 $^0/_{00}$.

scherlich und Hoppe-Seyler (9) eine Trockensubstanz von 6,84—16,3 $^0/_{00}$ (?) aufweist, wovon etwa ein Drittel bzw. die Hälfte auf anorganische Salze entfällt, die sich in der Hauptsache aus den Chloralkalien zusammensetzen.

Der Magensaft ist eine Flüssigkeit von stark saurer Reaktion. In den Lehrbüchern findet sich allenthalben die Angabe, daß der Salzsäuregehalt 0,1—0,2% beträgt. Nach den neueren Untersuchungen von Röder (11), die an einer impermeablen gutartigen Ösophagusstriktur eines älteren Kindes angestellt sind, hat aber der reine speichelfreie Magensaft des Menschen eine Acidität von etwa 0,4%, so daß er sich von der des Hundes nicht wesentlich unterscheidet. Das spezifische Gewicht des Magensaftes (bei Speichelbeimengung) schwankt zwischen 1001 und 1010; letztere Höhe wird vom speichelfreien Magensaft wohl nie erreicht. Auch auf die Menge des festen Rückstandes übt dementsprechend die Speichelbeimengung einen wesentlichen Einfluß. Sie wird gewöhnlich auf 0,5—0,6 $^0/_{00}$ angegeben. Über die Gefrierpunktserniedrigung des Magensaftes lassen sich zurzeit noch keine bestimmten Angaben machen, da die Untersuchungsresultate der Autoren sich recht erheblich widersprechen. Eine Übersicht über die Entwicklung und den zeitigen Stand dieser Frage wird bei Erörterung der physikalisch-chemischen Vorgänge bei der Resorption im Magen in Kapitel V, S. 101 u. ff. in ausführlicher Weise gegeben werden. Hier sei nur soviel erwähnt, daß die molekulare Konzentration des Magensaftes keine feststehende, sondern vielmehr von der Nahrungsaufnahme, insbesondere dem Salzgehalt des jeweiligen Mageninhalts abhängig zu sein scheint. Eine spezielle „Gastroisotonie" des Magensaftes $\Delta = -0,36$ bis $-0,48^0$, wie sie von Strauß (12) angenommen worden ist, ist bisher nicht erwiesen worden, vielmehr zeigt er oftmals eine gleiche oder noch stärkere molekulare Konzentration als das Blut. Es sind im Magensaft des Menschen Gefrierpunktserniedrigungen bis zu $-0,81^0$ (13) beobachtet worden. Die Herabsetzung des osmotischen Druckes des Magensaftes unter der des Blutes wird augenscheinlich nur durch das Verschlucken des hypotonischen Speichels hervorgerufen (14).

Über die anorganischen Salze des menschlichen Magensaftes liegt eine quantitative Analyse nicht vor. Es kommen darin hauptsächlich Chloralkalien vor, daneben Erdphosphate und Spuren von Eisen. Für den speichelfreien Hundemagensaft hat C. Schmidt (1) folgende Zusammensetzung ermittelt:

$$
\begin{array}{lr}
\text{Wasser} & 973{,}062 \\
\text{Organische Stoffe} & 17{,}127 \\
\text{Freie Salzsäure} & 3{,}050 \\
NaCl & 2{,}507 \\
KCl & 1{,}125 \\
NH_4Cl & 0{,}468 \\
CaCl_2 & 0{,}624 \\
Ca_3(PO_4)_2 & 1{,}729 \\
Mg_3(PO_4)_2 & 0{,}226 \\
FePO_4 & 0{,}082
\end{array}
$$

auf 1000 Teile.

Der Pankreassaft hat in seinen physikalisch-chemischen Eigenschaften nur soweit erforscht werden können, als er aus temporären oder permanenten Fisteln bei Hunden gewonnen worden ist, die zuerst von C. Schmidt (1) angelegt worden sind. Nach dessen Analysen enthält der Pankreassaft des Hundes $99-115^0/_{00}$ feste Substanzen, davon $8{,}8^0/_{00}$ anorganische Salze, von denen $7{,}4^0/_{00}$ NaCl ausmachen. Daneben kommen Chlorkali, kohlensaures Kalium und Spuren von Phosphorsäure, Kalk, Magnesia, Eisen und Kieselsäure vor.

Aus Pankreaszysten vom Menschen sind zuerst von Herter (15), später von Zawadsky, Kulenkampf u. a. Flüssigkeiten analysiert worden, die einen Aschengehalt von $0{,}34-0{,}80\%$ hatten. Es ist mit Recht bezweifelt worden, ob es sich dabei um normalen Pankreassaft gehandelt hat. Ebenderselbe Einwand ist aber auch den neueren Untersuchungen von Schumm (16), Gläßner (17) und Ellinger und Cohn (18) gegenüber noch mehr oder minder berechtigt; immerhin ist es auffallend, daß die Analysen ziemlich übereinstimmende Resultate geliefert haben. Schumm fand eine Alkaleszenz, welche einer $0{,}6029$ prozentigen Na_2CO_3-Lösung entspricht. Das spezifische Gewicht schwankt nach den neueren Untersuchungen nur zwischen 1007 und 1009, die Trockensubstanz zwischen $1{,}13$ und $1{,}54\%$, die Gesamtasche von $0{,}56-0{,}85\%$. Von ihren Bestandteilen ermittelte Schumm $0{,}3301$ g Na, $0{,}171$ g Cl und $0{,}0249$ g K (auf $0{,}85$ g Gesamtasche).

Die Galle ist dasjenige Sekret des menschlichen Körpers, dessen Aschenanalyse weitaus am besten bekannt ist. Es liegen darüber mehr oder weniger vollständige quantitative Bestimmungen schon aus älterer Zeit von Frerichs (19), v. Gorup-Besanez (20), Jacobsen (19) u. a. vor, aus neuerer Zeit von Hoppe-Seyler (21), Kunkel (22), Rutherford und Gamgee (23), Young (23), Hamburger (24), Gottlieb (25), Novi (23), Brand (26), v. Zeynek (27), Bonani (28), insbesondere aber von Hammarsten (29) vor.

Die Galle ist eine schwach alkalisch reagierende Flüssigkeit, deren spezifisches Gewicht im Durchschnitt etwa 1008—1010 (wenigstens für die Lebergalle) zu sein scheint. Die niedrigen, namentlich aber die wesentlich höheren Zahlenangaben einiger Autoren erscheinen unzuverlässig (23).

Die molekulare Konzentration schwankt nach den Untersuchungen von Brand (l. c.), Bonani (l. c.) und Strauß (30) zwischen $\varDelta = -0,54^0$ und -58^0, ist also dem osmotischen Drucke des Blutes gleich.

Bei der Analyse der quantitativen Zusammensetzung der Galle haben sich nicht unerhebliche Differenzen in verschiedenen Richtungen zwischen Lebergalle und Blasengalle ergeben. Die stärkere Konzentration der letzteren ist früher zumeist durch die Annahme einer Wasserresorption während des längeren Verweilens der Galle in der Gallenblase zu erklären versucht worden. In Wirklichkeit scheint die geringere Konzentration der Lebergalle aber dadurch zustande zu kommen, daß bei der Abscheidung der Galle aus der Leber in den Darm die festen Substanzen zurückgehalten werden.

Der Trockenrückstand der Blasengalle beträgt 10,1 bis 17,7%, nach Frerichs 14%, nach Hammarsten 16,5%. Die Lebergalle sollte nach älteren Angaben 1,2—1,8% feste Stoffe enthalten, doch ist ein derartiger Befund längst als pathologisch erkannt. Schon Jacobsen fand 2,2% Trockensubstanz in der Lebergalle, Hammarsten in 7 in vivo untersuchten Fällen 25—28%, in einem Falle sogar Schwankungen zwischen 30 und 38%, Bonani 33,9—37,8% und Brand fand sogar über 40%.

Die Gesamtasche beträgt bei der Lebergalle nach den mit den älteren Analysen (23) ziemlich gut übereinstimmenden Resultaten Hammarstens (l. c.) 0,72—0,90%, auch Bonani (l. c.)

fand 0,72% Salze in der Fistelgalle. Die Blasengalle enthält nach den Analysen von Frerichs 0,65—0,77%, nach v. Gorup-Besanez 0,62 – 1,08%, nach Hammarsten aber nur 0,50—0,53% Salze, deren Menge größtenteils nicht aus Chloriden, sondern aus Sulfaten bestehen soll. Die Asche der Galle setzt sich qualitativ zusammen hauptsächlich aus den gallensauren Alkalien und dem Kochsalz, daneben kommen noch darin vor kohlensaures und phosphorsaures Natron, Kaliumchlorid, Calciumphosphat und Spuren von Magnesiumphosphat, Eisenphosphat und häufiger auch von Kupfer, Zink und Mangan. Eine genaue quantitative Analyse der Mineralbestandteile der Galle liegt nur von Jacobsen (l. c.) aus dem Jahre 1873 vor. Dieser Mangel ist wohl auf die Schwierigkeiten der Technik zurückzuführen, die, bei der Analyse der Galle nicht weniger empfindlich fühlbar als bei allen anderen organischen vegetativen Substanzen, von Gamgee präzis gekennzeichnet worden sind: „Die Mineralbestandteile der Galle durch Einäschern richtig zu bestimmen, ist nicht wohl möglich; die Metalle hinterbleiben allerdings, aber der Schwefel des Taurins und der Phosphor des Lecithins werden zu Schwefel- und Phosphorsäure verbrannt, welche dem Bestande der Galle nicht angehörten. Bei taurocholsäurereichen Gallen kann die gebildete Schwefelsäure selbst vorhandenes Kochsalz zerlegen, wenn das aus dem Glykocholat beim Einäschern entstehende Alkalikarbonat zu ihrer Sättigung nicht hinreicht. Aus den Analysen der Asche ist daher nur mit größter Vorsicht auf die Salze der flüssigen Galle zu schließen."

Der Hauptbestandteil der Asche, das NaCl, wird zu 0,5 bis 0,7% angegeben, der mittlere Durchschnitt dürfte 0,6 sein, d. h. dem Kochsalzgehalt des Blutes entsprechen; Na_3PO_4 wird zu 0,13 und Na_2CO_3 zu 0,09%, das $Ca_3(PO_4)_2$ zu 0,037 und KCl zu 0,028% angegeben.

Von besonderem Interesse ist der Eisengehalt der Galle (21—25), der 1868 von Rutherford und Gamgee entdeckt wurde. Die Menge des Eisens in der Menschengalle schwankt nach den Analysen von Young, Hoppe-Seyler und Hammarsten zwischen 0,0018 und 0,0105%, im Durchschnitt dürfte er 0,004% betragen. Das Eisen ist in der Galle hauptsächlich an Phosphorsäure gebunden. Die Menge hängt anscheinend nicht nur von der Menge und Art der Nahrungsaufnahme ab, sondern sie scheint vornehmlich mit der Blutbildung und Blutzersetzung in der Leber im Zusammenhang zu stehen. Freilich hat sich die Behauptung, daß der Eisengehalt der Galle in unmittelbarer Beziehung zur Zerstörung des Hämoglobins in der Leber stehe, nicht erweisen lassen. Die Eisensalze der Galle dürfen nicht als Produkte der Bilirubinbildung angesehen werden, weil zwischen dem quantitativen Eisen- und Bilirubingehalt der Galle ein großes Mißverhältnis besteht (nach Kunkel nämlich 1,5 : 100 statt 9 : 100). Es ist also anzunehmen, daß bei der Bildung von Bilirubin Eisen in der Leber zurückgehalten wird. — Die von einigen Autoren (Kunkel u. a.) behauptete Ausscheidung von medikamentös eingeführten Fe durch die Galle wird von Gottlieb u. a. bestritten.

Der Schwefelgehalt der Galle (0,02—2,99 %, im Mittel 1—1,5 % der Trockensubstanz) darf nicht auf anorganische Sulfate bezogen werden, da solche nach den übereinstimmenden Angaben der Analytiker darin meist gar nicht oder nur in Spuren vorhanden sind. Der Schwefel stammt vielmehr zum großen Teil von den organisch gebunden schwefelhaltigen Gallenbestandteilen, den Gallensäuren bzw. deren Spaltungsprodukt, der Amidoaethansulfosäure (Taurin). In neuerer Zeit hat aber Hammarsten entdeckt, daß der Schwefel auch in der Galle des Menschen häufig als ätherschwefelsäureähnliche Verbindung vorkommt, deren S-Gehalt $^1/_4$ bis $^1/_3$ der Gesamtschwefelmenge der Galle ausmacht.

Der Darmsaft ist eine stark alkalische Flüssigkeit von einem spezifischen Gewicht von 1007 als Mittelwert. Die Gefrierpunktserniedrigung beträgt $\varDelta = -0,62^0$ C. Die Menge der festen Substanzen macht 1,0 – 1,4 % aus. Die Gesamtasche ist nur für den Hund (Thiry, Gumilewski) bekannt. Im Darmsaft des Menschen soll nach Hamburger und Hekma (31) der Hauptbestandteil der Asche, das NaCl, zu 0,58—0,67 % enthalten sein.

Der Kot ist ein Gemisch dreier wesentlich verschiedener Produkte: der unverdaut gebliebenen Rückstände der Nahrung, der Abscheidungen der Darmwände und der Bakterienflora des Intestinalkanals. Alle drei Bestandteile des Kotes enthalten neben organischen Substanzen eine nicht unerhebliche Menge von Mineralstoffen. Wenn Praußnitz (32) behauptet hat, daß die menschlichen Faeces ausschließlich aus Darmsekreten bestehen, so kann das natürlich nur Geltung haben für einen „Normalkot", wie ihn Praußnitz bei seinen Versuchspersonen erzielte durch eine außerordentlich gut resorbierbare Nahrung, bestehend aus Milch, Zucker, Weizenbrot und Reis bzw. Fleisch. Der Anteil der Nahrungsreste an der Bildung der Kotmasse ist um so größer, je mehr vegetabilische Bestandteile die Nahrung enthält. Wie für die organischen Substanzen, so ist auch für die Mineralstoffe der Faeces bisher noch nicht sicher festgestellt, wieviel von jedem der beiden Teile selbst bei einer feststehenden Kost von den Nahrungsrückständen einerseits, den Darmsekreten andererseits bzw. den Bakterien stammt. Der Anteil der Darmsekrete ist jedenfalls erheblich größer als man früher angenommen hat. Das geht vor allem aus den bekannten Untersuchungen Fr. Müllers (33) über die Zusammensetzung der Exkremente bei den Hungerkünstlern Cetti und Breithaupt hervor. Der Hungerkot des Menschen enthält eine Trockensubstanz von 18—23%, welche einen Aschengehalt von 12,5% hat, also kaum weniger als bei normal ernährten Menschen. Die Zusammensetzung der Asche unterscheidet sich von der Kotasche einer gemischten Nahrung durch die Verringerung von Kalk und Magnesium einerseits, die starke Vermehrung der Phosphorsäure und einen geringen Zuwachs an Alkalien andererseits[1]). — Wie überraschend groß die Abscheidung von Mineralstoffen seitens der Darmwand bei Nahrungszufuhr ist, das haben für Kalk und Phosphor einige Arbeiten aus dem physiologischen Institute Tigerstedts in Helsingfors gezeigt. Bei ihren Untersuchungen über den Mineralstoffumsatz des gesunden erwachsenen Menschen fanden Tigerstedt jun. (34) und Renvall (35) bei einer an N und P sehr armen Kost (nur aus Zucker, Sagogrütze und Wasser bestehend) im Kot eine tägliche Phosphorausscheidung von 0,134 g bzw. 0,223 und 0,229 g, welche sie als fast reines Darmsekret betrachten. Für Kalk fand Renvall unter gleichen Verhältnissen 0,163—0,165 g und für Magnesium 0,064—0,067 g pro die. Bei einem Vergleich dieser Werte zu den Ausschei-

---

[1]) Fr. Müller selbst hat angegeben (l. c.), daß der Hungerkot ausgezeichnet sei durch einen auffällig geringen Gehalt an Magnesia und durch das Überwiegen der Alkalien. Wenn man aber Müllers Analysen mit denen des Kots normalernährter Menschen vergleicht, so ergibt sich die Differenz in der Aschenzusammensetzung doch nur in dem Umfange, wie es oben im Text angegeben ist.

dungen bei einer reichlicheren Kostform, die Renvall $4^1/_2$ Wochen hindurch fortgesetzt hatte, gelangt er zu der Annahme, daß vom P 20—41%, vom Ca 13 - 50%, vom Magnesium 17—27% der Ausscheidungen im Kot vom Darmsekret stammen.

Nach einem von E. Salkowski (36) vor vielen Jahren angegebenen Verfahren hat neuerdings Ury (37) die quantitative Bestimmung der von der Darmwand abgeschiedenen Salze ausgeführt, nämlich durch Extraktion der frischen Faeces mit Wasser, wobei die unlöslichen Nahrungsrückstände desselben auf dem Filter zurückbleiben. Dabei ergab sich, daß vom Kalk der Faeces 4,3%, vom Phosphor 26,2% und vom Magnesium 40,5% in den wäßrigen Auszug übergehen, also als Darmsekret zu betrachten sind. Wegen der geringen Kalkausscheidung seitens der Darmwand nimmt Ury an, daß der hohe Kalkgehalt der Faeces dadurch zustande kommt, daß der Kalk der Nahrung zum größten Teil unresorbiert zur Ausscheidung gelangt — eine Anschauung, zu der auch Fr. Voit (38) durch Versuche an Hunden schon früher gekommen ist. Diese Annahme steht zwar nicht in Widerspruch mit der zuerst von E. Voit (39) erwiesenen Tatsache, daß der Kalk einen intermediären Stoffkreislauf durchmacht, indem er, vom Dünndarm resorbiert, durch den Dickdarm wieder ausgeschieden wird; denn die Stärke dieser Darmausscheidung des Kalks kann strittig sein. Aber sie muß nach den oben mitgeteilten Beobachtungen von Fr. Müller und Renvall erheblich beträchtlicher sein, als sie sich nach den Ergebnissen der Uryschen Untersuchungen darstellt. Es würde uns dann auch vorläufig noch jedes Verständnis dafür fehlen, warum die Darmwand den Kalk in so wesentlich geringerem Grade ausscheiden soll als die übrigen Erdalkalien. Es bedarf demnach noch weiterer Untersuchungen (bei verschiedenen Kostformen!), um den Anteil festzustellen, welchen die Mineralbestandteile der Darmsekrete zu der Kotasche liefern. Deshalb erscheint es einstweilen auch noch verfrüht, Ury bei dem interessanten Versuche zu folgen, eine Beziehung zwischen der Verteilung der Mineralbestandteile im Urin und im wäßrigen Faecesextrakt herzustellen, welche für die Feststellung der Resorption und des Umsatzes der Mineralstoffe der Nahrung von großem Werte sein könnte. Um aus diesem Faktor aber Schlußfolgerungen ziehen zu können, bedürfte es vor allem einer genauen Aschen-

:analyse der Nahrung, welche für die Feststellung der Stoffbilanz unerläßlich erscheint!

Der menschliche Kot hat bei gemischter Kost stets eine neutrale oder schwach alkalische Reaktion; nur infolge von Gärungs- und Zersetzungsvorgängen wird er mehr oder minder stark sauer, aber auch schon nach Zufuhr gewisser Nahrungsmittel in größeren Mengen wie Milch und Amylaceen. Der Säuglingsstuhl (von Brustkindern) reagiert regelmäßig sauer. Die Menge der festen Substanzen im Kot schwankt bei normalen Verdauungsverhältnissen in den ziemlich weiten Grenzen von 10—30%. Sie ist im allgemeinen um so größer, je mehr pflanzliche Nahrungsreste darin enthalten sind. Bei gemischter Kost fand Grundzach (40) 23,4%, C. Voit (41) bei vegetarischer Kost 19,6—23,6%, Rubner (42) bei Fleischnahrung 29% und bei Milchnahrung 28%, bei Schwarzbrot und Kartoffeln dagegen nur 15%. Während Praußnitz in seinem nach leicht resorbierbarer Nahrung erhaltenen „Normalkot" keine Bestimmung des Trockenrückstandes ausgeführt zu haben scheint, geben Schmidt und Straßburger (43) an, im Kot Gesunder nach ihrer ähnlich zusammengesetzten, gleichfalls sehr gut ausnutzbaren „Probediät" 24,25% gefunden zu haben. v. Oefele (44) hält 16—26% Trockensubstanz für normal, niedrigere und höhere Werte für pathologisch.

Eine so scharfe Umgrenzung geht wohl zu weit. Wenn man 25% Trockensubstanz im Kot mit Schmidt und Straßburger als den Mittelwert betrachten kann, so kommen doch bei allen Kostformen individuelle Schwankungen vor, die noch innerhalb der physiologischen Breite liegen. Als pathologisch sind wahrscheinlich nur Werte anzusprechen, welche unter 10 und über 30% Trockensubstanz liegen. Während letzteres z. B. sich in dem harten Kotballen bei chronischer Obstipation findet, kommt ersteres häufig bei Diarrhöen vor. Eine exakte Analyse besitzen wir z. B. von den sog. Reiswasserstühlen bei der Cholera, in denen C. Schmidt (1) 1,2—1,5% festen Rückstand vorfand.

Bei gesunden Säuglingen mit Muttermilchnahrung fanden Wegscheider (45) und Uffelmann (46) im Durchschnitt 15% Trockensubstanz, Walliczek (47) 14,8—21,9%, bei künstlicher Nahrung Biedert (49), Uffelmann (49), Escherich (50) und Camerer (51) 15—25% feste Substanzen. Erstere Zahl scheint dem Durchschnitt (wenigstens bei Brustkindern) näher zu liegen, doch kommen sicherlich auch hier normale Schwankungen in breiten Grenzen vor.

Die Gesamtasche des Kots schwankt anscheinend noch in erheblich weiteren Grenzen als die Menge der Trockensubstanz. Während sich bei Gamgee (l. c.) die Angabe findet, daß sie 1—8% (wohl der frischen Faeces?) ausmacht, was 4—32% der Trockensubstanz entsprechen würde, geben Ranke (52), Praußnitz (32), C. Voit (41) und Grundzach (40) ziemlich übereinstimmend Werte von 11—15% der Trockensubstanz an, v. Oefele (l. c.) sah normale Schwankungen von 8—18% und hält 10—14% für die Mittelwerte. Wie die Trockensubstanz, so ist auch der Aschengehalt des Kotes sowohl von der Menge und Art der Nahrung wie von den Resorptions- und Ausscheidungsverhältnissen der Darmwand in hohem Maße abhängig. So fand z. B. Rubner (53) bei Schwarzbrotkost 8,81%, bei Ernährung mit gelben Rüben 16,4% und mit Wirsingkohl 19,3%, bei Fleischnahrung 12,95—16,27%, bei Milchnahrung 27—35%, ebenso Fr. Müller (54) bei Milchnahrung im Durchschnitt dreier Versuche 32,8% Asche im Trockenkot[1]).

Über den Aschengehalt pathologischer Exkremente liegen nur sehr spärliche Analysen vor. C. Schmidt (1) fand in diarrhoischen Stuhlgängen (nach Sennaanwendung) 0,858% auf frische Fäces, d. h. 2,86% der Trockensubstanz. Auch bei Cholera fand dieser Analytiker 0,755—0,884% anorganische Salze in den frischen Faeces; da sie aber nur wenig mehr als 1% feste Stoffe enthielten, so macht das, auf den Trockenrückstand berechnet, rund 60% aus. So wesentliche Differenzen können offenbar nur durch erhebliche Störungen der Resorptionsverhältnisse

---

[1]) Die Höhe des Aschengehaltes des Kotes findet einen prägnanten Ausdruck in den Ergebnissen der Untersuchungen über die Ausnutzung der Mineralbestandteile der Nahrung bei verschiedenen Kostformen, wie solche für den Erwachsenen von Rubner (49) und Fr. Müller (54) vorliegen. Ersterer fand folgende Aschenverluste: bei Eiern 18,4%, bei Fleisch 19,6%, bei Wirsingkohl 27,3%, bei Kartoffeln 35,8%, bei Reis 42%, bei Milch 47,1%, bei gelben Rüben 60,6%, bei Mais 70,7%; Fr. Müller bei Fleischnahrung 20,9%, bei Milchkost Gesunder 38,2 bis 49,5% und Ikterischer 47—70%, in zwei Fällen aber nur 33%! Diese schlechte Ausnutzung der Salze der Nahrung ist hauptsächlich durch den hohen Aschengehalt vieler Nahrungsmittel bedingt, z. B. bei der Milch durch den großen Kalkgehalt.

der Darmschleimhaut hervorgerufen werden. In der Übereinstimmung des Aschengehaltes dieser flüssigen Darmentleerungen mit dem Aschengehalt des Blutes (cf. Kap. II, S. 20) sah C. Schmidt einen Beweis dafür, daß es sich um Transsudate der Darmwand handele — eine Auffassung, die aber von Radziejewski (55) bestritten wurde, der die Flüssigkeiten für Darminhalt hielt. Aus neuerer Zeit liegt nur eine einzige Angabe über den Aschengehalt pathologischer Exkremente vor: Ury und Alexander (56) fanden in einem Fall schwerer Darmresorptionsstörung in einem Kot, der 17—24 % Trockensubstanz enthielt, 10 % der letzteren als Asche.

Bei Säuglingen mit Mutternahrung fand Wegscheider (l. c.) 7,1—8,4 % Asche in der Trockensubstanz, Uffelmann im Durchschnitt 10 % und Blauberg (57) 9,27—15,02 %, im Mittel 13,5 bis 14,3 %; bei künstlich ernährten Säuglingen fand Blauberg 15,62—17,12, im Mittel also 16,41 % Kotasche. Es erscheint fraglich, ob es berechtigt ist, aus einer solch geringen Differenz des Aschengehaltes in den Faeces bei natürlicher und künstlicher Ernährung eine schlechtere Ausnutzung der Nahrungssalze zu schlußfolgern. Indessen hat Forster (58) bei Kuhmilchernährung 34 % Asche in den festen Rückständen des Kotes gefunden, und daß sie öfters so hohe Werte erreicht, geht aus neueren Untersuchungen des Mineralstoffwechsels bei Säuglingen hervor, die in späteren Kapiteln Erwähnung finden werden. Noch bedeutsamer aber als die Unterschiede in der Gesamtasche erscheinen die Differenzen in ihrer prozentischen Zusammensetzung, welche größer sind, als sie vielfach angegeben werden.

Für die Beurteilung der Aschenzusammensetzung der Faeces ist es unerläßlich, die von den Analytikern angewandte Methodik zu berücksichtigen. Nur die grundsätzliche Verschiedenheit derselben vermag die teilweise sehr erheblichen Differenzen in den analytischen Befunden der Autoren zu erklären. Für die gleichzeitige Bestimmung aller anorganischen Bestandteile der Faeces schreibt Hoppe-Seyler (59) folgendes Verfahren vor:

„Zur Untersuchung der anorganischen Stoffe der Faeces ist eine Trennung 1. der im Alkohol löslichen Stoffe, 2. der in verdünnter Essigsäure, 3. der in Salzsäure löslichen Bestandteile von den in beiden unlöslichen Körpern vor der Veraschung erforderlich, wenn man eine genügende Kenntnis der wirklich vorhandenen anorganischen Säuren und Metalle erlangen will. Verascht

man die Faeces ohne vorherige Scheidung in dieser Weise, so
treibt die Phosphorsäure der sehr häufig, wenn nicht fast immer
vorhandenen Nukleine andere Säuren aus ihren Metallverbindungen
aus, ebenso geschieht es durch die häufig reichlich in den Faeces
vorhandene Kieselsäure, endlich wird beim Verbrennen der schwefelhaltigen Stoffe (Haare, Nuklein, Keratin) bei Gegenwart von Karbonaten Sulfat gebildet. Eisenoxyd, in der Asche des salzsauren
Auszuges enthalten, ist als Phosphat resp. als Oxyd in Rechnung
zu stellen."

Die Technik der Autoren ist aber vielfach eine andere gewesen. So hat z. B. in neuerer Zeit auch noch Blauberg (l. c.)
die Trennung der in HCl löslichen Bestandteile erst nach der Veraschung vorgenommen. Ob die dabei eintretenden Unterschiede
wirklich so groß sind, wie Blauberg annimmt, könnten nur vergleichende Analysen feststellen. Wie sehr diese ungleichmäßige
Methodik die sichere Ermittlung der Aschenzusammensetzung
erschwert, wird folgende Zusammenstellung der Analysen vom
Kot des Erwachsenen bei gemischter Kost lehren.

100 Teile Asche enthielten:

Bestandteile nach	Fleitmann (60)	Porter (60)	Grundzach (61)
Chlornatrium . . .	0,58	4,33	Cl { 0,344
Chlorkalium . . .	0,07	—	
Kaliumoxyd . . .	18,49	6,10	12,000
Natriumoxyd . . .	0,75	5,17	3,821
Calciumoxyd . . .	21,36	26,46	29,250
Magnesiumoxyd . .	10,67	10,54	7,570
Ferrioxyd	2,09	2,50	2,445
Phosphorsäure . . .	30,98	36,03	13,760
Schwefelsäure . . .	1,13	3,13	0,635
Kieselsäure	1,44	—	0,052

Nach anderen Gesichtspunkten zusammengestellt, besteht die
Kotasche nach Enderlin (60) quantitativ aus folgenden Bestandteilen:

In Wasser lösliche Salze:	{ Natriumchlorid und -sulfat .	1,37
4,00	{ Natriumphosphat	2,63
	{ Erdphosphat	80,37
In Wasser unlösliche Salze:	{ Eisenphosphat	2,09
94,93	{ Gips	4,53
	{ Kieselsäure	7,94

Noch unsicherer wird Deutung und Vergleich solcher Analysen, wenn im Kote nur einzelne Mineralbestandteile bestimmt worden sind, wie das am häufigsten in bezug auf den Phosphor geschehen ist, ohne zu berücksichtigen, daß ein großer Teil desselben im Kot organisch gebunden ist an Nuklein und Lecithin (cf. Kapitel VII, S. 137).

Von semiologischer Bedeutung ist übrigens hauptsächlich nur der quantitative Gehalt der Faeces an Phosphor, Kalk und Magnesium, weniger der an Eisen (cf. die Kapitel über den Stoffwechsel der betreffenden Mineralstoffe). Die Kenntnis des Aschengehaltes der Faeces hat aber nicht nur Wert für die Beurteilung der Ausnutzung der Nährsalze, sondern auch der Gesamtnahrung, weil der Salzgehalt einen unverkennbaren Einfluß auf die Verwertung der organischen Nährstoffe ausübt. Das geht z. B. klar aus den Untersuchungen Rubners (l. c.) und Fr. Müllers über die Ausnutzung reiner Milchnahrung hervor: die relativ hohe N-Ausscheidung im Kot (vom unverwerteten Milcheiweiß stammend) ist zum Teil durch den großen Kalkgehalt der Milch hervorgerufen, welcher in der Kotasche einen Gehalt von 41,2 % Kalk (etwa ein Siebentel des gesamten Trockenkotes) ausmacht und dadurch einen Teil des organischen Nahrungsrestes mit sich fortreißt.

Über die Aschenzusammensetzung der Säuglingsfaeces liegen qualitative Untersuchungen von Wegscheider (l. c.) vor, quantitative teilweise von Uffelmann (l. c.), vollständige aber nur von Blauberg (l. c.), der folgende Werte ermittelte:

In 100 Teilen der in HCl löslichen Asche

	bei Brustnahrung	Kuhmilchnahrung
K_2O	15,00	11,27
Na_2O	4,20	—
CaO	31,15	34,63
MgO	8,75	5,33
Fe_2O_3	1,91	1,50
Cl	3,45	3,40
SO_3	3,81	2,62
P_2O_5	11,81	15,28

Wenn man diese Kotaschen miteinander vergleicht, so findet sich in den Kuhmilchfäces eine geringe Vermehrung des Kalks und

der Phosphorsäure und eine relativ beträchtlichere Verminderung des Magnesium- und Eisengehaltes. Die Differenzen gehen
im allgemeinen parallel den Unterschieden in der Zusammensetzung der Aschen der Muttermilch und der Kuhmilch. Doch
kommen auch Abweichungen vor, welche durch die schlechtere
Ausnutzung der Salze der Kuhmilch bedingt sind, zum Teil aber
auch wieder ausgeglichen werden durch den reicheren Salzgehalt
derselben[1]).

Über das Meconium liegen Untersuchungen von Zweifel (62)
und Fr. Müller (63) vor. Danach beträgt die Trockensubstanz
des Meconiums 19—20% und der Aschengehalt macht 5—6%
derselben aus. Die Zusammensetzung der Meconiumsalze schwankt
in außerordentlich breiten Grenzen:

$$
\left.
\begin{array}{lr}
\text{Cl} . . . . . . & 2{,}53—\ 8{,}68 \\
\text{P}_2\text{O}_5 . . . . . & 3{,}20—10{,}66 \\
\text{FePO}_4 . . . . & 0{,}86—\ 2{,}60 \\
\text{CaO} . . . . . & 5{,}70—31{,}8 \\
\text{MgO} . . . . . & 3{,}60—\ 7{,}92 \\
\text{K} + \text{Na} . . . . & 23{,}02—30{,}20
\end{array}
\right\} \text{auf 100 Teile Asche.}
$$

Der hohe Aschengehalt des Meconiums läßt die Annahme
gerechtfertigt erscheinen, daß derselbe zum größten Teil als Darmsekret zu betrachten ist.

Zum Schluß geben wir eine übersichtliche Zusammenstellung der gesamten bisher bekannten Ergebnisse der
anorganischen Kotanalyse für verschiedene Ernährungsformen.
Wenn diese Tabelle auch noch viele Lücken und manches Wider-
spruchsvolle aufweist, so läßt sie doch unzweideutig folgende
wichtige Tatsache erkennen: Trotz der nicht geringen individuellen
Schwankungen, welche bei jeder Ernährungsform vorkommen, ist
eine gewisse Gesetzmäßigkeit besonders gerade in dem Verhalten der Kotasche und ihrer Zusammensetzung nicht
zu verkennen, so daß es jetzt bereits möglich .ist, erhebliche
Abweichungen vom Durchschnitt als sicher pathologisch zu bezeichnen!

---

[1]) Bei Betrachtung der analytischen Zahlen der Brustmilch- und
Kuhmilchfaeces ist noch zu berücksichtigen, daß sowohl die Menge der aufgenommenen Nahrung wie das Alter des Säuglings von variierendem Einfluß sind.

Nahrung	Trocken-substanz %	Gesamtasche in der Trocken-substanz %	In 100 Teilen Asche								Autor
			Na	K	Ca	Mg	Fe	Cl	P	S	
Gemischte Kost	23,4	11—12,5	3,8	12,0	29,2	7,8	2,4	0,34	13,7	0,6	Ranke, Grund-Oefele. [zach.
	16,0—26,0	10,0—14,0	—	—	—	—	—	—	—	—	
Normalkost (Probediät)	24,25	11—15	—	—	—	—	—	—	—	—	Praußnitz und Schmidt-Straßburger.
Vegetar. Kost.	19,6—23,6	9,9—11,3	—	—	—	—	—	—	—	—	C. Voit.
		15,4—22,7	—	—	—	—	—	—	—	—	Praußnitz.
Milchdiät	28	13,9—18,2	—	—	—	—	—	—	—	—	Fr. Müller.
		26,9—27,6	—	—	41,2¹)	—	—	—	—	—	Rubner.
Fleischnahrung	29	12,9—16,2	—	—	—	—	—	—	—	—	
Reis	—	13,2	—	—	—	—	—	—	—	—	
Weißbrot	25	10,5	—	—	—	—	—	—	—	—	
Schwarzbrot	15	8,8	—	—	—	—	—	—	—	—	} Rubner.
Kartoffeln	15	10,6	—	—	—	—	—	—	—	—	
Gelbe Rüben	7,8	16,4	—	—	—	—	—	—	—	—	
Wirsing	4,4	19,3	—	—	—	—	—	—	—	—	
Brustnahrung	15,0	7,1—8,4	—	—	—	—	—	—	—	—	Wegscheider.
	—	10,0	—	—	28—31	—	—	—	—	—	Uffelmann.
	—	13,5	4,2	15,0	31,1	8,8	1,9	3,45	11,8	3,8	Blauberg.
Kuhmilchnahrung	15,0—25,0	15,6—17,1	7,0	11,3	34,6	5,3	1,5	3,4	15,2	2,6	Blauberg.
Meconium	20	5,1—6,2	15,9—24,2	6—7	5,7—31,8	3,6—7,9	0,9—2,6	2,5—8,7	3,2—8,6	22,3—39,5	Zweifel.
			24,4		8	4,3	—	—	10,6	47	Fr. Müller.
Hunger	18—23	12,5	12,6—19,6		12,5—14,5	1,2—4,1	1,5—3,0	1,3—1,9	43,1—55,7	3,7—6,3	Fr. Müller.

(Säuglinge — Gruppe Brustnahrung und Kuhmilchnahrung.)

¹) Es ist in der Literatur noch eine Anzahl von Mitteilungen über Kalkausscheidungen im Kot bei konstanter Ernährung, ebenso auch in bezug auf einige andere Mineralstoffe in den Faeces vorhanden; da es sich aber dabei meist um Stoffwechseluntersuchungen handelt, so sind über Menge und Trockensubstanz des Kotes sehr selten Angaben gemacht, aus denen sich der prozentische Aschengehalt berechnen ließe.

Der Harn. Das spezifische Gewicht schwankt beim Gesunden zwischen 1015—1020, kann aber auch noch unter physiologischen Verhältnissen nach unten und oben abweichende Werte erreichen.

Die Gefrierpunktserniedrigung des Harns schwankt dem spezifischen Gewicht entsprechend in den weiten Grenzen $\varDelta = -0,10$ bis $-3,0^0$ C (64)! Selten entspricht sie, wie es theoretisch erwartet werden müßte, wenn der Harn nur ein Transsudat des Blutserums wäre, der molekularen Konzentration desselben ($-0,56^0$). Die Schwankungen sind vielmehr namentlich unter dem Einfluß der Höhe der Flüssigkeitszufuhr auch bei Gesunden so erhebliche, daß die Hoffnungen, in dieser Untersuchungsmethode ein neues und sicheres Hilfsmittel für die Diagnose der Nierenkrankheiten gewonnen zu haben, fehlgeschlagen sind.

Die saure Reaktion des normalen Harns ist nicht, wie man früher glaubte, durch die sauren phosphorsauren Salze bedingt, sondern nach der modernen physikalisch-chemischen Theorie der Lösungen durch die Menge der darin enthaltenen H-Ionen, welche von verschiedenen anorganischen und organischen Säuren herstammen (Phosphorsäure, Schwefelsäure, Harnsäure u. dgl. m.). Die wirkliche „Azididät" des Harns kann man dementsprechend nicht durch Titration ermitteln, sondern nach der von Höber zuerst ausgeführten elektrometrischen Gaskettenmethode, nach welcher der Harn 30—50mal so viel H-Ionen enthält als das Brunnenwasser (1 g H-Ionen in 10 Millionen Liter).

Eine Alkaleszenz des Harns — im älteren Sinne dieses Begriffes, der vorläufig für klinische Untersuchungen wohl noch maßgebend bleiben wird — kommt vor: 1. nach einer alkalischen Nahrung, insbesondere nach Pflanzenkost, deren pflanzensaure Alkalien als kohlensaure Alkalien im Harn zur Ausscheidung gelangen; 2. nach medikamentöser Einverleibung von Alkalien; 3. nach starken Säureverlusten des Körpers (häufiges Erbrechen, Hypersekretion des Magensaftes u. dgl. m.); 4. bei der sog. Phosphaturie, bei welcher das Ausfallen der phosphorsauren Salze erst durch die Alkaleszenz des Harns zustande kommt. Speziell für diese Form der Harnalkaleszenz hat Leo (65) die Bezeichnung „Alkalinurie" vorgeschlagen, die eine allgemeine Einführung verdiente.

Die semiologische Bedeutung dieser verschiedenen Formen von Phosphaturie wird in Kap. VII eingehend erörtert werden.

Von den bisher erwähnten Formen der Alkalinurie, die als Stoffwechselanomalien zu betrachten sind, ist grundsätzlich diejenige verschieden, bei welcher der Harn sauer sezerniert wird und erst durch bakterielle Zersetzung in den Harnwegen, besonders in der Blase, alkalisch wird. Als Produkt einer solchen ammoniakalischen Gärung tritt häufig das Tripelphosphat in kristallinischer Form auf.

Die quantitative Analyse des Harns, soweit sie sich auf die anorganischen Bestandteile bezieht, hat folgende Zusammensetzung ergeben (mittlerer Durchschnitt):

$$
\begin{aligned}
&\text{für die Trockensubstanz etwa . 60 g, d. h. } 4\,\%, \\
&\text{„ „ Gesamtasche . . } = 25 \text{ g, d. h. } 1,66\,\% \\
&\qquad\text{(auf Trockensubstanz berechnet: } 41,7\,\%), \\
&\text{„ Cl (als NaCl berechnet) . } 15 \text{ g,} \\
&\text{„ } SO_3 \text{ . . . . } 2,5 \text{ g,} \\
&\text{„ } P_2O_5 \text{ . . . . } 2,5 \text{ g,} \\
&\text{„ } K_2O \text{ . . . . } 3,0\text{—}3,5 \text{ g,} \\
&\text{„ } CaO \text{ . . . . } 0,3 \text{ g,} \\
&\text{„ } MgO \text{ . . . . } 0,5 \text{ g,} \\
&\text{„ } Fe_2O_3 \text{ . . . . . . } 0,001 \text{ g.}
\end{aligned}
$$

Die größten Schwankungen kommen beim NaCl vor: 10—15 g, beim Kalium liegen sie zwischen 2—4 g, beim Natrium 4—8 g (36), beim Cl 6—8 g, beim Eisen (66) 0,5—1,7 mg, nach älteren Angaben (67) sogar bis zu 8 mg und darüber. Das Verhältnis vom Kalium zum Natrium wird von vielen Autoren angegeben wie 3 : 5, von anderen wie 2 : 3. Für SO_3 und P_2O_5 sind Schwankungen von 2,0—3,5 g beobachtet, für CaO: 0,12—0,35 und für MgO zuweilen bei Gesunden niedrigere Werte bis zu 0,3 und 0,25 g pro die und höhere Werte bis zu 0,75 g. Das Verhältnis von Ca zu Mg im normalen Harn ist etwa wie 2 : 3 oder 3 : 5. Beide Erdalkalien erscheinen im Harn zum größten Teil als Phosphate. Die Phosphorsäure wird zu 60 % als zweifach saures und zu 40 % als einfach saures Salz ausgeschieden, und zwar zu $^2/_3$ an die Alkalien (etwa 1,66 g täglich), zu $^1/_3$ an die alkalischen Erden (etwa 0,84 g täglich) gebunden. Der Schwefel kommt in vierfacher Form zur Ausscheidung: als Sulfatschwefelsäure, als Ätherschwefelsäure, als neutraler Schwefel und als basischer Schwefel. Näheres darüber siehe in Kap. VIII, S. 147.

Die quantitative Ausscheidung der Mineralstoffe im Harn und ihr relatives Mengenverhältnis zueinander erfahren im Hungerzustande, bei den verschiedenen Ernährungsformen, bei zahlreichen Erkrankungen des Stoffwechsels, des Blutes und der inneren Organe die mannigfachsten Veränderungen nach verschiedenen Richtungen hin. Dieselben finden in den nachfolgenden Kapiteln bei der Erörterung des physiologischen und pathologischen Umsatzes der einzelnen Mineralstoffe eingehende Würdigung.

Der Schweiß ist eine alkalisch reagierende Flüssigkeit, deren spezifisches Gewicht von 1001—1010 schwankt. Der Wassergehalt beträgt 977—995, im Mittel 982 $^0/_{00}$. Der Trockenrückstand macht 4,4—22,6, im Mittel 12 $^0/_{00}$ aus. Die Gefrierpunktserniedrigung des Schweißes liegt nach den Ermittlungen von Strauß (68) unter der des Blutes: $\Delta = -0{,}39^0$ C und weniger. Höhere Werte (bis zu 0,64 bez. —0,56) sind von ihm bei chronischem Gelenkrheumatismus und chronischer Nephritis gefunden worden. Ardin-Delteil (69) fand $\Delta = -0{,}48$ bis $-0{,}08$, im Mittel $-0{,}237^0$ und regelmäßige Beziehungen des Gefrierpunktes zur Dichte und zum Kochsalzgehalt des Schweißes. Die gefundenen Werte lagen höher im Sommer und bei Badewärtern, die an das Schwitzen gewöhnt waren. Brieger und Diesselhorst (70) fanden wiederum noch andere Werte, nämlich $\Delta = -1{,}002$ bis $-0{,}322$, im Mittel $-0{,}608$, bei Gesunden $-0{,}590$, also einen der Gefrierpunktserniedrigung des Blutes naheliegenden Wert. Der kochsalzfreie Schweiß zeigte $\Delta = -0{,}150^0$. Bei Krankheiten verschiedener Art fanden die eben genannten Autoren fast den gleichen Mittelwert, häufiger höhere Werte, namentlich für den chlorfreien anorganischen Rest. Auch zeigte der später aufgefangene Schweiß eine höhere molekulare Konzentration als der erste.

Als Ursache der bisher beobachteten Differenzen in der Gefrierpunktserniedrigung sind von Brieger und Diesselhorst die verschiedenen Methoden der Schweißproduktion und der Auffangung des Schweißes, welche bei den Untersuchungen verwendet wurden, angegeben worden. So tritt z. B. im elektrischen Glühlichtbade eine starke Verdunstung des Schweißes ein, welche eine stärkere Konzentration desselben zur Folge hat. Aber neben diesen Faktoren scheinen doch noch auch erhebliche individuelle

Schwankungen vorzukommen, was bei der Vielgestaltigkeit im Auftreten des Schweißes nichts Wunderbares haben kann.

Spezifisches Gewicht und Gefrierpunkt des Schweißes werden jedenfalls bestimmt von dem Salzgehalt, insbesondere dem Kochsalzgehalt dieser Flüssigkeit. Die Summe des gesamten Aschenbestandes ist nicht bekannt; die leicht löslichen Salze sollen sich zu den schwer löslichen darin im Verhältnis von $1:17$ befinden, Unter den ersteren bildet den hauptsächlichsten Bestandteil das Chlornatrium, dessen Menge nach den Angaben von Brieger und Diesselhorst zwischen 0,29 und 1,35 % schwankt, im Mittel beträgt sie 0,7 %. Bei den untersuchten Kranken (Neurasthenikern und Nephritikern) fand sie sich zuweilen niedriger, meist höher, vielleicht infolge geringer Schweißproduktion. Auch Strauß (l. c.) beobachtete viele Schwankungen im NaCl-Gehalt, doch meist unter 0,5 %. Einen mehr als doppelt so hohen Wert gibt dagegen Neumeister in seinem „Lehrbuch der physiologischen Chemie" (Jena 1895) an. Neben dem NaCl kommen im Schweiß noch geringe Mengen von KCl, Na_2SO_4, K_4SO_2 und Spuren von phosphorsauren Erdalkalien und Eisenoxyd vor. Das Verhältnis der Chloride zu den Phosphaten und Sulfaten soll im Schweiß ein wesentlich weiteres sein als im Harn, weil die ersteren darin noch mehr an Menge überwiegen (71). Die Ätherschwefelsäure verhält sich im Schweiß zur Sulfatschwefelsäure wie $1:12$; nach Einführung von aromatischen Substanzen in den Körper gelangt die Ätherschwefelsäure durch den Schweiß in erheblich geringeren Mengen zur Ausscheidung als durch den Harn.

Der Schweiß ist auch ein Ausscheidungsweg für seltenere und körperfremde Elemente, die als Medikamente oder durch Vergiftungen in den Körper eingeführt worden sind. So finden sich Jod, Arsen und Sublimat im Schweiß wieder; nach Einnahme von arsenigsaurem Eisen soll das Eisen durch den Harn, die arsenige Säure aber zum Teil im Schweiße ausgeschieden werden.

Die Milch (der Frau) reagiert amphoter. Die Menge der festen Stoffe beträgt im Mittel 11 %; es kommen aber Schwankungen von 10—13 % sehr häufig vor, nach einigen Autoren sogar in den Grenzen von 8—18 %. Die Gesamtasche macht 0,2—0,25 %, zuweilen noch etwas mehr aus bis zu 0,4 % und darüber. Über die quantitative Zusammensetzung der Frauenmilch-asche liegen zuverlässige Angaben aus früherer Zeit von Bunge (72) vor, von denen die eine [1] von einer Frau stammt, die 14 Tage nach der Entbindung vier Tage lang bei fast kochsalzfreier Nahrung lebte, die andere [2] von einer Frau, die drei Tage lang 30 g Kochsalz zu ihrer konstanten Kost erhielt. Dazu ist in neuerer Zeit noch eine exakte Analyse von Camerer und Söldner (73) bekannt.

Auf 1000 Teile Milch kommen:

| | Frauenmilch nach | | | Kuhmilch nach | |
| | Bunge | | Camerer | | |
	[1]	[2]	u. Söldner	Bunge	Söldner
K_2O	0,780	0,703	0,884	1,766	1,72
Na_2O	0,232	0,257	0,357	1,110	0,51
CaO	0,328	0,343	0,378	1,599	1,98
MgO	0,064	0,065	0,053	0,210	0,20
Fe_2O_3	0,004	0,006	0,002	0,004	—
P_2O_5	0,473	0,469	0,310	1,974	1,82
Cl	0,438	0,445	0,591	1,697	0,98

Aus der Zusammenstellung dieser Analysen ergeben sich ungezwungen folgende Tatsachen: Die quantitative Aschenzusammensetzung der Milch ist keine konstante, sondern sie schwankt wie die aller anderen Sekrete des Körpers innerhalb gewisser Grenzen, die bei der Milch nicht unbeträchtlich sind. Die Schwankungen sind augenscheinlich abhängig einerseits von der Art der Ernährung, andererseits von dem Alter der Milch. Es ist auch leicht verständlich, daß die Frauenmilch in einer mehrmonatlichen Abscheidungsdauer ihre Zusammensetzung ändert und insbesondere in der ersten Zeit der Laktation[1] anders zusammengesetzt ist als später (74). Vergleicht man die Aschenanalysen der Frauenmilch mit denen der Kuhmilch, so weichen die letzteren voneinander fast mehr ab als die ersteren unter sich. Wie sich der

---

[1] Über die Schwankungen der Mineralbestandteile der Kuhmilch während einer Laktationsperiode liegen eingehende Untersuchungen aus jüngster Zeit von A. Trunz (Zeitschr. f. physiol. Chemie. Bd. 40, 1904) aus dem landwirtschaftlichen Institut in Halle vor.

4*

Aschengehalt der Frauenmilch von dem der Kuhmilch unterscheidet, läßt sich am besten aus folgender Zusammenstellung übersehen.

Auf 100 Teile Asche kommen in der

| | Frauenmilch nach | | | Kuhmilch |
| | Bunge | | Camerer | |
	[1]	[2]	u. Söldner	
K_2O	35,15	32,14	31,4	22,14
Na_2O	10,43	11,75	11,9	13,91
CaO	14,79	15,67	16,4	20,05
MgO	2,87	2,99	2,6	2,63
Fe_2O_3	0,18	0,27	0,6	0,04
P_2O_5	21,30	21,42	13,5	24,75
Cl	19,73	20,35	20,0	21,27

Danach ist also die Frauenmilch in der Hauptsache ärmer an Kalk und Phosphor und reicher an Eisen als die Kuhmilch. Wie in den Muskeln und den roten Blutkörperchen überwiegen in der Milchasche Kalium und Phosphor, so daß die hauptsächlichsten Salze Kalium- und Kalkphosphat und Chlorkalium sind, auch das Magnesium ist als phosphorsaures Salz in der Milch enthalten, das Eisen als Oxyd. Durch Zusatz von Kochsalz zur Nahrung steigt die Menge des Natriums und Chlors, während Kalium abnimmt; aber Kalk erscheint dann nur wenig mehr in der Milch (cf. Zweifels Theorie der Rachitis in Kap. VI, S. 121). Der relative hohe Eisengehalt der Frauenmilch ist neuerdings von Jolles und Friedjung (75) bestätigt worden.

Der physiologisch bedeutsamste Unterschied zwischen Frauen- und Kuhmilch ist vielleicht in dem Phosphorgehalt derselben gelegen. In der Frauenmilch ist nämlich der Phosphor zu mehr als drei Viertel seiner Menge in organischer Bindung, in der Kuhmilch nur zu einem Viertel. Dieser organische Milchphosphor besteht zum Teil aus Lecithin, in der Hauptsache aus Nuklein bzw. Phosphorfleischsäure. Diese Substanzen sind in der Frauenmilch in erheblich größeren Mengen enthalten als in der Kuhmilch (Siegfried [76], Wittmaack [77], Burow [78] u. a.). Näheres darüber siehe Kapitel IV, S. 74 und Kapitel VII, S. 135.

Daselbst finden sich auch ausführliche Mitteilungen über den Umfang der Ausnutzung der Milchsalze im Säuglingsorganismus, hinsichtlich deren gerade die wesentlichsten qualitativen und quantitativen Unterschiede zwischen Frauen- und Kuhmilch nachgewiesen sind.

Seltener kommen die Elemente Jod, Arsen, Eisen, Zink, Quecksilber, Blei, Wismut und Antimon, die medikamentös oder durch Intoxikation einverleibt wurden, durch die Milch zur Ausscheidung.

Die Cerebrospinalflüssigkeit ist von C. Schmidt (1) für ein Transsudat gehalten worden gerade mit Rücksicht auf das Ergebnis der Aschenanalyse, die von ihm zuerst (1850) in dieser Flüssigkeit ausgeführt worden ist, während sie von einem neueren Autor Cavazzani (79) für ein Sekret erklärt worden ist. Die Reaktion der Flüssigkeit ist alkalisch, das spezifische Gewicht etwa 1007, der Trockenrückstand $10-19^{0}/_{00}$, meist der unteren Grenze näher, die Gesamtasche 7—8 g pro Mille oder wenig mehr. In derselben sind Kalium, Natrium, Calcium, Magnesium, Salzsäure, Phosphorsäure, Schwefelsäure nachgewiesen worden. Den Hauptbestand der Asche bildet das Chlornatrium: etwa 6 g, Natron im Durchschnitt 3—4 g pro Mille. Für Kali sind Werte von 0,17—1,43 g pro Mille angegeben worden. Es liegen quantitative Analysen darüber außer von C. Schmidt noch vor von Hilger (80), Halliburton (81), Yvon (81), Fr. Nawatzki (82), E. Salkowski (83) und Langstein (84). Dieselben haben übereinstimmend bei chronischem Hydrocephalus für das Verhältnis von Kalium zu Natrium ein sehr weites Verhältnis nachgewiesen, nämlich von 1:10 (Salkowski) bis zu 1:33 (Langstein). Im Gegensatz dazu stehen nur zwei Befunde von C. Schmidt mit 1:3 bzw. 1:5, für welche Salkowski den hohen Kaligehalt durch die Annahme erklärt hat, daß in diesen Fällen, wo es sich um einen akuten Hydrocephalus gehandelt hat, wahrscheinlich Fieber vorhanden gewesen ist, welches — nach Salkowskis in diesem Buche wiederholt zitierten älteren Untersuchungen über die Alkaliausscheidungen im Körper (36) — ja auch in anderen Transsudaten und Sekreten des Körpers den Kaligehalt erheblich vermehrt.

Von den übrigen Transsudaten bzw. Exsudaten des Körpers, die unter pathologischen Verhältnissen auftreten, liegen genaue quantitative Analysen, soweit sie auf die unorganischen Bestandteile sich erstrecken, nicht vor. Dieselben sind fast ohne Ausnahme auf die Bestimmung der Gesamtasche beschränkt, nur vereinzelt findet sich allenfalls noch eine Angabe über einzelne Bestandteile wie den NaCl-Gehalt. Die ältesten Angaben stammen auch hier von Carl Schmidt (Dorpat), später sind solche noch von v. Gorup-Besanez (l. c. S. 401) und Hoppe-Seyler (l. c. S. 601 u. f.) ausgeführt worden und zwar an pleuritischen, perikarditischen und peritonealen Flüssigkeiten. Diese unterscheiden sich, was zunächst den Gehalt an festen Stoffen betrifft, nicht nur untereinander, selbst wenn sie von ein und derselben Person stammen, sondern auch das bezügliche Ex- oder Transsudat wechselt im Laufe des Bestehens seinen Trockensubstanzgehalt. Letztere Schwankungen sind allerdings meist nur geringfügig, während erstere bis zu $50\,\%$ und mehr betragen können. C. Schmidt hat behauptet, daß die Transsudate ein und desselben Kapillargefäßsystems stets dieselbe Zusammensetzung haben, nach der Menge ihres Eiweißgehaltes aber die Ergüsse im Brustfellraum, in der Bauchhöhle, im Gehirn und im Unterhautbindegewebe sich in absteigender Ordnung folgen. Das trifft anscheinend auch für die Trockensubstanz zu. Sie betrug in einem Falle Schmidts: $36 - 21 - 16$ und $11\,^0/_{00}$ für die bezeichneten vier Ergüsse bei einem und demselben Individuum, in einem Falle Hoppe-Seylers für pleuritische und Ascitesflüssigkeit: 42 und $32\,^0/_{00}$. Die Menge der festen Substanzen in diesen Flüssigkeiten steigt aber bis zu $60—70$, nach Hammarsten (l. c. S. 221) sogar gelegentlich bis zu $90-100\,^0/_{00}$ an. Andererseits kommen aber auch Verminderungen der Trockensubstanz bis auf $20\,^0/_{00}$ und weniger vor. Die Summe der anorganischen Bestandteile scheint bei allen diesen Flüssigkeiten nur in den geringen Grenzen von $0,7—0,9\,\%$ zu schwanken, meist beträgt sie etwa $0,8$. Der überwiegende Teil der Asche ist löslich und besteht aus NaCl. Die Menge desselben ist zu $0,58$ bis $0,73\,\%$ von verschiedenen Autoren bestimmt worden. Im allgemeinen entspricht der Chlornatriumgehalt dieser Trans- und Exsudate dem des Blutplasmas. Das ist auch bestätigt worden in neuerer Zeit durch die Bestimmung der Gefrierpunktserniedrigung dieser Flüssigkeiten, die zu ihrem Kochsalzgehalt anscheinend in inniger Beziehung steht. Durch die Untersuchungen von Rothschild (85), v. Ketly und v. Torday (86) und neuestens von H. Meyer (87) ist die interessante Tatsache festgestellt worden, daß das pleuritische Exsudat im Stadium des Anstiegs einen tieferen Gefrierpunkt hat als das Blut (Δ ist bis zu $-0{,}75^0$ beobachtet worden), er wächst beim Abfallen der Flüssigkeitsmenge, und ihre molekulare Konzentration wird erst der des Blutes gleich, wenn das Exsudat stationär geworden ist. Dann erst sind die Bedingungen für ein Zustandekommen der Resorption gegeben.

Vom Auswurf (Sputum) liegen Aschenanalysen nur aus älterer Zeit vor. Dieselben erscheinen aber mit den technischen Methoden ihrer Zeit so exakt ausgeführt zu sein, daß ihre Ergebnisse im großen und ganzen wohl auch heute noch als richtig angesehen werden dürfen. Die ersten und einzigen ausführlichen Mineralstoffanalysen des Sputums stammen von dem berühmten Würzburger Kliniker Bamberger (88) aus dem Jahre 1861, der diese mühsamen Untersuchungen unternahm, weil sie ihm als eine wertvolle Beihilfe zur Aufklärung der Pathogenese vieler Krankheitsprozesse erschienen. Er hatte dabei insbesondere die Beziehungen des Salzgehaltes der Sekrete und Exkrete des Körpers zu den Salzen des Blutes im Auge, aus denen er anscheinend herstammt. Leider sind diese Grundgedanken zu einer Würdigung des Anorganischen in der „pathologischen Physiologie"[1]), die um die Mitte des vorigen Jahrhunderts viele Köpfe beschäftigten, von den Späteren nicht weiter verfolgt worden.

Bambergers Analysen bezogen sich auf das Sputum bei verschiedenen Lungenkrankheiten: chronischem Bronchialkatarrh, Bronchektasie, chronischer Lungentuberkulose, akuter Miliartuberkulose und Pneumonie auf der Höhe der Entzündung und in der Lösungsperiode. Während der Auswurf bei der letztgenannten Erkrankung einen „exsudativen" Charakter hat, ist er bei allen anderen genannten Krankheiten ein „katarrhalischer" und in

---

[1]) Auch dieser jetzt sehr geläufige Begriff findet sich bereits ganz im modernen Sinne in der heute fast vergessenen Literatur jener Zeit!

seinem histologischen Aufbau dem Eiter so ähnlich, daß Bamberger beide Produkte auch in bezug auf ihre chemische Zusammensetzung und insbesondere den Salzgehalt miteinander verglich, wobei er die Eiteranalysen Zimmermanns (89) zum Vergleich heranzog:

Im Durchschnitt sind enthalten in 100 Teilen

	Eiterartiges Sputum	Eiter
Wasser	94,1	89,8
Organische Substanzen	5,1	9,2
Anorganische Salze	0,74	0,94

in 100 Teilen Asche

	Eiterartiges Sputum	Eiter
SO_3	1,09	1,68
P_2O_5	12,6	22,0
Cl	36,28	24,57
K	20,69	25,53
Na	31,43	30,35
Fe_2O_3	—	0,83
Erdphosphate u. phosphors. Eisenoxyd	3,22	4,42
Kohlensaurer und schwefelsaurer Kalk und Magnesia	0,85	—
SiO_2	0,6	—

In den Sputis schwankt der Gesamtaschengehalt nach Bamberger nur in den geringen Grenzen von 0,67—0,78%, während die Menge der organischen Substanzen von 3,7—6,8% differiert. Von der Asche sind nur 4—5% unlösliche Salze (mit Einschluß der Kieselsäure). Am stärksten vertreten ist, wie obige Tabelle zeigt, das Chlor, dann folgen Phosphorsäure, Schwefelsäure und Kohlensäure. Von den Basen steht in erster Reihe das Natron, dann folgt das Kali. Die Hauptmasse der Sputumasche besteht demnach aus Chlornatrium und Chlorkali.

Vom Eiter unterscheidet sich das Sputum hinsichtlich der Aschenzusammensetzung nach obigen Analysen in folgenden Punkten: geringer Gesamtsalzgehalt, ebensoviel mehr Cl, als es weniger an Phosphorsäure enthält. Cl ist im Sputum fast dreimal so stark vertreten als P_2O_5, im Eiter dagegen sind beide fast gleich. Die übrigen Differenzen dagegen sind unwesentlich.

Von den Sputis aller anderen Lungenkrankheiten, die untereinander fast gleichartig zusammengesetzt sind, unterscheidet sich
nur der „exsudative" Auswurf bei der Pneumonie, und zwar
in folgenden hauptsächlichen Punkten: 1. Er enthält nur Spuren
von Phosphorsäure (gegen 10—14% P_2O_5 im „katarrhalischen"
Sputum). 2. Das Kali überwiegt das Natron im Verhältnis von
15 Na:41 K (gegen 31:20). 3. Der Gehalt an Schwefelsäure
beträgt mehr als 8% gegen 1% bei dem anderen Typus des
Sputums. Die Zusammensetzung der Salze ist demgemäß eine
ganz andere: das Chlornatrium tritt dem Chlorkalium gegenüber
zurück; beide zusammen machen 71% der Gesamtasche aus
(gegen 60% beim katarrhalischen Sputum). An Stelle des phosphorsauren Kaliums tritt das schwefelsaure Kali. In der Lösungsperiode der Pneumonie nähert sich die chemische Zusammensetzung des Sputums wieder dem katarrhalischen Typus. In
einem zweiten Falle von Pneumonie fand freilich Bamberger
diese eigenartige Abweichung in der Zusammensetzung des Sputums nicht bestätigt, wenigstens nicht für das veränderte Verhältnis
der Alkalien zueinander.

Eine partielle Aschenanalyse des Sputums hat Salkowski (36)
in zwei Fällen ausgeführt. Er fand die im pneumonischen Sputum zur Ausscheidung kommende Gesamtalkalimenge sehr gering:
0,1—0,3 g pro die, davon 13—27% Kali; nur in dem sehr reichlichen, fast eitrigen Auswurf einer Lungengangrän fand Salkowski
größere Alkalimengen: täglich 4—4,5 g, wovon 29—35% auf das
Kalium kamen. Stets überwog das Natron an Menge erheblich
das Kali. Zwischen der Alkaliausscheidung durch den Harn und
den Auswurf soll ein gewisser Antagonismus bestehen. Die Al-
kalimenge im Sputum ist aber im allgemeinen so gering, daß sie
bei Berechnung des Alkaliumsatzes im Organismus nur wenig in
Betracht kommt [1]).

Ein lebhaftes Interesse knüpft sich seit langer Zeit an die
chemische Natur eines gelegentlichen Bestandteiles des Sputums:
der sog. Charcot-Leydenschen Kristalle bei Asthma bron-

---

[1]) Dasselbe gilt auch vom Alkaligehalt der normalen Faeces, während
in dem pathologisch vermehrten Speichel und Schweiß, sowie in diarrhoischen
Darmentleerungen zuweilen nicht unerhebliche Alkalimengen zur Ausscheidung kommen und einen nicht zu unterschätzenden Alkaliverlust für
den Organismus bedeuten.

chiale, seltener bei Bronchitis fibrinosa und anderen Lungenkrankheiten[1]).   Vollkommen aufgeklärt ist die chemische Konstruktion
dieser Kristalle bisher noch nicht. Am meisten Zustimmung hat
die Schreinersche Annahme gefunden, daß die Kristalle das Phosphat einer von Schreiner entdeckten Base C_2H_5N darstellen.
Sicher erwiesen ist, daß die Charcot-Leydenschen Kristalle nicht
identisch sind mit den aus dem Prostatasekret abscheidbaren
Böttcherschen Spermakristallen (90).

Literatur.

1) Carl Schmidt: Charakteristik der epidemischen Cholera. Leipzig u.
   Mitau 1850 u. F. Bidder u. C. Schmidt: Die Verdauungssäfte und
   der Stoffwechsel. Mitau u. Leipzig 1852.
2) Zitiert nach O. Hammarsten: Lehrbuch der physiol. Chemie. 5. Aufl.
   Wiesbaden 1904 u. A. Gamgee: Chemie der Verdauung. Leipzig
   u. Wien 1897.
3) A. Schlesinger: Virchows Archiv. Bd. 125, 1891.
4) G. Sticker: 1. Die Bedeutung des Mundspeichels. Berlin 1889.
   2. Münch. med. Wochenschr. 1896, Nr. 24—26 u. 42—43.
5) H. Strauß: Therap. Monatshefte. 1898, Nr. 2 u. Halle, Dissert. inaugur.
   Leipzig 1898.
6) M. Cohn: Deutsche med. Wochenschr. 1900, Nr. 4.
7) Zitiert nach Maly: Chemie der Verdauungssäfte in Hermanns Handbuch der Physiologie. Bd. 5.
8) F. Bidder u. C. Schmidt: Die Verdauungssäfte. Mitau u. Leipzig 1882.
9) Herter in F. Hoppe-Seylers „Physiolog. Chemie". Bd. 1, S. 188 u. ff.
   Berlin 1877.
10) F. Hammerbacher: Zeitschr. f. physiol. Chemie. Bd. 5, 1881.
11) Röder: Verhandlungen der Berl. Physiol. Gesellsch. Juli 1905.
12) Róth u. Strauß bzw. H. Strauß: Zeitschr. f. klin. Medizin. Bd. 37,
    41, 42 u. 57 u. Therap. Monatshefte. 1899.
13) Umber: Berl. klin. Wochenschr. 1905, Nr. 3.
14) Cf. die Nummern 31—42 des Literaturverzeichnisses zu Kap. V.
15) E. Herter: Zeitschr. f. physiol. Chemie. Bd. 4, 1880.
16) O. Schumm: Ibidem. Bd. 36, 1902.
17) K. Gläßner: Ibidem. Bd. 40, 1904.
18) Ellinger u. Cohn: Ibidem. Bd. 45, 1905.
19) Zitiert nach Nr. 21.
20) v. Gorup-Besanez: Lehrbuch der physiol. Chemie. 4. Aufl. Braunschweig 1878, S. 529.

---

[1]) Ebendieselben Kristalle sind auch in den Faeces bei Abdominaltyphus (Nothnagel) und bei Anchylostomiasis (Leichtenstern, Bäumler,
Sahli) gefunden worden, ferner auch bei Leukämie im Blut, in der Milz,
in den Lymphdrüsen und besonders im Knochenmark (cf. 90).

21) F. Hoppe-Seyler: Physiologische Chemie. Bd. 1, Berlin 1877, S. 299 u. ff.
22) A. Kunkel: Pflügers Archiv. Bd. 14, 1877.
23) Zitiert nach A. Gamgee: Chemie der Verdauung. Leipzig u. Wien 1897.
    S. 357 u. ff.
24) E. W. Hamburger: Zeitschr. f. physiol. Chemie. Bd. 2 u. 4, 1879/80.
25) R. Gottlieb: Ibidem. Bd. 15, 1891.
26) J. Brand: Pflügers Archiv. Bd. 90, 1902.
27) v. Zeynek: Wiener klin. Wochenschr. 1899.
28) Bonani: Referiert im Biochem. Zentralbl. Bd. 1, Nr. 5, 1903.
29) O. Hammarsten in Malys Jahresberichten über Tierchemie. Bd. 23.
    1893, S. 336 u. Lehrbuch der physiol. Chemie. 5. Aufl., Wiesbaden 1904.
30) H. Strauß: Berl. klin. Wochenschr. 1903. Nr. 12.
31) Hamburger u. Hekma: Journ. de Physiol. Bd. 4.
32) W. Praußnitz: Archiv f. Hygiene. Bd. 17 und insbesondere Zeitschr.
    f. Biologie. Bd. 35, 1897. Cf. auch N. P. Schierbeck: Archiv für
    Hygiene. Bd. 51, 1904.
33) Fr. Müller: Virchows Archiv. Bd. 131, Supplementheft 1893.
34) G. Renvall: Skandin. Archiv f. Physiologie. Bd. 16, 1903.
35) C. Tigerstedt: Ibidem. Bd. 16, 1903.
36) E. Salkowski: Virchows Archiv. Bd. 53, 1871.
37) H. Ury: Deutsche med. Wochenschr. 1901, Nr. 41.
38) Fr. Voit: Zeitschr. f. Biologie. Bd. 29, 1902.
39) E. Voit: Ibidem. Bd. 16, 1880.
40) J. Grundzach: Zeitschr. f. klin. Med. Bd. 23, 1893.
41) C. Voit: Zeitschr. f. Biologie. Bd. 25, 1889.
42) M. Rubner: Zeitschr. f. Biologie. Bd. 16, 1880.
43) A. Schmidt u. J. Straßburger: Die Faeces des Menschen. Berlin 1903.
44) v. Oefele: Koprologie. Jena 1904.
45) Wegscheider: Dissert. inaugur. Straßburg 1875.
46) Uffelmann: Deutsch. Arch. f. klin. Med. Bd. 28, 1881.
47) Walliczek: Dissert. inaugur. Würzburg 1894.
48) Ph. Biedert: Jahrb. f. Kinderh. Bd. 17, 1881.
49) Uffelmann: Archiv f. Kinderh. Bd. 2. 1881.
50) Th. Escherich: Jahrb. f. Kinderh. Bd. 27, 1888.
51) W. Camerer: Zeitschr. f. Biologie. Bd. 39, 1899.
52) J. Ranke: Grundzüge der Physiologie. 4. Aufl., Leipzig 1881.
53) M. Rubner: Zeitschr. f. Biologie. Bd. 15, 1879.
54) Fr. Müller: Zeitschr. f. klin. Med. Bd. 12, 1887.
55) Radziejewski: Archiv f. Anat u. Physiol. 1870.
56) Ury u. Alexander: Deutsch. med. Wochenschr. 1904, Nr. 36/37.
57) M. Blauberg: Experimentelle und kritische Studien über Säuglings-
    faeces. Berlin 1897.
58) J. Forster: Ärztl. Intelligenzblatt. 1879.
59) F. Hoppe-Seyler: Handbuch d. physiol. u. pathol. chem. Analyse.
    6. Aufl., S. 480, Berlin 1893.
60) Zitiert nach Gamgee: Chemie der Verdauung. Deutsche Übersetzung.
    Leipzig 1897.

61) J. Grundzach: Zeitschr. f. klin. Med. Bd. 23, 1893.

62) P. Zweifel: Archiv f. Gynäkol. Bd. 7, 1875.

63) Fr. Müller: Zeitschr. f. Biologie. Bd. 20, 1884.

64) Cf. v. Koranyi: Zeitschr. f. klin. Med. Bd. 33, 1898: Berl. klin.
Wochenschr. 1899, Nr 36 u. a. m.

65) H. Leo: Deutsch. Archiv f. klin. Med. Bd. 73, 1902.

66) Hoffmann: Zeitschr. f. analyt. Chemie. Bd. 40, 1901.
A. Neumann u. Mayer: Zeitschr. f. physiol Chemie. Bd. 37, 1903.

67) R. Gottlieb: Archiv f. experim. Pathol. u. Pharmak. Bd. 26, 1890.

67) A. Jolles: Zeitschr. f. analyt. Chemie. Bd. 36.

68) H. Strauß: Fortschritte der Medizin. 1901, Nr. 21.

69) P. Ardin-Delteil: Compt. rend. de l'Académie des Sciences. 1900.
p. 1844.

70) L. Brieger u. G. Diesselhorst: Deutsch. med. Wochenschr. 1903.
Nr. 10 u. 24.

71) A. Kast: Zeitschr. f. physiol. Chemie. Bd. 11, 1887.

72) G. v. Bunge: Zeitschr. f. Biologie. Bd. 10, 1874.

73) Söldner bzw. Camerer u. Söldner: Zeitschr. f. Biologie. Bd. 33.
39 u. 44. Cf. auch Ph. Biedert: Die Kinderernährung im Säuglingsalter. Stuttgart 1900.

74) Cf. C. de Lange in Malys Jahresbericht. Bd. 27.

75) Jolles u. Friedjung: Archiv f. exper. Path. u. Pharm. Bd. 46.

76) M. Siegfried: Zeitschr. f. physiol. Chemie. Bd. 22, 1897.

77) K. Wittmaack: Ibidem. Bd. 22, 1897.

78) R. Burow: Ibidem. Bd. 30, 1900.

79) E. Cavazzani: Zentralbl. f. Physiol. Bd. 15, 1901, S. 216.

80) Hilger: Zentralbl. f. d. med. Wissenschaft. 1867, Nr. 56.

81) Halliburton: Lehrbuch der chemischen Physiologie und Pathologie.
Deutsch. Übersetzung.

82) E. Nawratzki: Zeitschr. f. physiol. Chemie. Bd. 23, 1897.

83) E. Salkowski: Jaffé-Festschrift. Braunschweig 1901.

84) L. Langstein: Jahrbuch f. Kinderheilk. Bd. 58, 1903.

85) D. Rothschild: Therapie d. Gegenwart. 1903, Nr. 4.

86) v. Ketly u. v. Torday: Deutsch. Archiv f. klin. Med. Bd. 79, 1904.

87) H. Meyer: Deutsch. Archiv f. klin. Med. Bd. 85, 1905.

88) H. Bamberger: Würzburger med. Zeitschr. Bd. II.

89) E. Zimmermann: Deutsche Klinik. 1858, Nr. 30 u. ff.

90) cf. v. Leyden: Salkowski-Festschrift. Berlin 1904.

IV. Kapitel.

Die Dynamik der Salzwirkung.

Bedarf der tierische Organismus der Salze zu seiner Ernährung, und welche Rolle spielen sie in dem Aufbau und bei der Erhaltung der Gewebe und Organe?

Diese Fragen sind zuerst von Liebig (1, 2 u. 3) aufgeworfen worden. Seine Studien zur Agrikulturchemie, welche der Ausgangspunkt der wissenschaftlichen Landwirtschaftslehre geworden sind und ihn zur Aufdeckung der innigen Beziehung zwischen der Physiologie der Pflanzen und der Tiere führten, ließen ihn auch die Notwendigkeit der beständigen Zufuhr von Salzen zur Erhaltung des Lebensprozesses erkennen. Hören wir, was er selbst darüber sagt.

„Die notwendigen Vermittler der organischen Prozesse sind die unverbrennlichen Bestandteile oder die Salze des Blutes . .. Phosphorsäure, Alkalien, alkalische Erden, Eisen und Kochsalz, alle diese Materien waren, ehe sie zu Bestandteilen des Blutes wurden, Bestandteile der Speisen, welche der Mensch genoß. Wenn es wahr ist, daß diese Substanzen einen bedingenden und notwendigen Anteil an den Vorgängen nehmen oder genommen haben, um die Bestandteile der Speisen zu Bestandteilen des Leibes zu machen, so folgt von selbst, daß keine Nahrung das Leben wird erhalten können, worin diese Stoffe fehlen, daß als Nahrungsstoffe des Menschen, welche die volle Ernährungsfähigkeit besitzen, diese Materien in den zur Blutbildung geeigneten Verhältnissen enthalten müssen, und daß wir der Nahrung diese Fähigkeit zur Blutbildung nehmen können, wenn wir ihr diese Vermittler ihrer Eigentümlichkeiten entziehen. Für die Richtigkeit dieser Schlüsse hat die analytische Chemie die strengsten Beweise geliefert, indem sie gezeigt hat, daß die Rüben, Kartoffeln, Kräuter, welche das pflanzenfressende Tier genießt, die nämlichen unverbrennlichen Bestandteile sehr nahe in demselben Verhältnis wie sein Blut enthalten."

An anderer Stelle äußert sich Liebig in demselben Sinne:

„An allen Vorgängen im tierischen Körper, an der Verdauung, Blutbildung, dem Atmungsprozeß und dem Stoffwechsel nehmen die unorganischen Bestandteile oder die Salze, welche konstante Bestandteile des Blutes, der

Muskeln, Gewebe, überhaupt der Organe und in letzter Form der Nahrung ausmachen, einen sehr wesentlichen, in vielen Fällen einen bestimmenden Anteil; erst durch ihre Mitwirkung empfangen die Nährstoffe in den Speisen des Menschen und dem Futter der Tiere die Fähigkeit, zur Erhaltung der organischen Prozesse zu dienen und sie sollten demnach stets bei der Erklärung derselben mit in Rechnung gezogen werden."

Liebig hatte die Vorstellung eines vollkommenen Stoffwechsels der anorganischen Bestandteile im tierischen Körper, indem er annahm, daß sie gemeinsam mit den organischen Zersetzungsprodukten des Organismus beständig ausgeschieden werden und deshalb auch fortwährend ersetzt werden müssen. Während Liebig die Salze zur Ernährung und Erhaltung jedes lebenden Wesens für notwendig erachtete, ist später vielfach zum Teil gerade von seinen Schülern die Ansicht vertreten worden, daß die beständige Zufuhr der Aschenbestandteile nur zum Aufbau der Gewebe, d. h. also für den wachsenden Organismus notwendig sei, während sie für den erwachsenen Körper nicht mehr als ein zur Gewohnheit gewordener, oft überflüssiger Zusatz zur Nahrung sei. Nachdem Liebig die erste Aschenanalyse einer tierischen Substanz in dem Fleischsaft (3) ausgeführt hatte, dessen Bedeutung und Wert er übrigens selbst viel richtiger und gewissenhafter einschätzte, als ein großer Teil seiner Epigonen, haben zahlreiche Forscher fortan der Analyse der anorganischen Bestandteile tierischer Stoffe sich gewidmet und dabei wertvolle Beiträge über die Bedeutung der Salze im Körper geliefert. Es sei hier nur die unmittelbar an Liebigs Forschungen sich anschließende Arbeit Kemmerichs (4) erwähnt, welcher durch Verfütterung salzarmer Fleischrückstände an junge Hunde die Bedeutung des NaCl und der Alkaliphosphate im Blute zuerst erkannte.

Übersieht man die ganze in den letzten 30 Jahren entstandene Literatur über die Bedeutung der Salze für den Organismus, so läßt sich allerdings nicht verkennen, daß die Mehrzahl der Autoren zu der Ansicht neigt, daß die Zufuhr der Nährsalze in erster Reihe und weitaus am stärksten für den wachsenden Organismus notwendig ist. Die logische Deutung der bisher bekannten Tatsachen zwingt aber auch, wie wir sehen werden, zu der Annahme, daß auch das ausgewachsene Individuum dieser ununterbrochenen Zufuhr der Salze, wenn auch in geringerem Umfang, durchaus nicht entbehren kann, ohne an der Integrität seines Körpers und seiner Lebensfunktionen Schaden zu leiden. Auch das voll zur Entwicklung gelangte Individuum kann der unorganischen Bestandteile der Nahrung nicht entraten. Schon v. Gorup-Besanez (2) äußerte sich darüber:

„Die unorganischen Bestandteile sind unentbehrlich zur Bildung jedes Gewebes, ja einzelne Gewebe, wie z. B. die Knochen verdanken ihnen geradezu ihren eigentümlichen Typus. Überhaupt aber, wo Organisation und Zellbildung stattfindet, da müssen notwendigerweise gewisse unorganische Salze mitwirken. Keine Elementarzelle kann sich ohne anorganische Salze bilden. So ist z. B. das Calciumphosphat nicht allein unentbehrlich für die Entwicklung des Knochengewebes, sondern es ist ein unzertrennlicher Begleiter aller histiogenetischer Stoffe, z. B. der Eiweißkörper. So sprechen zahlreiche Tatsachen dafür, daß Chlornatrium eine für die Zellenbildung sehr wesentliche Substanz ist, daß die Blutkörperchen zu ihrer Bildung des Eisens und des phosphorsaurem Kaliums bedürfen usw."

Daß der Bedarf an Nährsalzen sich nicht auf das Säuglings- und Kindesalter beschränken kann, das geht doch schon daraus unwiderleglich hervor, daß die Zell- und Gewebsneubildung sich ja, wenn auch in weniger intensiver Weise, das ganze Leben hindurch vollzieht. Die Regeneration der Zellen geht bis ins hohe Alter hinein ununterbrochen vor sich. Weiß man doch selbst z. B., daß an den Zähnen eine fast unaufhörliche Erneuerung der kalkhaltigen Zellen stattfindet, und nur der seiner knochenbildenden Oberhaut beraubte Knochen verliert die Fähigkeit zur fortwährenden Kalklabagerung. Es kann als unbestreitbare Tatsache gelten, daß ein gewisses Maß der Salzzufuhr auch für den ausgewachsenen Organismus eine physiologische Lebensbedingung ist.

Den klassischen Beweis für die Notwendigkeit der Nährsalze zur Unterhaltung des Lebens haben schon vor mehr als 30 Jahren die berühmten Versuche von J. Forster (5) ergeben, deren Ergebnis in kurzem Auszuge hier mitgeteilt werden soll.

„Tauben, welche mit salzarmer Nahrung gefüttert waren, gingen in 13, 15, in 29 Tagen zugrunde; zwei ebenso gefütterte Hunde waren nach 26 und 36 Tagen dem Verhungern nahe. Da die Tiere sich im Stickstoffgleichgewicht befanden, so kann der Tod nur auf den Mangel der Aschenbestandteile in der Nahrung zurückgeführt werden. Die Zufuhr derselben darf nicht unter eine gewisse Grenze heruntergehen. Bei möglichster Entziehung der Mineralbestandteile in der Nahrung des erwachsenen Tieres gehen die Prozesse des Stoffwechsels, Zerfall und Zersetzung im Körper bis zum Tode des Tieres in derselben Weise vor sich, wie bei einer gewöhnlichen, nach allen Richtungen hin ausreichenden Nahrung. Es treten jedoch allmählich Störungen in den Funktionen der Organe auf, welche

Umänderungen der Nahrungsstoffe in resorbierbare Modifikationen und somit den Ersatz des zersetzten Körpermaterials hindern. Teils werden auch
lebenswichtige Prozesse unterdrückt, bevor noch die Unmöglichkeit einer
dauernden Nahrungsaufnahme Verfall und Tod nach sich zieht."

Der Hauptversuch Forsters verdient wohl noch eine besondere kritische Erörterung: Ein Hund erhielt ein zur vollständigen Ernährung ausreichendes, aber möglichst salzfreies Gemenge
von Fleischpulver, Fett und Stärkemehl. Während die Stickstoffausscheidung ziemlich parallel der Einfuhr ablief, sank die
Größe der Salzausscheidung gegen die voraufgegangene Fütterung
mit salzreicher Nahrung erheblich herab, war aber immer noch
beträchtlich größer, als der Salzgehalt der Nahrung. Es hielt
also der Körper seine Salze zurück, aber nicht so vollständig,
daß nicht stetig ein Bruchteil derselben in die Säfte überging
und durch Harn und Kot zur Ausscheidung gelangte. Hand in
Hand mit der dadurch bedingten Salzverarmung des Körpers
gingen ein von Tag zu Tag zunehmender Verfall und auffällige
Symptome seitens des Nervensystems: Stumpfsinn, Teilnahmlosig-
keit, Zittern, Muskelschwäche, Parese der Hinterextremitäten,
weiterhin Konvulsionen und Wutanfälle. Nach Ablauf von drei
Wochen traten auch Verdauungsstörungen auf, die Sekretion
des Magensaftes war herabgesetzt, auch Erbrechen stellte sich ein.
Aber diese erst in den letzten Tagen eingetretenen Verdauungsstörungen und die dadurch bedingte geringere Nahrungsaufnahme
konnten nicht als die Ursache des körperlichen und geistigen Ver-
falls angesehen werden; denn nach Maßgabe der Stickstoffausscheidung hatte der Hund während der ganzen Versuchsreihe
nur knapp 30 g Stickstoff = 880 g Fleisch von seinem Körper
eingebüßt. Vielmehr müssen die geschilderten schweren Symptome
auf die Entziehung der anorganischen Salze in der Nahrung
zurückgeführt werden. Sehr bemerkenswert erscheint es, daß das
Centralnervensystem sich am empfindlichsten gegen die Salzentziehung
erweist. Durch Harn und Kot hatte der Körper während der
26 Tage langen salzfreien Fütterung nur etwa 30 g Phosphorsäure und 7 g Kochsalz abgegeben, während der Gesamtasche-
bestand des Körpers zu Beginn der Fütterung auf mindestens
1500 g zu veranschlagen war. Schon der Verlust einer absolut
und relativ so geringen Menge von Salzen hat den schnellen
Verfall des Hundes zur Folge gehabt.

Gegen die Beweiskraft der Forsterschen Versuche hatte Bunge (4) eingewendet, daß die Tiere nicht an einem Mangel an Salzen in der Nahrung zugrunde gegangen wären, sondern an einer Schwefelsäurevergiftung, insofern nämlich, als die aus der Eiweißzersetzung frei werdende Schwefelsäure nicht mehr durch die basischen Salze der Nahrung gebunden wird, sondern frei ins Blut übertritt. Auf Bunges Veranlassung verfütterte Lunin (7) an Mäuse, welche aschefreie Nahrung erhalten hatten, noch kohlensaures Natron, welches die Schwefelsäure neutralisierte. Diese Mäuse lebten erheblich länger als die Kontrolltiere. Ein ernstlicher Einwand gegen die Forsterschen Versuche ist das aber wohl nicht, da die Art, auf welche der Tod der Tiere zustande kommt, die Tatsache des ursächlichen Zusammenhanges nicht umstößt. Übrigens tritt die von Bunge supponierte Schwefelsäurevergiftung überhaupt nicht ein, weil der Hund wie der Mensch die im Überschuß gebildeten, im Blute frei zirkulierenden Säuren nicht durch fixe Alkalien, sondern durch das bei der Eiweißversetzung in vermehrter Menge gebildete Ammoniak neutralisiert (E. Salkowski, Schmiedeberg, Gäthjens (8) u. a.).

Nach Forsters grundlegender Arbeit hat später hauptsächlich Bunge (6) das Interesse der Physiologen an der Bedeutung der Mineralsalze für die Lebensfunktionen wach gehalten, und in einer fortlaufenden Reihe analytischer Arbeiten, die länger als zwei Jahrzehnte hindurch von ihm und seinen Schülern durchgeführt worden sind, hat er eine Fülle von wichtigen Tatsachen für das Verständnis des Mineralumsatzes des tierischen Organismus beigebracht. Schon im vorangegangenen Kapitel war davon teilweis in ausführlicher Weise die Rede. Bunge erkennt nicht nur die Notwendigkeit des wachsenden Organismus, Salze beständig in der Nahrung aufzunehmen, in vollem Umfange an, sondern er vertritt sogar die Meinung, daß der kindliche Körper davon oft viel zu wenig erhält. Aber für den ausgewachsenen Organismus erachtet er diese Notwendigkeit nicht als erwiesen:

„Die Bedeutung der anorganischen Salze ist eine ganz und gar andere als die der organischen Nahrungsstoffe. Die letzteren dienen uns als Kraftquelle; es werden chemische Spannkräfte mit ihnen in unsere Gewebe eingeführt, welche bei ihrer Spaltung und Oxydation in alle diejenigen Formen der lebendigen Kraft sich umsetzen, welche das unseren Sinnen erkennbare Leben ausmachen.

Die organischen Nahrungsstoffe nützen uns also gerade durch ihre Ersetzung. Die Notwendigkeit ihrer beständigen Erneuerung ist nicht bloß ein Erfahrungssatz; sie ist auch a priori unmittelbar einleuchtend. Ganz anders die anorganischen Salze. Diese sind bereits gesättigte Sauerstoffverbindungen oder Chloride, die gleichfalls keine Verwandtschaft zum Sauerstoff besitzen. Es können durch ihren Zerfall und ihre Oxydation keine Kräfte im Körper frei werden; sie können in keiner Weise abgenutzt werden und unbrauchbar werden. Wozu also die Erneuerung?"

Diesen Zweifel widerlegt sich doch Bunge selbst durch die Angabe, daß der menschliche Organismus zu gewissen Zeiten beim Gewebewachstum auch der Salzzufuhr bedarf, nämlich in den Perioden der Geschlechtsfunktionen, bei den Frauen zur Zeit der Menstruation, der Schwangerschaft und der Laktation. „Daß das Weib während der Gravidität und Laktation einer reichlichen Zufuhr von anorganischen Salzen ebenso bedarf wie das junge Individuum während des individuellen Wachstums, ist also unmittelbar einleuchtend." Bunge erwähnt noch den speziellen Fall, daß die schwangere und stillende Frau in der Nahrung zu wenig Kalk erhält! Ebensowenig wie im weiblichen Körper hört aber auch im männlichen jemals das Gewebswachstum und die Gewebserneuerung auf. Bunge selbst weist auf den beständig stattfindenden Ersatz des Spermas hin!

Es muß deshalb heute als Tatsache gelten, daß auch bei sonst durchaus ausreichender Ernährung ein ausgewachsener Organismus in wenigen Wochen zugrunde geht, wenn die Zufuhr der anorganischen Salze in der Nahrung eine ungenügende wird. Nach schneller Ausscheidung der zirkulierenden Salze hält der Körper gleichsam gewaltsam nur noch ein Minimum zurück, welches aber nicht hinreicht, den Tod durch „Salzhunger" aufzuhalten. Wie sehr der Organismus unter der Salzentziehung leidet, das haben die experimentellen Erfahrungen am hungernden Tier und vor allem die bekannten Versuche an den professionellen Hungerern Cetti (9), Breithaupt (10), Succi (11) scharf illustriert, bei denen sich die sehr erheblichen Veränderungen des Mineralstoffwechsels genau beobachten ließen. Auf das Verhalten der einzelnen Salze beim Eintritt des Hungerzustandes wird in den späteren Kapiteln näher eingegangen werden. Die Bezeichnung der Salze als „Nährsalze" erhält gerade in diesem Falle ihre volle

Berechtigung durch die Tatsache, daß die erneute Zufuhr von Salzen in der Nahrung imstande ist, den Salzhungertod bei den Versuchstieren abzuwenden oder die bereits eingetretenen gesundheitsschädlichen Folgen des Salzmangels wieder auszugleichen.

Es wäre verfehlt, vorauszusetzen, daß die Salze in der Nahrung quantitativ und qualitativ für den erwachsenen Organismus dieselben sein müßten wie für den wachsenden. Das ist ein wesentlicher Unterschied, der bisher noch nicht genügend beachtet ist. Allerdings unterschied schon Forster (5) die im Körper vorhandenen Salze in zwei Gruppen. 1. Ein Teil der Salze befindet sich in fester Verbindung mit den verbrennlichen Körpersubstanzen in den organisierten Gebilden und als notwendiger Bestandteil in den Säften und im Blute. Das sind die eigentlichen Körpersalze. 2. Ein anderer Teil in weitaus geringerer Menge ist einfach in den Säften gelöst. Das sind die im Überschuß eingeführten Salze, welche beim Zerfall und der Oxydation der verbrennlichen Stoffe im Körper frei werden oder in Verbindung mit deren Zersetzungsprodukten getreten sind.

Man darf annehmen, daß die Salze, welche der Erwachsene in seiner Nahrung aufnimmt, nur zum kleinen Teil der ersten Gruppe, in ihrer überwiegenden Mehrheit der zweiten Gruppe angehört. Beim wachsenden Organismus ist das Verhältnis wahrscheinlich das umgekehrte. Ein großer Teil der Erörterungen, welche sich seit Jahrzehnten an die Frage der „Nährsalze" knüpfen, kann nur auf die zweite Gruppe der Salze bezogen werden. Das gilt vor allem vom Kochsalz, das noch heute vielen Physiologen und Ärzten mehr als ein Genuß- denn als ein Nahrungsmittel gilt, weil seine Ausscheidung der Einfuhr beim gesunden Menschen unter gewissen Umständen parallel zu gehen pflegt. Wenn man aber berücksichtigt, daß das Kochsalz auch zum Stoffwechsel selbst in innige Beziehung tritt, wie seit den ersten Untersuchungen Carl Voits (11) bis in die neueste Zeit immer wieder erwiesen worden ist, dann kann es keinem Zweifel unterliegen, daß selbst das Chlornatrium, dieses schnellwanderndste aller Körpersalze, zu einem guten Teil in eine feste Verbindung mit Geweben, Säften und Blut tritt. Es sei auch an die Erfahrung der experimentellen Stoffwechselpathologie erinnert, daß eine Reihe von Mineralstoffen, insbesondere der Schwefel und der Phosphor, sich beständig nicht nur in innigster, sondern auch dauernder

Verbindung mit der Hauptkomponente des tierischen Organismus, dem Eiweiß, befinden! Diese Stoffe teilen nach jeder Richtung hin das Schicksal des Eiweißes selber, sie bilden mit ihm gleichsam den eisernen Bestand des Körpers, der sich im normalen Verlauf der Stoffwechselprozesse nur wenig verbraucht. Erst beim pathologischen Zerfall des Eiweißes kommen mit diesem auch die Körpersalze in abnormer Weise in die Zirkulation und zur Ausscheidung. Es sei hier auch daran erinnert, daß der Chemie bisher noch nicht die Darstellung eines aschefreien Eiweißes gelungen ist!

Der Körper bedarf der Salze zum Vollzug der Resorptions- und Assimilationsvorgänge. In welcher Weise er sie dazu verwertet, wird im nächsten Kapitel ausführlich erörtert werden. Hier sei nur daran erinnert, daß dem Blut und allen Sekreten ein bestimmter Gehalt an Alkali bzw. Säure eigen ist, der für ihre Funktion unerläßlich ist. Die Quelle für die Bildung der Salzsäure des Magens ist das Kochsalz, gleichviel ob es nun das NaCl des Blutes oder nach neueren Anschauungen (Köppe) das Kochsalz der Nahrung ist, wovon später noch ausführlicher die Rede sein wird (Kap. X).

Wie energisch der Körper seinen Salzbestand festzuhalten bestrebt ist und wie empfindlich er auf jeden Ausfall von Salzen reagiert, das läßt sich fast für jedes einzelne Mineralsalz durch physiologische Tatsachen und pathologische Erfahrungen erhärten. Als eines der markantesten Beispiele sei die Selbstregulation des Organismus gegen den Verlust an fixen Alkalien (Kali, Natron) aus dem Blute, den Säften und Geweben erwähnt. Durch den Zerfall von Körper- und Nahrungseiweiß werden bekanntlich im Organismus ununterbrochen Schwefelsäure und Phosphorsäure gebildet, die zu ihrer Bindung dem Blut das Alkali entziehen müßten. Um das zu verhüten, wird nun aber neben den kohlensauren Salzen und den pflanzensauren Salzen der Nahrung, die im Körper in Karbonate übergehen, vielfach das aus der Eiweißzersetzung entstehende Ammoniak zur Bindung der Säuren verwendet (E. Salkowski, Fr. Walter (13), Coranda (14) u. a.). Durch diese Art der Neutralisierung der freien Säure wird der Bestand des Körpers an fixem Alkali unversehrt erhalten. Diese beachtenswerte Selbstregulation kommt selbst noch in Fällen schwerster Säureintoxikation des Organismus (beim Diabetes u. dgl.) zustande!

Den Bedarf an Alkali deckt der Körper gewöhnlich ausreichend durch die Nahrung, besonders durch die an Kalisalzen reiche Pflanzen- und Fleischnahrung. Wie deletär die Entziehung der Alkalien auf den Organismus wirkt, darüber liegen einige experimentelle Erfahrungen vor. Kemmerich (4) konnte junge Hunde bei Ernährung mit ausgelaugten, kaliarmen Fleischrückständen nicht am Leben erhalten. Salkowski (15) und Walter (l. c.) sahen Kaninchen (bzw. Hunde) nach Zufuhr von Salzsäure zugrunde gehen, weil sie das fixe Alkali aus dem Blute der Tiere zog. Salkowski hat zuerst den wichtigen Nachweis geführt, daß auch im Körper selbst gebildete Säuren sowohl beim Pflanzen- wie beim Fleischfresser und auch beim Menschen bei ihrer Ausscheidung an fixe Basen gebunden sind und dadurch dem Organismus unentbehrliche Mineralbestandteile entziehen. Nur der Fleischfresser besitzt den oben erwähnten „Regulationsmechanismus“, daß er sich durch vermehrte Ammoniakausscheidung gegen die Alkaliverarmung, solange sie sich in gewissen Grenzen hält, zu schützen vermag.

So sicher demnach die Notwendigkeit der ständigen Salzzufuhr sowohl für den Aufbau des Organismus wie für die Aufrechterhaltung seiner Funktionen scheint, so wenig klar sehen wir bisher über die quantitativen Bedürfnisse des Körpers, sowohl hinsichtlich der Gesamtzufuhr, als auch für die einzelnen Mineralbestandteile. Die Höhe des Bedarfs ist um so schwieriger zu beurteilen, und bisher überhaupt nicht einmal zu schätzen, weil wir bisher, von einigen wenigen Mineralbestandteilen abgesehen, nicht einmal die genaue physiologische Ausscheidungsgröße kennen, nach der allein im Verhältnis zur Aufnahme pathologische Veränderungen zu erkennen sind. Erst wenn bei einer größeren Anzahl gesunder Menschen Ein- und Ausfuhr der einzelnen Salze einmal genau bestimmt worden sein wird, dann werden wir auch das Salzbedürfnis des Menschen und sein Minimum im ganzen wie in den einzelnen Teilen kennen lernen, und erst auf einer so gewonnenen Basis wird die Bedeutung eines Defizits im Umsatz der Salze zu erkennen und zu beurteilen sein.

Es verdient besonders darauf hingewiesen zu werden, wie außerordentlich verschieden untereinander der Stoffwechsel der einzelnen Mineralbestandteile des Organismus sowohl qualitativ

wie quantitativ ist, offenbar weil sie ganz verschiedenen Zwecken
im Körperhaushalt dienen. Diese Unterschiede sind nicht nur
in chemischer, sondern auch in physiologischer Hinsicht sehr
bedeutsame. Es wird in den nachfolgenden Kapiteln auf die
Eigentümlichkeit der Wirkung und des Umsatzes jedes einzelnen Mineralstoffes ausführlich hingewiesen werden. Hier sei
weniges allgemeiner Natur vorausgenommen. Da ist vor allem auf
die physiologische Sonderstellung des Kalkes und des
Eisens aufmerksam zu machen, die, so verschieden ihre Beteiligung am allgemeinen Stoffwechsel ist, doch die eigenartigen Re-
sorptions- und Ausscheidungsverhältnisse gemeinsam haben, insofern
sie allein unter den Mineralien einen deutlichen intermediären Stoffwechsel durchmachen: die Hauptmassen des aufgenommenen Ca
und Fe werden nach der Resorption im Dünndarm nicht durch die
Nieren, sondern durch den Darm wieder abgegeben, so daß sie
also unter normalen und pathologischen Verhältnissen viel innigere
Beziehungen zum Verdauungskanal haben als die übrigen Mineralstoffe. Kalk und Eisen scheinen aber zu vielen anderen Organen
eine nähere chemische und physiologische Affinität zu besitzen,
namentlich auch zu den drüsigen Organen mit z. T. noch unbe-
kannten Funktionen (Schilddrüse, Milz, Ovarien u. dgl.). Die sog.
„innere Sekretion" dieser Organe erstreckt sich anscheinend zum Teil
auch auf die Übernahme des intermediären Stoffwechsels der
Mineralstoffe! · Kalk und Phosphor haben anscheinend zu den
Ovarien chemische Affinität, der Phosphor auch zur Schilddrüse,
das Eisen zur Milz und zu den Ovarien usw. Es wird davon
später noch genauer die Rede sein, soweit sich nach den bisher
spärlichen Forschungen dieser Art darüber etwas Bestimmtes
überhaupt sagen läßt.

Die Bedeutung der Alkalien für den Organismus
liegt augenscheinlich in ganz anderer Richtung: sie regulieren
die Reaktion von Blut und Säften.

Alles chemische Geschehen im Organismus vollzieht sich unter
dem Einfluß einer konstanten Reaktion. Erleidet sie aber eine Veränderung, sei es durch den Mangel an Basen in der Nahrung oder
durch übermäßig zugeführte oder im Körper selbst gebildete Säuren,
dann gerät der Organismus in eine Gefahr, vor welcher sich, wie
oben schon erwähnt, der Fleischfresser bis zu einer gewissen Grenze
durch vermehrte Ammoniakbildung (aus zersetztem Eiweiß) zu

schützen imstande ist; jenseits dieser Grenze geht er an der Säureintoxikation zugrunde, wie der jenes Schutzes überhaupt bare Pflanzenfresser, bei dem die fixen Alkalien durch die Säuren gebunden und auf diesem Wege dem Körper entzogen werden.

Die Alkalien haben aber zum Teil noch weitere Aufgaben im Organismus zu leisten: sie sind eines der wichtigsten Transportmittel der Kohlensäure im Blute sowohl in Form der Bikarbonate ($MHCO_3$) wie der jüngst von M. Siegfried entdeckten Karbamate von Aminosäuren und höheren Eiweißspaltungsprodukten $\left(R \cdot CH \Big\langle {}^{COOM}_{NH \cdot COOM}\right)$; sie sind ferner Lösungsmittel vieler Eiweißkörper in den Gewebssäften, speziell der Globuline, dieser als Träger der meisten Antikörper besonders wichtigen Proteinstoffe. Nach neueren Untersuchungen A. Molls sind überhaupt die Globuline nur durch Alkaliwirkung aus dem Albuminen hervorgegangen. Die Alkalien sind schließlich notwendig für die Wirksamkeit des Pankreassaftes, speziell des eiweißlösenden Fermentes desselben und für das Zustandekommen der kombinierten Emulsionswirkung, welche Galle, Pankreassekret und Darmsaft neben ihrer spezifischen Beeinflussung auf die Fette ausüben.

Die physiologische Sonderstellung des Kochsalzes liegt darin begründet, daß es — als einziges Mineralsalz — nicht nur Nahrungsmittel, sondern gleichzeitig auch Genußmittel ist. In welchem Umfange es in den organischen Stoffwechsel eingreift, wird später erörtert werden.

Systematische Untersuchungen über den gesamten Mineralstoffumsatz im Organismus liegen beim Tier bisher überhaupt noch nicht vor. Dagegen sind in den letzten Jahren am Menschen verschiedene derartige Untersuchungen zur Ausführung gelangt, welche bemerkenswerte Aufschlüsse und Anhaltspunkte für die Beurteilung dieses Teiles des Stoffwechsels geliefert haben. Da sind in erster Reihe die Untersuchungen von Rubner und Heubner (28), Blauberg (16) und Tangl (32) an Säuglingen mit natürlicher bzw. künstlicher Ernährung zu erwähnen. Die gewonnenen Resultate lassen sich am schnellsten und besten übersehen aus nachfolgenden Tabellen, die wir unter Hinzunahme einiger vereinzelter Angaben der älteren und neueren Literatur zusammengestellt haben:

Tabelle I.

Ausnützung des Gesamtaschengehaltes der Säuglingsnahrung in Prozenten der Aufnahme:

Nahrung		Autor
Frauenmilch	77,0	Biedert (33)
,, ...	79,42	Rubner u. Heubner
,, ...	81,82	Blauberg
,, ...	53,0	Schloßmann (31)
	(Mittel zwischen 37,9 und 60,9 in 5 Untersuchungsreihen.)	
Kuhmilch[1]) unverdünnt . . .	60,7	Blauberg
,, verdünnt . . .	65,1	Biedert
,, ,, . . .	53,72	Blauberg
,, ,, . . .	62,1	Tangl
,, ,, . . .	70,0	Schloßmann
Kuhmilch - Hafermehl - Gemisch	59,1	Cronheim und
	(im Durchschnitt von 5 Untersuchungsreihen)	Müller (36)
Kufekemehl	32,55	Blauberg

Für die einzelnen Mineralstoffe hat sich in den bisherigen Versuchen die Ausnutzung wie folgt ergeben:

Tabelle II[2]).

Nahrung	K	Na	Ca	Mg	Fe	Cl	S	P	Autor
			(In Prozenten der Aufnahme)						
Frauenmilch	—	—	75	—	—	—	—	—	Forster (34)
,,	—	—	78	—	—	—	—	—	Uffelmann (35)
,,	—	—	—	—	—	—	—	91,0	Michel (29)
,,	—	—	—	—	—	—	—	(83,0)	
,,	—	—	—	—	—	—	—	81,0	Keller (30)
,,	—	—	—	—	—	—	—	(53,0)	(Bei kranken Kindern nur 30%)
,,	—	—	51,1	—	—	—	—	80,2	Schloßmann (31)
,,	—	—	(47,9)	—	—	—	—	(57,8)	
,,	87,4	9,4	75,8	66,7	74,5	93,1	75,5	89,1	Blauberg
,,	(39,8)	minus	(64,5)	(39,8)	—	(86,7)	(9,7)	(45,9)	

[1]) Bei Erwachsenen werden nach den Ermittelungen Rubners (37) bei Milchnahrung 51,2—58,5 % der gesamten Mineralstoffe ausgenutzt.

[2]) In dieser Tabelle sind da, wo mehrere Untersuchungsreihen der Autoren vorliegen (z. B. bei Michel, Keller, Cronheim und Müller,

Nahrung	K	Na	Ca	Mg	Fe	Cl	S	P	Autor
				(In Prozenten der Aufnahme)					
Kuhmilch (unverdünnt)	82,8	75,9	45,1	37,1	33,7	81,9	74,5	53,3	Blauberg
Kuhmilch (verdünnt)	67,7	87,6	22,4	37,3	minus	59,4	64,1	46,6	Blauberg
	(17,0)	(52,3)	(20,4)	(31,4)	—	minus	minus	(20,6)	
„	89,8	86,8	15,9	25,7	—	96,7	82,7	62,8	Tangl
	(23,8)	(18,1)	(12,2)	(21,7)	—	(8,4)	minus	(28,5)	
„	—	—	25	—	—	—	—	—	Uffelmann
„	—	—	—	—	—	—	—	87,1	Keller (gesundes Kind)
„	—	—	—	—	—	—	—	(37,2)	Keller (Kind)
„	—	—	—	—	—	—	—	61,2	krankes Kind
„	—	—	—	—	—	—	—	(18,7)	Kind
„	—	—	63,2	—	—	—	—	95,3	Schloßmann
Kuhmilch-Hafermehl-Gemisch	—	—	21,1	38,5	—	—	—	63,6	Cronheim u.
	—	—	(16,0)	(18,7)	—	—	—	(11,7)	Müller (36)
Kufekemehl	75,6	14,0	minus	minus	38,1	78,0	minus	26,3	Blauberg

Aus diesen Tabellen ergibt sich, daß die Salze der Frauenmilch vom Säuglingsorganismus im allgemeinen um etwa 15 bis 25 % besser ausgenutzt werden als die Salze der Kuhmilch, und zwar kommt dieses Plus zustande durch die ausgiebige Resorption des Ca, Mg und P[1]). Das sind gerade diejenigen

Schloßmann), die Durchschnittswerte berechnet und eingetragen. Dadurch werden einzelne auffallende Abweichungen von den sonstigen Mittelzahlen etwas gemildert. Wodurch die zuweilen beobachteten extremen Abweichungen bedingt sind, läßt sich zurzeit noch nicht übersehen. Häufig werden von den Autoren nur die „Resorptionswerte" beziehungsweise die „Ausnützungswerte" angegeben, während für die Beurteilung des Stoffumsatzes die „Retentionszahlen" weit wichtiger sind, und zwar sind für diesen Zweck nur die Retentionszahlen im Verhältnis zur Aufnahme (nicht zur Resorption) als maßgebend anzusehen. Eine einheitliche Handhabung in der Berechnung der Ausnutzungsversuche wäre sehr erstrebenswert! In obiger Tabelle bedeuten die Zahlen in den Klammern die „Retentionszahlen" in Prozenten der Aufnahme.

[1]) Eine Ausnahme machen anscheinend einige Analysen von Keller und vor allem diejenigen Schloßmanns, welche für die Salze der Kuhmilch teilweise eine günstigere „Ausnützung" zeigen als für die Aschenbestandteile der Frauenmilch. Dagegen stimmen die in einem Falle von Schloßmann ermittelten „Retentionszahlen" für die Ausnützung der Frauenmilch (cf. Tabelle II) besser mit den Befunden der übrigen Autoren überein. Wenn die teilweise recht großen Differenzen nicht durch eine ver-

Mineralstoffe, deren der Säugling zum Aufbau und zum Wachstum seines Körpers hauptsächlich bedarf. Fast zu dem gleichen Ergebnis in bezug auf die quantitative Ausnutzung der Milchasche seitens des Säuglings ist Söldner (27) auf einem ganz anderen Wege der Analyse gelangt: Auf Grund eines Vergleiches aller in der *pro die* genossenen Muttermilch enthaltenen Mineralstoffmengen mit den Aschenanalysen der Leichen von sechs Neugeborenen hat Söldner (27) den Versuch gemacht, entsprechend der von Rubner und Heubner (28) für die organischen Nahrungsstoffe des Säuglings eingeführten Methode der 24 stündigen Stoffwechselbilanz eine solche auch für die anorganischen Nahrungsbestandteile aufzustellen, und ist dabei zu dem Ergebnis gelangt, daß in den ersten Lebensmonaten von den zugeführten Aschenbestandteilen (täglich etwa 1,4 g) ca. 50% zum Aufbau des Körpers verwendet werden (vom zugeführten C und H nur 9%!) und zwar vom Chlor 14%, Kalium 11%, Natrium 35%, vom CaO, MgO und P_2O_5 aber anscheinend mehr als 65%.

Die Frauenmilch ist ärmer an Mineralstoffen als die Kuhmilch (cf. Kap. III, S. 51), aber dieser Mangel wird reichlich ausgeglichen durch die bessere Ausnutzung der Aschenbestandteile der Frauenmilch. Insbesondere ist dies in neuerer Zeit von Michel (29), A. Keller (30), A. Schloßmann (31) u. a. für den Phosphor der Frauenmilch nachgewiesen, welcher darin zu 77% organisch gebunden ist (hauptsächlich, d. h. zu 54%, als „Nukleonphosphor" nach M. Siegfrieds Feststellung), während in der Kuhmilch nur $27,9\%$ des Gesamtphosphors organisch gebunden sind und davon nur $13,4\%$ als Nukleonphosphor, der am vollkommensten der Assimilation zugängig sein soll. Die Untersuchungen der eben erwähnten Autoren haben zwar ergeben, daß der Phosphor der Kuhmilch an sich fast ebenso gut resorbiert wird als der der Frauenmilch, nämlich zu 89 bis 94%, aber er wird

---

schiedenartige analytische Methodik zustande gekommen sein sollten, müßte man ungemein weite individuelle Schwankungen annehmen. Das wird sich durch weitere Untersuchungen voraussichtlich bald richtig stellen lassen. Es wird dabei in erhöhtem Maße darauf zu achten sein, wie weit Verdauungskrankheiten, Ernährungsstörungen u. dgl. sowohl die Resorption wie die Retention der Milchsalze beeinträchtigen! Schließlich sind wertvolle Aufschlüsse zu erwarten, wenn die Untersuchungen in größerem Umfange als bisher die verschiedenen Zeiten sowohl des Säuglings- wie des späteren Kindesalters berücksichtigen.

schlechter ausgenutzt, d. h. weniger retiniert (nämlich 54,1%
gegen 37,2% des aufgenommenen Phosphors oder 64% gegen
42,7% des resorbierten Phosphors). Bei magendarmkranken Säuglingen fand Keller eine Verschlechterung der Phosphorausnutzung,
namentlich des Phosphors der Kuhmilch. Ähnliches gilt übrigens
auch von den Kalksalzen der Frauen- und Kuhmilch, von
deren unterschiedlichen Resorption noch näheres im Kapitel über
den Kalkstoffwechsel gesagt werden wird.

Von dem Umfang der Ausnutzung der Mineralstoffe hängt
Retention und Ansatz bzw. Verlust für den Körper ab. Den
besseren Resorptionsverhältnissen entsprechend gestaltet sich auch
hier die Lage für die Brustkinder günstiger als für die künstlich
ernährten. Bei Muttermilchnahrung werden nach Blaubergs
Untersuchungen alle Mineralbestandteile mit Ausnahme des Na
angesetzt. In Tangls zwei Versuchen, die an seinem eigenen
Kinde je einige Tage lang in der 13. und 20. Lebenswoche angestellt sind, macht nur der Schwefel eine Ausnahme, sonst
aber tritt bei Kuhmilchnahrung nach Blaubergs Analysen stets
bei mehreren Mineralstoffen ein Verlust ein, besonders bei Cl, S und
Na. Die Verteilung des Gesamtaschenansatzes auf die
einzelnen Mineralstoffe ist bei den einzelnen Säuglingen
eine ebenso verschiedene wie ihre Ausnutzung (cf. Tabelle III),
mit der sie sich im einzelnen durchaus nicht deckt, so daß also
nicht nur die Resorptionsgröße (Blauberg), sondern auch der
Ansatz der Mineralstoffe in erster Reihe nicht von der eingeführten Menge, sondern vielmehr von der Form bzw. Bindung
derselben als abhängig zu erachten ist. Bei unverdünnter Kuhmilchnahrung werden von einzelnen Aschenbestandteilen, besonders Ca und P, trotz schlechter Ausnutzung größere Mengen angesetzt, offenbar weil das Angebot ein viel größeres ist. Das
Eisen wird bei Brustnahrung nicht nur erheblich besser resorbiert,
sondern auch in fünffacher Menge angesetzt, fast das Gleiche
gilt vom Cl. Noch schlechter als die Ausnutzung stellt sich der
Ansatz der Mineralstoffe bei Ernährung mit Kufekemehl dar:
er ist überhaupt nur in geringem Grade für Eisen nachweisbar
alle anderen Aschenbestandteile kommen in Verlust, so daß er
insgesamt pro die 0,45 g betrug. Das sind die Folgen des Salzmangels in der Nahrung! Während bei dem mit Kufekemehl
ernährten Säuglinge der „Mineralstoffhunger“ ein allgemeiner

ist, zeigt obige Tabelle II, daß ein solcher gelegentlich auch partiell auftreten kann. Die Ursachen der individuellen Schwankungen in der Ausnutzung und im Ansatz der einzelnen Mineralbestandteile der Milch sind zurzeit noch nicht genügend ersichtlich.

In bezug auf den Ansatz der Gesamtasche ist bisher folgendes ermittelt:

Tabelle III.

Nahrung		Autor
Frauenmilch:	+ 0,15 g pro die	Rubner u. Heubner
Frauenmilch:	+ 0,45 g „ „	
Kuhmilch (verdünnt):	+ 0,47 g „ „	Blauberg
Kuhmilch (unverdünnt):	+ 0,86 g „ „	
Kuhmilch (verdünnt):	+ 0,74[1] g „ „	Tangl.

Infolge des Ausgleichs der schlechteren Ausnutzung der Mineralbestandteile durch die vermehrte Zufuhr derselben hat die verdünnte Kuhmilchnahrung dasselbe Ergebnis für den Organismus, als die Brustnahrung. Die Ernährung mit Vollmilch stellt darnach aber auch in dieser Hinsicht eine Überernährung dar. Der fünfmonatliche Säugling Blaubergs hatte einen täglichen Ansatz von 0,45 g Mineralstoffen. Das ist das Dreifache der Menge, welche ein zweimonatlicher Säugling in den Versuchen von Rubner-Heubner zurückgehalten hatte, woraus sich die Schlußfolgerung ergibt, daß der Säuglingsorganismus in dem Maße seines Wachstums auch einen steigenden Salzbedarf hat, wie es für die letzten Monate des Fötallebens durch die im Kapitel II schon besprochenen vergleichenden Aschenanalysen von Embryonen und Föten (von Giacosa, Michel, Hugounencq u. a.) bereits erwiesen ist. Gegen eine derartige Entwickelung des anorganischen Körperbestandes des Säuglings sprechen freilich die auch schon erwähnten Aschenanalysen von Säuglingsleichen, welche keinen wesentlichen Unterschied in der Zusammensetzung des Körpers der verschiedenen Altersstufen erkennen ließen. Aber alle diese Untersuchungen sind ja noch viel zu spärlich, um zu einem ab-

---

[1] Mittelwert aus den beiden Versuchsreihen des Autors.

schließenden Urteil zu berechtigen, und zwar um so weniger, als gerade beim Säugling die verschiedene Art der Nahrung eine wesentliche Differenz im Aufbau und in der Zusammensetzung des Organismus bedingen kann, und auch deshalb nicht, weil die Untersuchungen von Sommerfeld, Weigert u. a. (l. c.) ja an kranken, in ihrem Ernährungszustand erheblich beeinträchtigten Säuglingen angestellt worden sind.

Wie hinsichtlich der organischen Nährstoffe, so kommt auch der Mineralstoffwechsel bei Ernährung mit verdünnter Kuhmilch nach den Untersuchungen Blaubergs den Verhältnissen der natürlichen Ernährung am nächsten; bei unverdünnter Milch ist der Salzumsatz doppelt so groß, also gleichsam eine Luxuskonsumption, wie mit den organischen Stoffen, und bei Kufeke-Nahrung tritt wiederum entsprechend dem Ablauf des organischen Stoffwechsels, namentlich der infolge von Gewebseinschmelzung eintretenden gesteigerten Eiweißausscheidung parallel gehend ein Verlust an Salzen ein, indem mehr als das Doppelte der eingeführten Menge ausgeschieden wird.

Die berichteten Ergebnisse der bisherigen Untersuchungen beweisen bereits zur Genüge, wie wertvoll die Feststellung des Mineralstoffumsatzes die Kenntnis vom organischen Stoffwechsel des Säuglings ergänzt! Und es scheint darnach, daß auch die Verhältnisse des Mineralstoffumsatzes bei der praktischen Gestaltung der Säuglingsnahrung gebieterisch Berücksichtigung erheischen!

Für den gesunden erwachsenen Menschen liegt zurzeit noch keine vollständige Analyse des gesamten Mineralstoffumsatzes vor! Nur für Kranke (Phthisiker) existiert eine solche Untersuchungsreihe von Ott (17), auf welche wir später zu sprechen kommen, da es nicht berechtigt erscheint, ihre Ergebnisse als normal zu betrachten. Nur eine gleichzeitige Analyse des Phosphor-Calcium- und Magnesiumumsatzes ist beim gesunden erwachsenen Menschen bisher durchgeführt worden, und zwar durch Renvall (18). Freilich hat dieser Autor die Aschenbilanz gerade nicht bei der gewöhnlichen Kost in der Nachperiode bestimmt, die er der fast fünfwöchentlichen Untersuchungsreihe (an sich selbst!) anschloß. Er ermittelte nur die Aschenausgaben (im Harn und Kot), die geringer waren als in der eigentlichen Versuchsreihe, weil die Kost der Nachperioden weniger salzreich war. Renvall selbst macht aber bereits darauf aufmerksam, daß dieses ein Trugschluß sein kann, weil vielleicht Salze retiniert sind.

Es sind also zurzeit genaue Analysen des Aschenumsatzes nur für die spezielle, etwas eigenartige Ernährungsweise vorhanden, welche Renvall in seinem Selbstversuch anwendete: Brot, Butter, Käse, Hafergrütze, Thee und Wasser, später noch Schinken und besonders eiweißreiche Zwiebäcke. Bei dieser, nach ihrem Kaloriengehalt unzureichenden Ernährung trat ein beträchtlicher N-Verlust ein, der in der Körpergewichtsabnahme zum Ausdruck kam. Dementsprechend war auch die Gesamtaschenbilanz eine negative: ein Verlust von 33 g, wovon 24,8 g auf K, Na und Cl und 8,2 g auf P kamen. Dagegen trat ein Ansatz von 2,4 g Ca und 2,3 g Mg ein — eine Tatsache, die man vielleicht als Bestätigung des Salzhungers selbst des im Stickstoffverlust befindlichen Körpers ansehen darf. Das Salzbedürfnis kommt am stärksten denjenigen Mineralstoffen gegenüber zum Ausdruck, welche das solideste Körpergewebe, die Knochen, zusammensetzen. — Doch erscheint es verfrüht, aus diesen Ergebnissen der Renvallschen Untersuchungen schon weitgehende Schlußfolgerungen allgemeiner Natur über den Aschenumsatz des gesunden Menschen abzuleiten.

Recht spärlich sind selbst noch die Bilanzen über einzelne Mineralstoffe wie P und Ca, da man sich bisher bei den üblichen Stoffwechseluntersuchungen für die anorganischen Substanzen meist auf die Harnausscheidungen beschränkt hat. Das Verhältnis des Stickstoffumsatzes zu dem Umsatz der Mineralstoffe ist daher noch fast völlig unbekannt. Der Feststellung des Verhältnisses $N : P_2O_5$ im Harn, die vielfach ausgeführt wird, ist bei mangelnder Kenntnis des Phosphorgehaltes der Nahrung kein sicherer Wert beizumessen. Nach allen Regeln der Stoffwechselforschung exakt durchgeführte Bilanzen liegen vom erwachsenen, gesunden Menschen für den Phosphor von Sivén (19), Ehrström (20) und Tigerstedt (21) vor, für den Kalk von Bertram (22) und Herxheimer (23). Letztgenannter Autor hat aber in seinem Selbstversuch die Kalkzufuhr nicht in seiner gesamten Nahrung, sondern nur in dem besonderen Zusatz derselben bestimmt, so daß diese Untersuchung für die Beurteilung normaler Ernährungsverhältnisse nur teilweise zu verwerten ist. Über die Ergebnisse der erwähnten

Untersuchungen cf. die Kapitel über den Phosphor- und Kalkstoffwechsel.

Über den Aschenumsatz im kranken Organismus liegt
nur die oben bereits erwähnte einzige Untersuchungsreihe von Ott
(17) bei Phthisikern vor, welche sämtliche Mineralbestandteile
berücksichtigt hat. In einem Fall fand Ott in einem 4 tägigen
Stoffwechselversuch mit dem N-Ansatz einhergehend einen Gesamt-
aschenansatz von 2,45 g, an dem weitaus am stärksten das Cl
beteiligt war mit 2,89 g, dann folgten K mit 1,98, Na mit 1,57,
Ca mit 1,10, Mg mit 0,27 und P mit 0,13 g. Nur beim Schwefel
ergab sich eine negative Bilanz von 2,69 g! Das stimmt genau
mit den Beobachtungen Blaubergs und Tangls bei der Säuglingsernährung und einer noch später zu erwähnenden Untersuchungsreihe von v. Moraczewski (26) bei perniziöser Anämie
überein. Die Ausnutzung des Schwefels im tierischen Organismus
scheint eine besonders schlechte und seine Abschmelzung eine
besonders leichte zu sein! In einem zweiten Fall von Phthisis
pulm. fand Ott trotz N-Ansatz den beträchtlichen Aschenverlust
von 8,7 g, an dem der Schwefel wiederum am stärksten beteiligt
war. In einem dritten Falle war eine negative Bilanz von 4,36 g
Asche zu verzeichnen. In den an Schwefel besonders starken
Verlust war aber hier das Calcium nicht eingeschlossen — wiederum eine fast vollkommene Übereinstimmung mit den Erfahrungen
über den Aschenumsatz bei der Säuglingsernährung.

Zahlreicher sind in den letzten Jahren die Arbeiten geworden,
in denen für pathologische Fälle die Ermittlung der Stoffwechselbilanz auf einzelne Mineralbestandteile ausgedehnt
worden ist. Die erste derartige exakte Analyse bezog sich, soweit wir die Literatur übersehen konnten, auf den Kalkumsatz
bei Diabetes und ist von v. Noorden und seinem Schüler van
Ackeren (24) ausgeführt. Mit Belgardt stellte dann v. Noorden (25) eine gleichzeitige Kalk-Magnesia- und Phosphorbilanz
in mehreren Fällen von Arthritis deformans fest. Daran schloß
sich dann eine ganze Reihe weiterer Untersuchungen, besonders
über den Kalk- und Phosphorstoffwechsel, die in den nächstfolgenden Kapiteln dieses Buches einzeln aufgeführt und teilweise
besprochen werden sollen. Wenn wir an dieser Stelle das Ge-
samtergebnis dieser Untersuchungen von den leitenden
Gesichtspunkten der allgemeinen Stoffwechsellehre aus

zu übersehen versuchen, so müssen wir bekennen, daß das vorhandene Material leider nicht ausreicht, um daraus so bindende Schlußfolgerungen abzuleiten, wie sie sich für den Stoffwechsel der organischen Nährstoffe durch die darauf bezüglichen Untersuchungen ergeben haben. Die Ursache dieses Mangels ist in dem Fehlen normaler Vergleichsanalysen gelegen. Solange Art und Umfang des Anomalen in dem Umsatz der einzelnen Mineralstoffe nicht deutlich zu erkennen und sicher zu beurteilen sind, hält es außerordentlich schwer, scheinbare Abweichungen diagnostisch und prognostisch zu verwerten, insbesondere in Hinsicht auf die Frage der Beteiligung der einzelnen Gewebe und Organe an den Stoffwechselvorgängen, wie es bisher nur für den Hungerzustand aus dem Ergebnis der Mineralstoffanalyse (Fr. Müller, J. Munk und E. Salkowski) möglich gewesen ist. Daß die Stoffwechselforschung durch derartige Untersuchungen der Klinik sehr hilfreiche Dienste leisten kann, beweist u. a. das Beispiel der Untersuchungen von v. Moraczewki (26) bei perniziöser Anämie, die ihn dazu führten, diese Krankheit im Gegensatz zu dem oft gleiche Symptome darbietenden Karzinom zu Lebzeiten des Kranken aus den Ergebnissen der Stoffwechselbilanzen erkennen zu können: „Ist bei einer Anämie eine relativ große Chlorausscheidung und ein absoluter Kalkverlust neben einer geringen Stickstoff- und Phosphorausscheidung vorhanden, so ist eine sog. perniziöse Anämie sehr wahrscheinlich. Dieses möchten wir als ihr charakteristisches Bild bezeichen." Es sind zahlreiche einzelne Anfänge dazu vorhanden, eine derartige Diagnostik zu erweitern: die Beteiligung der Knochen an den Erkrankungen verrät sich durch die Anomalien des Kalkumsatzes, die Abweichungen in der Bilanz von Phosphor und Kalium weisen auf Vorgänge im Muskelfleisch und Blut hin, Anomalien im Schwefelumsatz auf abnorme Prozesse in den eiweißreichen Geweben überhaupt. Während der Stoffwechsel dieser Elemente im allgemeinen dem des Stickstoffs parallel geht, kommen doch nicht selten Abweichungen davon vor, welche entweder auf die Eigentümlichkeiten der Ernährung oder auf krankhafte Zustände zurückzuführen sind. Na- und Cl-Retention findet sich häufig bei Anämien verschiedensten Ursprungs, auch in gewissen Phasen des Fiebers u. dgl. m.

Literatur.

1) J. v. Liebig: Die organische Chemie in ihrer Anwendung auf Agrikultur und Physiologie. Braunschweig 1840.

2) Derselbe: Chemische Briefe. IV. Aufl. 2, 31. u. 33. Brief. Leipzig u. Heidelberg 1878.

3) Derselbe: Annalen. Bd. 62, S. 257.

4) Kemmerich: Pflügers Archiv f. Physiologie. Bd. 75 u. 79.

5) J. Forster: Zeitschr. f. Biologie. Bd. 9, 1873.

6) G. v. Bunge: Lehrbuch der Physiologie des Menschen. Bd. 2, 1901.

7) N. Lunin: Zeitschr. f. physiol. Chemie. Bd. 5, 1881.

8) Gäthjens: Zeitschr. f. physiol. Chemie. Bd. 4, 1880; Zentralblatt f. d. med. Wissensch. 1872.

9) Senator, Zuntz, J. Munk: Bericht über die Ergebnisse des an Cetti ausgeführten Hungerversuchs. Berl. klin. Wochenschr. 1887, S. 428 und Virchows Archiv. Bd. 131, Suppl., 1893.

10) Fr. Müller: Zeitschr. f. klin. Medizin. Bd. 16, 1889.

11) L. Luciani, Das Hungern. Hamburg u. Leipzig 1890.

12) C. Voit, Über den Einfluß des Kochsalzes auf den Stoffwechsel. München 1860.

13) Fr. Walter: Archiv f. experim. Pathol. u. Pharmakol. Bd. 7, 1877.

14) Coranda: Archiv f. experim. Pathol. u. Pharmakol. Bd. 12, 1880.

15) E. Salkowski: Virchows Archiv. Bd. 53, 1871.

16) M. Blauberg: Zeitschr. f. Biologie. Bd. 40, 1900, S. 1 u. 36.

17) A. Ott: Zeitschr. f. klin. Med. Bd. 50, 1903 u. Deutsch. Archiv f. klin. Med. Bd. 70, 1902.

18) G. Renvall: Skandin. Archiv f. Physiologie. Bd. 16. 1905.

19) V. Sivén: Ibidem. Bd. 11, 1901.

20) R. Ehrström: Ibidem. Bd. 14, 1903.

21) C. Tigerstedt: Ebendaselbst. Bd. 16, 1905.

22) J. Bertram: Zeitschr. f. Biologie. Bd. 14, 1878.

23) G. Herxheimer: Berl. klin. Wochenschr. 1897, Nr. 20.

24) v. Noorden u. van Ackeren: Lehrbuch d. Pathologie d. Stoffwechsels. Berlin 1893, S. 416.

25) v. Noorden u. Belgardt: Beiträge zur Lehre vom Stoffwechsel. Heft III, 1895.

26) v. Moraczewski: Virchows Archiv. Bd. 159, 1900.

27) Söldner: Zeitschr. f. Biologie. Bd. 43, 1903.

28) Rubner und Heubner: Zeitschr. f. Biologie. Bd. 36, 1898 u. Bd. 38.

29) Michel: L'obstetrique. Paris 1896 u. 1897.

30) A. Keller: Zeitschr. f. klin. Medizin. Bd. 36, 1899; Archiv f. Kinderheilkunde. Bd. 29, 1900.

31) A. Schloßmann: Archiv f. Kinderheilkunde. Bd. 40, 1905.

32) F. Tangl: Pflügers Archiv. Bd. 104, 1904.

33) Ph. Biedert: Die Kindesernährung im Säuglingsalter.   4. Auflage, Stuttgart 1900.
34) J. Forster: Archiv f. Hygiene. Bd. 2 u. Ärztl. Intelligenzblatt. 1879.
35) A. Uffelmann: Deutsch. Archiv f. klin. Med. Bd. 28, 1881.
36) W. Cronheim u. E. Müller: Zeitschr. f. diät. u. physik. Therapie. Bd. 6, 1903.
37) M. Rubner: Zeitschr. f. Biologie. Bd. 15, 1879.

V. Kapitel.

Die physikalisch-chemische Wirkung der Salze.

Die Geschichte der Ernährungsphysiologie in der Neuzeit läßt zwei Perioden der Entwicklung deutlich unterscheidbar hervortreten. Die erste von Liebig und Voit inaugurierte Epoche der rein chemischen Auffassung des Ernährungsprozesses, welche sich auf die Lehre von der chemischen Verschiedenheit der drei organischen Grundnährstoffe aufbaute, und die zweite von Rubner begründete physikalische Betrachtung des Ernährungsvorganges, welche auf der Erkenntnis des Energieverbrauches bei der Zersetzung der Nahrungsstoffe im Organismus beruht. Im Lichte dieser Theorie — heute die allgemein anerkannte und vorherrschende — ist der Begriff „Nährwert" nahezu identisch mit dem Begriffe „Kalorienwert" geworden, der als grundlegender Maßstab für die Wertschätzung eines Nahrungsmittels gilt. Von diesem Standpunkt der Betrachtung aus ist den Mineralbestandteilen der Nahrung allerdings jede Bedeutung für die Ernährung abzusprechen, wie das ja auch früher allgemein üblich war. Sie sind keine Kraftquelle, es wird mit ihnen nicht, wie mit den organischen Nährstoffen, chemisch gebundene Energie in den Organismus eingeführt, welche sich in lebendige Kraft umsetzen kann. Durch ihren Zerfall und ihre Oxydation werden auch keine oder nur unbedeutende Kräfte im Körper disponibel oder verbraucht.

Dennoch wäre es verfehlt, die Salze deswegen als unwirksame Begleiter der organischen Nährstoffe anzusehen. Denn von einem anderen, neuerdings gewonnenen Gesichtspunkt der physikalischen Auffassung der Ernährungs- und Stoffwechselvorgänge und der physiologischen Funktionen überhaupt, kommt den Salzen der Nahrung im indirekten Sinne durchaus ein „Nährwert" zu. Es hat sich erwiesen, daß die Salze durchaus keine unwesentlichen und passiv mitgeschleppten Begleiter der organi-

6*

schen Nährstoffe sind; sie spielen vielmehr eine eminent aktive Rolle bei der Ausnutzung der Gesamtnahrung und gerade der organischen Nährstoffe! Wenn auch in ganz anderer Richtung als die letzteren, sind auch die Salze Träger von Energie, welche im Körper in Bewegung umgesetzt wird.

Diese Erkenntnis ist eine der reifsten Früchte, welche die Anwendung der modernen physikalischen Chemie auf die Physiologie und Medizin gezeitigt hat. Auf die Grundlagen dieser Lehre soll deshalb hier insoweit eingegangen werden, als es für unser Thema von Interesse ist (Literaturverzeichnis 1—8).

Die Salze befinden sich in den Nahrungsmitteln wie im Körper zum größten Teil in Lösung. Die Lösungsmittel sind stets wasserhaltige Flüssigkeiten. Wenn solche Salzlösungen miteinander in Berührung treten, so findet ein Austausch der gelösten Teilchen miteinander statt, die Salzmoleküle beider Lösungen vermischen sich so lange untereinander, bis die ganze Masse eine gleichmäßige Konzentration erlangt hat[1]). Diesen Vorgang nennt man seit langer Zeit „Diffusion". Sind nun aber, wie es im Körper zumeist der Fall ist, die beiden Salzlösungen voneinander durch eine poröse Zwischenwand, durch eine semipermeable Membran, getrennt, so findet auch ein Flüssigkeitsaustausch so lange statt, bis beide Lösungen die gleiche Konzentration haben. Auch dieser Vorgang ist schon seit langem bekannt und wurde früher als „Endosmose" oder „Diosmose" bezeichnet, wobei man annahm, daß ein Übergang eines Salzes durch eine Membran hindurch stattfindet, wenn jenseits derselben eine wasseranziehende Salzlösung sich befindet. Ausdruck und Begriff „Endosmose" und „Wasseranziehungskraft" der Salze sind aus der modernen wissenschaftlichen Terminologie jetzt schon so gut wie vollständig verschwunden. Denn dieser physikalische Vorgang ist in neuerer Zeit viel genauer erforscht und in seinem Wesen anders erkannt worden. Er wird gegenwärtig allgemein kurzweg als „Osmose" bezeichnet. Es war zuerst M. Traube, welcher 1867 das Studium dieses Prozesses wesentlich erleichterte durch künstliche Darstellung semipermeabler Membranen. Er erzeugte

---

[1]) Dabei können natürlich durch doppelte Umsetzung löslicher Salze unlösliche Verbindungen entstehen, die ausfallen und sich nur nach dem Grade ihrer meist sehr geringen Dissoziation an dem weiteren Diffusionsvorgange beteiligen.

in einem offenen Glase eine Niederschlagsmenbran, indem er
Lösungen zusammenbrachte, welche an der Berührungsfläche ein
feines Häutchen entstehen ließen, das sie fortan voneinander
trennt, z. B. bei der Berührung einer Ferrocyankaliumlösung mit
einer Kupfersulfatlösung. Während die Wand der Traubeschen
Zellen, mit denen er natürliche Zellen nachahmen wollte, sich
als wenig widerstandsfähig erwies, gelang es dem Pflanzenphysio-
logen Pfeffer 1877 den von Salzlösungen auf eine solche künstliche Membran ausgeübten Druck, mit anderen Worten die Spannung solcher Lösungen, genau zu messen. Er erzeugte auf der
Innenfläche poröser Tonzellen eine solche Niederschlagsmembran
von Ferrocyan-Kupfer, welche sich widerstandsfähig genug erwies,
um z. B. die manometrische Bestimmung der Druckdifferenz von
hineingebrachten Rohrzuckerlösungen und der Außenflüssigkeit zu
ermöglichen.

Für die weitere Entwicklung der Lehre vom osmotischen
Druck erwiesen sich aber fruchtbarer die indirekten Methoden
seiner Messung, die teils physiologischer, teils physikalischer Natur
sind. Den Anstoß dazu gaben wiederum experimentelle Untersuchungen auf dem Gebiete der Pflanzenphysiologie. Hugo de
Vries erkannte 1882, daß bei den Pflanzenzellen der Grad der
Plasmolyse — so wird die Abtrennung der Protoplasmaschicht
von der Zellwand bezeichnet — von der molekularen Konzentration der die Zellen umgebenden Lösungen abhängig ist, d. h.
alle die Salzlösungen, welche die Plasmolyse in einem ganz
bestimmten Grade hervorrufen, haben auch ein und dieselbe
wasseranziehende Kraft, sie veranlassen die gleiche Spannung
in der Zelle, sie sind „isotonisch“. Lösungen aber, welche einen
höheren osmotischen Druck haben, als der Zellinhalt, nennt
de Vries „hyperisotonisch“, verdünntere Lösungen „hypoiso-
tonisch“ — Bezeichnungen, welche von späteren Autoren vielfach
durch die kürzeren Worte „hypertonisch“ und „hypotonisch“ ersetzt worden sind.

Die Erkennung der Gesetze, unter denen die an den lebenden
Pflanzenzellen beobachteten Erscheinungen des osmotischen Drucks
stehen, war die wissenschaftliche Großtat van't Hoff's. Seine
„Theorie der Lösungen“ hat den nachhaltigsten Einfluß auf
die gesamte physikalische Chemie ausgeübt. Van't Hoff erkannte,
daß die verdünnten wässerigen Salzlösungen sich genau so ver-

halten wie die Gase und demgemäß bei ihnen der osmotische Druck genau denselben Gesetzen folgt, wie die Spannung der Gase: den Gesetzen von Boyle-Mariotte, Gay-Lussac und Avogadro, von denen das letztere hier das wichtigste ist:

„Bei gleicher Spannung und gleicher Temperatur enthalten Volumina verschiedener Gase die gleiche Anzahl Moleküle."

Für den osmotischen Druck der Salzlösungen kann man das Gesetz kurz so fassen:

„Der osmotische Druck einer Lösung ist unabhängig von der Natur des gelösten Stoffes und nur bedingt durch die Zahl der in der Lösung enthaltenen Moleküle."

Das volle Verständnis für diesen Lehrsatz van't Hoffs wurde aber erst gewonnen durch die fast gleichzeitige Entdeckung der „Theorie der elektrolytischen Dissoziation der Salze" durch Arrhenius, wonach die Salze in verdünnten wässerigen Lösungen sich zu einem mehr oder minder großen Teile in „Ionen" spalten, welche mit positiver oder negativer Elektrizität beladen sind (Kationen und Anionen). So enthält eine NaCl-Lösung neben ungespaltenen inaktiven NaCl-Molekülen elektropositive Na-Ionen und elektronegative Cl-Ionen. Salze, Säuren und Basen heißen „Elektrolyte", weil sie in Jonen zerlegbar sind, welche den elektrischen Strom durch die Flüssigkeit leiten. Dagegen sind z. B. Lösungen von Rohrzucker oder Harnstoff wegen des Mangels freier Ionen nicht Elektrolyte. Die Leitfähigkeit eines Elektrolyten ist die Summe der Leitfähigkeiten seiner „dissoziierten" Ionen. Man unterscheidet ein- oder mehrwertige Ionen, je nachdem an ihnen die gleiche oder das Doppelte oder Mehrfache der Elektrizitätsmenge haftet, wie am Chlor-Ion oder H-Ion. Ein Ion kann in bezug auf die elektrische Ladung ein- oder mehrwertig sein. In den modernen Lehrbüchern der physikalischen Chemie ist ein genaues Verzeichnis der Kationen und Anionen nach ihrer Wertigkeit zu finden [so z. B. bei Köppe (16)]. Nur das Wichtigste sei hier wiedergegeben:

Kationen:

1. einwertige: H (in den Säuren), K, Na, Li, Ag, NH_4, Cu (in den Cuproverbindungen), Hg (in den Merkuroverbindungen) usw.

2. zweiwertige: Ca, Ba, Mg, Fe (in den Ferrosalzen), Cu (in den Cuprisalzen), Hg (in den Merkurisalzen) usw.

3. dreiwertige: Al, Bi, Fe (in den Ferrisalzen).

Anionen:

1. einwertige: OH (in den Basen), Fl, Cl, Br, J, NO_3, ClO_3 usw.

2. zweiwertige: SO_4, CrO_4 usw.

3. die Anionen der dreibasischen Säuren.

Beim Zustandekommen des osmotischen Druckes hat nun jedes freie Ion den Wert eines Moleküls und dementsprechend ist derselbe zu berechnen. Dann erst findet sich eine Übereinstimmung der indirekten Bestimmung des osmotischen Druckes einer Salzlösung mit der unmittelbaren Messung nach der Pfefferschen Methode.

Leichter und bequemer ist die Messung des osmotischen Druckes auf indirektem Wege, der sich deshalb in der gesamten experimentellen Biologie eingebürgert hat. Die erste dieser Methoden, welche de Vries für seine pflanzenphysiologischen Studien benutzte, ist schon oben erwähnt. Ein ähnliches Verfahren für die menschliche Physiologie gab H. I. Hamburger (Groningen) (4) 1883 mit seiner berühmt gewordenen Blutkörperchenmethode an, welcher sich später die Hämatokritmethode Köppes (6) anschloß. Weitaus am meisten eingebürgert hat sich aber, namentlich in den medizinischen Wissenschaften, eine indirekte physikalische Untersuchungsmethode, welche von der Erwägung ausgeht, daß der osmotische Druck einer Lösung genau so groß sein muß, als die Kraft, welche nötig ist, um das Lösungsmittel von der gelösten Substanz zu trennen. Diese Kraft läßt sich am leichtesten bestimmen durch Ausgefrierenlassen der Flüssigkeit, wofür sich der Beckmannsche Apparat am meisten bewährt hat [1]). Die Bestimmung der Gefrierpunktserniedrigung im Vergleich zum Wasser ist die allgemein übliche Methode zur Ermittlung des osmotischen Druckes jedweder physiologischen Flüssigkeit geworden. Die Differenz der Gefrierpunkte der zu untersuchenden Flüssigkeit und des Wassers ist die gesuchte Gefrierpunktserniedrigung der ersteren, sie wird mit δ bez. $\varDelta$ bezeichnet, dessen Wert

---

[1]) Für die meisten klinischen Untersuchungen reicht der vereinfachte Apparat von H. Friedenthal aus.

z. B. für das normale Blut im Durchschnitt —0,56° C ist. Alle Lösungen mit gleicher Gefrierpunktserniedrigung enthalten die gleiche Zahl von Molekülen und haben demgemäß denselben osmotischen Druck. Schließlich wird noch vielfach zur Bestimmung der „osmotischen Konzentration", wie Hamburger an Stelle der noch vielfach üblichen Bezeichnung „Molekularkonzentration" zu sagen vorschlägt, die Bestimmung der elektrischen Leitfähigkeit der Lösung benutzt, weil sie der Zahl der in der Lösung vorhandenen freien Ionen parallel geht. Für eine solche Leitfähigkeitsbestimmung dient gewöhnlich nach Kohlrauschs Vorschlag die Wheatstonesche Brücke.

Die durch diese Untersuchungsmethoden geschaffene „osmotische Analyse der Salzlösungen" hat sich als anwendbar erwiesen für die Untersuchungen des Blutes, der Körpersäfte und aller Nährflüssigkeiten. Dadurch ist die Erkenntnis einer neuen Art und Weise vermittelt worden, durch welche eine Reihe chemischer Substanzen zu den lebenden Zellen und zu den Körpersubstanzen in Beziehung treten. Die osmotische Analyse der Se- und Exkrete des Organismus hat mancherlei ergänzende Aufklärungen über die Funktionen der inneren Organe und die Stoffwechselvorgänge gebracht.

Wenn der osmotische Druck einer Flüssigkeit auf einer Membran lastet und infolgedessen ein Austausch der diesseits und jenseits befindlichen Salzmolekel statt hat, dann wird durch die Bewegung dieser Molekel und Ionen eine Arbeit geleistet, genau wie bei der Ausdehnung eines Gases. Diese Arbeit ist frei gewordene Energie für den Organismus und läßt sich deshalb ebensogut wie der Verbrennungswert der organischen Nährstoffe physikalisch messen!

Damit ist die Kette der Beweisgründe geschlossen, durch welche hier dargelegt werden sollte, daß die Wirkung der Salze im Organismus nur eine besondere Art der Energieentwicklung ist, welche bei der Berechnung des Stoffumsatzes neben dem Energiewert der organischen Nährstoffe nicht vernachlässigt werden darf.

Die Aufnahme der Nahrungssalze in den Säftestrom stellt eine um so größere Arbeit dar, als zwischen dem Nahrungsinhalt im Verdauungskanal einerseits, dem Blute und der Lymphe andererseits stets mehr oder minder erhebliche Differenzen des osmotischen Druckes herrschen; diese müssen ausgeglichen werden, um die Spannung des Blutes konstant zu erhalten, deren unabänderliche physiologische Größe für die Erhaltung des Lebens sich als notwendig erwiesen hat. Dieser Ausgleich der Differenzen in der osmotischen Spannung kann nun nicht anders zustande kommen, als durch Bewegungsströmungen der miteinander in Berührung tretenden Flüssigkeiten. Nun sind keineswegs alle Flüssigkeitsbewegungen, welche im tierischen Organismus vor sich gehen, z. B. bei der Resorption und Sekretion, ausschließlich auf osmotische Vorgänge zurückzuführen. Aber die letzteren haben doch, wie wir sehen werden, an fast allen physiologischen Prozessen des Organismus einen mehr oder minder großen Anteil, welchen wir weit genauer zu bestimmen in der Lage sind, als andere physikalische und physiologische Kräfte, die im Organismus wirksam sind, wie die „Diffusion" und die „Filtration" und vollends die „vitale Lebenskraft", welche in den Anschauungen der neueren Physiologie wieder einen breiteren Raum zu gewinnen scheint.

Hier sind in erster Reihe die viele Jahre hindurch systematisch fortgesetzten Untersuchungen Hofmeisters (9) und seiner Schüler (10) über die Salzwirkung zu erwähnen. Hofmeister prüfte vor allem das Verhalten von Salzlösungen den sog. Kolloiden gegenüber; letztere sind Stoffe, welche durch tierische Membranen nur langsam oder gar nicht hindurchgehen. Dazu gehören der Kleister, der tierische Gummi, der Schleim, der Leim, insbesondere aber die Eiweißkörper. Hofmeister fand die Tatsache, daß die Eiweißfällung darauf beruht, daß die Salzlösungen vermöge ihrer „wasseranziehenden Kraft" (bzw. osmotischen Spannung) dem Eiweiß sein Lösungsmittel entziehen. Er ordnete sie in eine Reihe, welche von der Anzahl der in der Lösung enthaltenen Moleküle bestimmt wird. Es ergab sich weiterhin die interessante Tatsache, daß die physiologische Wirkung der Salze in Beziehung zu dem Grade ihrer Diffusionsfähigkeit steht: die schwer diffusiblen Salze (Sulfate, Phosphate und Tartrate) wirken abführend, die leicht diffusiblen Salze (Chloride, Bromide, Jodide, Nitrate usw.) wirken diuretisch. In der Mitte zwischen beiden Gruppen steht eine Anzahl indifferenter Salze. Genau der Stärke ihres Wasseranziehungsvermögens entsprechend, lassen sich die Salze auch in eine Reihe bringen in bezug auf ihr Verhalten gegenüber quellbaren Stoffen und Membranen, wie solche die Wandungen des Magendarmkanals gleichsam darstellen. In der Tat haben auch die später noch zu erwähnenden Untersuchungen Heidenhains und seiner Schüler über die Resorption von Salzlösungen im Verdauungstraktus Ergebnisse erbracht, welche sich mit den Feststellungen Hofmeisters vollkommen decken.

Hatte Hofmeister den innigen Zusammenhang zwischen den Reaktionen und Wirkungen der Salze und der Eiweißkörper erwiesen, so gelang es später Hardy (12), Pauli (13), Spiro (52) und Galeotti (53) feste physikalisch-chemische und auch physiologische Beziehungen der Eiweißkörper zu den freien Ionen exakt festzustellen. Hardy fand nämlich, daß Lösung und Fällung von Kolloiden von der Wertigkeit der Ionen abhängen, indem geringe Mengen zweiwertiger und noch geringere Mengen dreiwertiger Kationen gewisse Kolloide aus Lösungen, in denen sie mit einwertigen Kat- und Anionen enthalten sind, auszufällen vermögen. Zu diesen fällbaren Kolloiden gehören auch die Eiweißkörper.

Die Funktionen des Zellprotoplasmas sind von einer bestimmten physikalischen Beschaffenheit desselben abhängig. Da das Zellprotoplasma nun in der Hauptsache aus Kolloiden besteht, so machen sich alle Veränderungen in dem kolloidalen Zustand des Zellprotoplasma durch funktionelle Abweichungen geltend. Nun haben aber Hardys und namentlich Paulys schöne Untersuchungen gelehrt, daß die kolloidalen Zustandsänderungen der Zellen durch die Veränderungen in der Verteilung der Ionen bedingt sind. Die Ionen haben die engsten Beziehungen zu den Eiweißkörpern, sie greifen dieselben an und erzeugen alle Zustandsveränderungen und Wirkungsverschiedenheiten derselben. Bei der Fällung der Eiweißstoffe handelt es sich also nach neueren Anschauungen, nicht mehr um eine Salzwirkung, vielmehr setzt sich die Wirkung eines jeden Salzes aus der Summe der Wirkungen seiner Ionen zusammen, namentlich auch bei der gegenseitigen Beeinflussung mehrerer Salze untereinander. Dabei gibt sich stets ein Antagonismus der Ionen zu erkennen und zwar der zwei- und dreiwertigen gegenüber den einwertigen. Die Kationen wirken eiweißfällend, die Anionen fällungswidrig, und nach ihrem steigenden Fällungs- oder Hemmungsvermögen lassen sich Kationen

und Anionen in eine bestimmte Reihenfolge ordnen. Das
ist eben dieselbe, in der sich insbesondere die Kationen auch
anderen Funktionsleistungen gegenüber befinden, z. B. bei der
Giftwirkung auf die Funduluseier Loebs, von der noch die
Rede sein wird, und bei der abführenden Wirkung der Ionen,
die (also nicht den Salzen als solchen anhaftend) mit dem Eiweiß-
fällungsvermögen in ursächlichem Zusammenhang steht. Mit
dieser Erkenntnis machte Pauli den Anfang zu einer Einteilung
der pharmakologischen Wirkungen der Salze auf Grund
ihrer eiweißfällenden Eigenschaft. Die Kationen der Schwer-
metalle koagulieren Eiweiß schon in kleinsten Mengen und erzeugen dadurch Verätzungen, sie rufen auch Reizungen, Ent-
zündungen und Entartungen des lebenden Zellprotoplasmas hervor.
Aber auch den Anionen kommen bestimmte pharmakodynamische
Eigenschaften zu, besonders den Br-, J- und NO_3-Ionen: herabsetzende Wirkung auf den Blutdruck und sedatives Vermögen.

Auf das Verhalten von Salzlösungen gegen eine spezielle
Art lebender Zellen, die roten Blutkörperchen, beziehen sich die
zahlreichen Untersuchungen Hamburgers und Köppes, auf die
wir hier aber im einzelnen ebensowenig eingehen können, wie
auf die hochinteressanten Arbeiten von Overton (14) und
H. Meyer (15), welche unabhängig voneinander zu einer neuen
physikalischen Theorie der Narkose gelangten, indem sie
nachwiesen, daß die Wirksamkeit fast sämtlicher Narkotika (Alkohol, Äther, Chloroform u. a.) darauf beruht, daß diese Substanzen mit Leichtigkeit in die Ganglienzellen des Gehirns ein-
zudringen vermögen, weil dieselben reich an den sie lösenden
Fetten und verwandten Substanzen (Lecithin, Cholesterin usw.)
sind. Overton nennt diese cholesterin- und lecithinartigen Bestandteile der Ganglienzellen deshalb „Gehirnlipoide“. Indem die
Narkotika in sie eintreten, verändern sie den physikalischen Zustand derselben, sie rufen eine Art Quellungszustand in denselben
hervor, welcher ihre normale Funktion aufhebt. Die Wirkung
der Narkose beruht also nicht, wie man früher glaubte, auf der
Bildung gewisser chemischer Verbindungen in den Gehirnzellen,
sondern auf dem Zustandekommen osmotischer Vorgänge zwischen
den Narkotizis und den Gehirnlipoiden, infolge der zwischen ihnen
bestehenden „mechanischen Affinität“. Zu einer etwas anderen
Auffassung ist jüngst J. Traube (54) gelangt; nach ihm ist

nicht der osmotische Druck die treibende Kraft der stattfindenden Durchdringung, sondern die Differenz der Oberflächenspannungen.

Kurz erwähnt können auch nur die interessanten Untersuchungen von Paul und Krönig (16) Scheuerlen und Spiro (17), Spiro und Bruns (18), Römer (19), M. Bial (20) u. a. werden, welche die Lehre von der Desinfektion im Lichte der Theorie der elektrolytischen Dissoziation vollständig umzugestalten und auf eine neue Grundlage zu stellen suchen. Es hat sich herausgestellt, daß die Wirkung zahlreicher desinfizierender und antiseptischer Substanzen (Salze, Säuren, Basen und auch organischer Substanzen, darunter auch solcher, welche im tierischen Organismus vorkommen), auf der Dissoziation in freie Ionen beruht.

Auf dem engeren Gebiet der Physiologie bewegen sich die folgenden wichtigen, in ganz kurzem Auszuge hier wiedergegebenen Untersuchungen über die physikalisch-chemischen Wirkungen von Salzen und ihrer Ionen.

Grützner (21) untersuchte die Wirkung von Salzlösungen auf Muskel-, Nerven- und Flimmerzellen und gelangte in der Hauptsache zu dem Resultat, daß die Reizwirkung chemisch verwandter Stoffe in äquimolekularen Salzlösungen um so stärker ist, je höher das Molekulargewicht der gelösten Substanzen ist.

Wichtiger aber als die reine Salzwirkung für das Verständnis der physiologischen Vorgänge ist in den letzten Jahren die Kenntnis der Ionenwirkung geworden, auf welcher in Wirklichkeit oft die scheinbare Salzwirkung beruht, wie auch die chemischen Reaktionen bei den Elektrolyten ja nur Ionenwirkungen sind. Weitaus die bedeutsamsten Untersuchungen auf diesem Gebiete sind diejenigen von J. Loeb (22), welcher von der interessanten Beobachtung ausging, daß Froschmuskeln (Gastrocnemius) beim Zusatz einer Spur einer Säure oder Base Wasser aufnehmen und dadurch erheblich an Gewicht gewinnen. Die verschiedensten anorganischen Säuren hatten die gleiche Volumenzunahme des Muskels zur Folge, wenn in derselben Menge des Lösungsmittels die gleiche Anzahl der H-Ionen enthalten war. Einen doppelt so starken Einfluß zeigten die OH (Hydroxyl)-Ionen. In einer fortgesetzten Reihe von hervorragenden, grundlegenden Arbeiten untersuchte nun Loeb die Wirkungen aller ein- oder mehrwertigen Anionen und Kationen, nicht nur auf die periphere Muskulatur, sondern auch auf die Herztätigkeit des Frosches.

In gleicher Weise zeigten die schönen Untersuchungen von Overton (23) die Notwendigkeit der Salzzufuhr für eine Reihe vitaler Funktionen des tierischen Organismus. Overton wies nach, daß quergestreifte Muskelfasern in 6 %iger Rohrzuckerlösung schnell ihre Kontraktionsfähigkeit verlieren, und zwar nicht wegen der schädlichen Wirkung der Zuckerlösungen, sondern wegen der Exosmose des NaCl aus der Flüssigkeit zwischen den Muskelfasern. Die Gegenwart von Na-Ionen ist aber nicht nur für den Kontraktionsakt, sondern auch für die Erregungsleitung durch die Muskelsubstanz erforderlich.

Durch die Untersuchungen Loebs, Overtons u. a. hat sich ergeben, daß für das normale Funktionieren des Muskels nicht nur die Gegenwart bestimmter Ionen (Na, Ca und K) notwendig ist, sondern auch ein annähernd festes Mengenverhältnis derselben untereinander, so daß Skelett- wie Herzmuskulatur in künstlich hergestellten Salzlösungen solcher Art lange Zeit in regelmäßiger Tätigkeit erhalten werden können. Nur durch das feste Mengenverhältnis der Ionen untereinander wird die ihnen teilweise eigene gegenseitige antagonistische Wirkung aufgehoben.

Overton hat weiterhin nachgewiesen, daß auch das zentrale und periphere Nervensystem sich genau so verhält, daß in einer Rohrzuckerlösung die Erregbarkeit allmählich erlischt, wenn auch langsamer als beim Muskel, weil das in der Gewebelymphe vorhandene NaCl nur sehr langsam an die Gefäße abgegeben wird. In einer Ringerschen Salzlösung, welche neben Kochsalz (0,7 %) auch Spuren von Calciumchlorid (0,02 %), Kaliumchlorid (0,01 %) und Natriumkarbonat (0,01 %) enthält, oder in einer Mischung der Ringerschen Lösung mit einer Rohrzuckerlösung stellt sich die Erregbarkeit bald wieder her, wie bei den Muskeln. Es ist eine etwa 0,1 %ige NaCl-Lösung notwendig als minimale Konzentration des NaCl für die Tätigkeit des Zentralnervensystems.

Die Untersuchungen Grützners, Loebs und Overtons, denen noch ähnliche von Lingle, Howell, Langendorff und Hueck u. a. gefolgt sind, haben die allgemeine Nerven- und Muskelphysiologie auf eine neue Grundlage gestellt. Zur

Erklärung des wunderbaren Phänomens der Muskelkontraktion und der Nervenleitung bedarf es heute nicht mehr, wie einst zu den Zeiten Du Bois-Reymonds der Annahme unbekannter elektrischer Kräfte, sondern die Erscheinungen lassen sich aus einfachen physikalisch-chemischen Vorgängen heraus verstehen. Die Entstehung elektromotorischer Kräfte des tierischen Organismus kann heute auf die Permeabilität der lebenden Membranen für bestimmte freie Ionen zurückgeführt werden, welche, aus jeder wässerigen Salzlösung abgespalten, mit genügend großen Elektrizitätsmengen geladen sind. Nach Nernst ist jede Nervenreizung auf die durch den elektrischen Strom herbeigeführte Ionenverschiebung zurückzuführen!

Durch de Vries, Overton, Hamburger, Köppe, Hedin, Heald, v. Limbeck, Höber, Hardy u. a. (24) ist eine große Reihe von Untersuchungen über das Verhalten von Salzlösungen gegenüber isolierten pflanzlichen und tierischen Zellen angestellt worden, welche durch Ermittlung der Wirkung des osmotischen Druckes auf diese verschiedenen Zellarten wertvolle Beiträge zur Erkennung und Erklärung vieler physiologischer Funktionen des tierischen Organismus geliefert haben. Es hat sich dabei ergeben, daß den meisten Tierarten ein bestimmter osmotischer Druck ihrer Zellsäfte und Gewebsflüssigkeiten eigen ist, dessen Veränderungen vor allem Volumens- und Gestaltsveränderungen, Schwellung und Schrumpfung der Zellen und Organe durch Wasseraufnahme und -abgabe zur Folge haben. Den im Blute und Gewebssäften gelösten anorganischen Salzen fällt die Aufgabe zu, den osmotischen Druck in den Zellen und damit die Funktionen des Organismus nach allen Richtungen hin konstant zu erhalten. Bestimmte anorganische Stoffe sind aufs innigste verknüpft mit dem Gefüge und den Lebensäußerungen der Zellen. Die Reaktion des lebendigen Protoplasmas hat sich abhängig erwiesen von unorganischen Substanzen. Dadurch sind der Biologie neue Wege gerade zur Erkennung des Funktionsmechanismus der komplizierteren tierischen Organismen gewiesen worden. Wie Goldberger (25) sehr treffend hervorhebt, offenbart sich die Wichtigkeit des ererbten und erworbenen Salzbestandes des Körpers gerade dadurch, daß ihm bei den höheren Organismen so relativ enge Grenzen der Veränderlichkeit zugewiesen sind. Den höheren Tieren stehen außerordentlich feine Regulationsmechanismen zur Verfügung, um ihren anorganischen Besitzstand quantitativ und qualitativ unverändert zu erhalten.

Es ist schließlich noch zu erwähnen, daß die osmotische Analyse auch verschiedentlich bereits auf das Studium der Lebenserscheinungen der untersten tierischen Lebewesen, der Protisten, angewendet worden ist. Auch da hat sich ergeben, daß die Lebenstätigkeit dieser Organismen an die Anwesenheit ganz bestimmter Elektrolyte bzw. Ionen gebunden ist, deren Mengen in bestimmtem Verhältnis zueinander stehen müssen. Gleichwohl scheint das Protoplasma der höheren Tiere noch in viel stärkerem Maße von den osmotischen Druckverhältnissen abhängig zu sein. Wer sich näher für diese Dinge interessiert, sei auf die interessante Arbeit Goldbergers ausdrücklich hingewiesen. Eine gute orientierende Übersicht über die bisherigen Ergebnisse der neuesten Forschungen auf diesem speziellen Gebiete bietet auch eine Sammelreferat Höbers (26).

Einer besonderen Erwähnung bedürfen indes noch die wichtigen Untersuchungen Loebs (l. c.) über die Bedeutung der Ionen für die Entwicklung der tierischen Zellen und Lebewesen überhaupt. Sie betreffen zunächst die parthenogenetische Entwicklung der Eier niederer Meerestiere (Echinodermen). Die durch Sperma nicht befruchteten Eier furchen sich im Seewasser bis zu acht oder höchstens 16 Tochterzellen. Wenn aber darauf durch Zusatz von KCl oder anderen Kaliumsalzen die freien K-Ionen einwirken, so entwickeln sie sich schnell zu Larven. Andere Salze und Ionen vermögen diese Wirkung nicht hervorzurufen. — In ähnlicher Richtung bewegen sich Loebs berühmt gewordenen Untersuchungen an Fundulus-Eiern. NaCl in einer Lösung von bestimmter Konzentration hebt die Entwicklung dieser Eier auf, der Zusatz von Calciumsalzen jedweder Art regt sie wieder an. Dagegen erweisen sich die Alkalisalze als unwirksam. Es handelt sich hier um Giftwirkung und Entgiftung genau wie bei der eiweißfällenden und -lösenden Wirkung der Ionen und ihren sonstigen physikalisch-physiologischen Eigenschaften, deren bereits oben Erwähnung getan wurde. Auch hier beruht die antagonistische Wirkung der Ionen nicht auf ihrer Menge, sondern auf ihrer Wertigkeit, so daß außer Calcium auch kleine Mengen anderer zwei- und dreiwertiger Kationen entgiftend wirken, dagegen nicht einwertige. Geringe Mengen der ersteren können große Mengen der letzteren paralysieren.

Diese Experimente Loebs sind von großer Bedeutung für das Verständnis der Lebenserscheinungen geworden. Nach Loeb existieren die Salze oder Elektrolyte im allgemeinen im lebenden Gewebe nicht als solche ausschließlich, sondern teilweise in Verbindung mit Eiweißkörpern. In diese Verbindungen treten die Salze oder Elektrolyte nicht als Ganzes, sondern vermittels ihrer Ionen. Durch Substitution des einen Ions durch ein anderes werden die physikalischen und physiologischen Eigenschaften der Eiweißverbindungen geändert und dadurch die Lebenserscheinungen variiert!

Vielleicht ist die Zeit nicht mehr fern, in der man von einer „physiologischen und pathologischen Chemie der Ionen" wird sprechen können. Einstweilen reichen dazu unsere Kenntnisse über die Bedeutung der einzelnen Ionen, ihre gegenseitige Ergänzung einerseits, ihre Gegensätzlichkeit andererseits (in qualitativer und quantitativer Hinsicht) noch nicht aus. Am ehesten gesichert erscheint die Tatsache der unentbehrlichen Mitwirkung der freien Calcium-Ionen für eine Reihe bestimmter physiologischer Vorgänge wie: die Blutgerinnung, die Labgerinnung der Milch und die Knochenbildung in den osteoiden Geweben des wachsenden Organismus. In pathologischer Richtung werden die Calcium-Ionen im Blute wirksam bei der Entstehung der Gefäßwandverkalkungen.

Da alle hier in Betracht kommenden chemischen Reaktionen nach der neuen schon weitverbreiteten Auffassung der physikalischen Chemie Ionenreaktionen sind, so sind auf die Eigenschaften und Veränderungen der Ionen auch alle Modifikationen im Verlaufe der chemischen Reaktionen zurückzuführen. Unter den letzteren spielt im tierischen Körper eine bedeutsame Rolle jene Reaktionsveränderung, welche man als „Katalyse" bezeichnet. Der Begriff der Katalyse ist nicht neu. Schon Berzelius kannte diese Erscheinung und hat sie zutreffend dahin definiert, daß „Körper durch ihre bloße Gegenwart und nicht durch ihre Verwandtschaft die bei dieser Temperatur schlummernden Verwandtschaften zu erwecken vermögen, so daß zufolge derselben in einem zusammengesetzten Körper die Elemente sich in solchen anderen Verhältnissen ordnen, durch welche eine größere elektrochemische Neutralisierung hervorgebracht wird". Die genauere Kenntnis dieses Vorganges verdankt man Ostwald (55). Nach ihm ist die Katalyse ein Prozeß, bei welchem gewisse Substanzen schon durch ihre Gegenwart, ohne selbst aktiv beteiligt zu sein, ohne aufgebraucht zu werden, eine Änderung in dem Ablauf der Reaktionsgeschwindigkeit chemischer Vorgänge hervorrufen. Diese Änderung kann eine positive oder negative sein, je nachdem der Reaktionsverlauf eine Beschleunigung oder Verzögerung erleidet. Die Stoffe, welche eine solche Wirkung hervorzubringen vermögen, ohne in die Produkte der chemischen Vorgänge einzutreten, werden Katalysatoren genannt. Man nimmt nun an, daß die Geschwindigkeit der chemischen Reaktionen von der Konzentration der freien Ionen abhängt, mit deren Änderung infolgedessen auch die Reaktionsgeschwindigkeit sich ändert. Die Katalysatoren sind Körper, welche die Eigenschaft haben, die Konzentration der beteiligten Ionen zu ändern. Bei gemeinsamer, gleichzeitiger Wirkung können zwei Katalysatoren (z. B. ein Cu-Ion und ein Fe-Ion) eine erheblich größere Beschleunigung der Reaktion hervorrufen, als sich aus der Summierung ihrer Einzelwirkungen berechnen läßt.

Nach der oben gegebenen Begriffsdefinition der Katalysatoren fällt sofort in der Art ihrer Wirkung eine große Ähnlichkeit mit den Fermenten und Enzymen auf! Es ist das hervorragende Verdienst Bredigs (56), die Übereinstimmung der chemisch-physikalischen Vorgänge bei der Katalyse und bei der Enzym- bezw. Fermentwirkung zuerst exakt nachgewiesen zu haben. Bredig und seine Schüler haben gezeigt, daß außerordentlich fein verteilte „kolloidale" Lösungen von Gold, Silber und besonders Platin, die sog. „Metallsole", nach denselben Reaktionsgesetzen wirksam und von äußeren Einflüssen, wie z. B. Fällungsmitteln und „Giften", in derselben Weise abhängig sind wie die Enzyme, so daß Bredig diese Katalysatoren „anorganische Fermente" genannt hat. Dazu rechnet man jetzt nicht nur die Metalle, sondern auch ihre Oxyde, z. B. die von Kupfer und .Mangan und unter Umständen auch deren Salze. Selbst in einer Verdünnung von 1 : 70 000 000 besitzen die Metalle noch die Fähigkeit zu einer katalytischen Beschleunigung der Reaktionen. Sehr ausgesprochen zeigt sich die reaktionsbeschleunigende Wirkung der Katalysatoren z. B. gegenüber dem H_2O_2 (Wasserstoffsuperoxyd oder Hydroperoxyd), welches unter Entwicklung von molekularem Sauerstoff rasch zersetzt wird. Während der Zusatz einer geringen Menge von Alkali die Beschleunigung der Reaktion bei der H_2O_2-Katalyse enorm erhöht, wird dieselbe durch Br, J, CO_2, CS_2, $HgCl_2$ und andere „giftig" wirkende Substanzen behindert, nach deren Beseitigung die Katalysatoren wieder ihre ungeschwächte Kraft entfalten (57). Einige der Katalysatoren sind Sauerstoffüberträger, die man in neuerer Zeit auch als „Oxydationsfermente" oder „Oxydasen" bezeichnet hat. Genau wie die organischen Oxydasen, welche man im Blut und in verschiedenen Geweben des Tierkörpers nachgewiesen hat, besitzen auch die Metalle und ihre Salze in kolloidalen Lösungen die katalytische Kraft der Sauerstoffübertragung. Ja, nach den Untersuchungen von Bertrand, Spitzer (58), Manchot (59) u. a. ist die Annahme berechtigt, daß in den organischen Oxydasen ihr Metallgehalt das wirksame Prinzip ist! Insbesondere scheint im tierischen Körper dem Eisen in dieser Hinsicht eine große Bedeutung zuzukommen. Denn augenscheinlich ist das Eisen der Träger der dem Hämoglobin innewohnenden katalytischen Kraft und scheint auch bei anderen physiologischen Oxydationsprozessen wirksam zu sein. Es sei dahin gestellt, welche Substanz im Spermin sauerstoffaktivierend wirkt, von dem v. Poehl (60) schon 1891 die katalytische Reaktionsbeschleunigung an der Oxydation von Magnesiumpulver nachgewiesen hat. Wie neuerdings Schade (61) gezeigt hat, ist die oxydationsbeschleunigende und dadurch den Stoffumsatz im Körper fördernde, katalytische Kraft der Metalle und Metalloide auch denjenigen unter ihnen eigen, welche im Körper selbst vorkommen bzw. zu therapeutischen Zwecken ihm einverleibt werden: Quecksilber, Eisen, Silber und auch Jod, für welch letzteres durch Walton (61) bei dem Jodkali und anderen Jodverbindungen die Fähigkeit zu katalytischer Reaktionsbeschleunigung der H_2O_2 = Katalyse nachgewiesen ist. Daß diese Anschauungen über die Wirkungsweise der „anorganischen Fermente" uns zum erstenmal ein exaktes Verständnis bringen für die altbewährten, aber nie plausibel gewordenen Heilwirkungen der Metalle und Metalloide den verschiedensten krankhaften Lebensäußerungen des Körpers gegenüber — das wird an späterer Stelle (Kap. XII) ausführlicher auseinandergesetzt werden, noch unter besonderem Hinweis auf die gleichfalls neu gewonnene Einsicht in die Wirkungsweise der Mineralwässer, in denen die in großer Zahl in ihnen enthaltenen freien Metallionen augenscheinlich durch katalytische Reaktionsbeschleunigung auf die trägen Oxydationsprozesse im kranken Körper günstig einwirken.

Nachdem auch von diesem Gesichtspunkte aus die Bedeutung der Ionenlehre für das Zustandekommen der physiologischen Funktionen des Tierkörpers, ihrer Störungen und ihrer therapeutischen Beeinflussungen dargelegt ist, soll nunmehr auf den speziellen Anteil der Ionen und der Mineralstoffe an den Vorgängen der Ernährung und des Stoffwechsels näher eingegangen werden.

Es gebührt Köppe (7) das Verdienst, von dem neu gewonnenen Gesichtspunkt der Salzwirkung aus als Erster auf die Bedeutung der Mineralstoffe für die Ernährung nachdrücklich hingewiesen zu haben. Die wichtigsten Teile seiner überzeugenden Beweisführung seien hier mit seinen eigenen Worten wiedergegeben: „Die Nahrung ist nicht bloßes Rohmaterial; mit ihr werden vielmehr außer dem zu verarbeitenden Rohmaterial dem Organismus gleichzeitig auch Betriebsmaterial, Maschinen, freie Energie zugeführt, die ihrerseits im Organismus Arbeit leisten, während dieser selbst ihnen gegenüber eine passive Rolle spielt. Die Nahrung ist ein Gemisch von Bestandteilen, die, selbst aktiv, arbeiten. Erstere sind die Eiweißstoffe, letztere die Salze, und zwar scheint es, daß mit Hilfe der Salze die Eiweißstoffe verarbeitet werden; denn ohne gleichzeitige Salzzufuhr und nach Erschöpfung des Salzvorrats im Organismus findet keine Assimilation der Eiweißstoffe mehr statt. . . . Es ist zweifellos, daß Nahrung und Organismus wechselseitig aktiv aufeinander einwirken müssen, soll der Verdauungsvorgang sich abspielen. . . . Der aus den Aschenanalysen der Nahrung gefundene Salzgehalt derselben deckt sich ganz und gar nicht mit dem Gehalt der wirklich in der Nahrung vorhandenen Salze. Asche der Nahrung und Salzgehalt derselben sind vollständig verschiedene Begriffe. . . . Wir können den osmotischen Druck einer Nahrung ermitteln und durch Vergleich desselben mit dem osmotischen Druck der Körperflüssigkeiten einen Wert für die dem Unterschiede entsprechende Arbeitsleistung feststellen. Zu beachten aber ist hierbei, daß selbst bei Gleichheit des osmotischen Druckes der Nahrung und Körperflüssigkeiten doch Arbeit geleistet werden kann, wenn Unterschiede der Partialdrucke der einzelnen Bestandteile vorhanden sind. . Denken wir uns im Magen den Mageninhalt mit dem Blute im osmotischen Wechselverhältnis, so würde beim Einführen von Milch, die denselben osmotischen Druck wie das Blut hat, doch kein Gleichgewicht zwischen Milch im Magen und dem Blute bestehen, da die Partialdrucke der einzelnen Bestandteile beider verschieden sind. . . . Wir müssen also außer dem osmotischen Druck der Nahrung auch noch die Partialdrucke aller einzelnen Bestandteile kennen. Diese Forderung aber zu erfüllen, reichen unsere Kenntnisse noch nicht aus. Annähernd können wir vielleicht noch den Gehalt der Nahrung an neutralen Molekülen und an freien Ionen durch die Leitfähigkeits- und Gefrierpunktsbestimmungen ermitteln. . . . Ein Unterschied zwischen animaler und vegetabilischer Kost liegt darin, daß in den Pflanzen, besonders den grünen, jüngeren die unorganischen Salze meist in organischer Bindung vorkommen, während die animalischen Flüssigkeiten einen hohen Gehalt an freien Ionen haben, wie die Leitfähigkeitsbestimmungen beweisen. Es ist also nicht so sehr der Unterschied im Gehalt an Kali und Natronsalzen als an neutralen Molekülen und Ionen, der das Bedürfnis nach unorganischen Salzen bedingt. Fehlen die Natronsalze in unorganischer Form, so wird mit Kaliverbindungen gesalzen, wenn diese nur Ionen bilden, d. h. anorganisch gewonnen wurden, nicht in organischer Bindung. . . .

Ein Bedürfnis nach unorganischen Salzen, wie sie in der Asche vorhanden sind, muß vorliegen, und die Erklärung für dieses Bedürfnis dürfte darin zu suchen sein, daß die unorganischen Salze in Lösung dissoziieren, Ionen bilden. Berühren sich aber Lösungen, die Ionen in verschiedenen Konzentrationen enthalten, so haben wir eine Flüssigkeitskette vor uns, und osmotischer Energie ist Gelegenheit zu elektrischer Arbeit gegeben.

Es erscheint nicht gesucht, wenn wir die Zufuhr von Lösungen unorganischer Salze damit begründen, daß der Organismus Mittel zur Erzeugung elektrischer Arbeit braucht."

Nachdem durch Köppe das allgemeine Prinzip dargelegt war, nach welchem die osmotische Wirkung der Salze im Verdauungskanal zur Geltung kommt, haben andere Forscher in eingehender Detailarbeit festzustellen sich bemüht, welchen Einfluß die osmotischen Druckverhältnisse bei der Aufsaugung der Nahrungsstoffe bzw. des Nahrungsgemisches im Verdauungskanal ausüben. Wenn auch zurzeit die Frage des Anteils der Osmose an den Resorptionsvorgängen noch keineswegs entschieden ist, so sind doch die leitenden Gesichtspunkte für eine Beurteilung dieser Frage gewonnen.

Über die Funktionen des Magens haben sich im letzten Jahrzehnt die physiologischen Anschauungen wesentlich geändert. Hier soll nur die Frage der Resorption des Magens in Betracht gezogen werden. Daß die Größe derselben früher wesentlich überschätzt worden ist, kann als erwiesen betrachtet werden. Sie kommt nur bei einer kleineren Reihe von Substanzen für die Verdauung derselben in Betracht, und zwar in sehr verschiedenem Umfange. Die Resorption der Nahrungsstoffe erfolgt zum großen Teil durch Diffusion, durch Ausgleich der Partialdrucke auf beiden Seiten der scheidenden Magenwand, bis er sowohl im Mageninhalt wie im Blute beiderseits gleich 0 ist. Neben der Diffusion spielt aber auch der osmotische Druck des Mageninhaltes anscheinend eine bedeutsame Rolle. Durch die Untersuchungen von v. Tappeiner (27), v. Anrep (28), Meade-Smith (29), Brandl (30), v. Mering (31), F. Moritz (32) u. a. ist festgestellt worden, daß nach der Einführung konzentrierter Lösungen in den Magen keine Resorption des Wassers aus dem Magen statthat, sondern vielmehr ein Erguß von Flüssigkeit in das Mageninnere hinein erfolgt, während von den gelösten Substanzen ein mehr oder minder großer Teil zur Aufsaugung gelangt. Es ist die Frage lebhaft erörtert worden, ob die Flüssigkeitsabscheidung in die Magenhöhle ein rein physikalischer Vorgang ist oder die Folge der Tätigkeit der Drüsenzellen, oder ob beides zugleich der Fall ist. Strauß und Róth (33) sind zu letzterer Auffassung gelangt auf Grund folgender Untersuchungen, die hier nur in ganz kurzem Auszuge wiedergegeben werden können. Während der osmotische Druck des Blutes einer Gefrierpunktserniedrigung von $-0,56^0$ entspricht, schwankt der des Mageninhalts im Durchschnitt von $-0,36^0$ bis $0,48^0$. Führt man nun eine bluthypertonische Lösung in den Magen ein, so sinkt die osmotische Konzentration des Mageninhalts stark herab unter den Gefrierpunkt des Blutes bis zu den eben genannten Werten, die Strauß als „gastroisotonisch" bezeichnet, aber auch bei Zufuhr isotonischer Kochsalz- und Zuckerlösungen vermindert sich der osmotische Druck bis zur „Gastroisotonie"; bei Verwendung hypotonischer Lösungen findet sich eine Erhöhung desselben. Th. Pfeiffer (34), der in einer ersten Arbeit mit A. Sommer zu einem abweichenden Resultat in bezug auf das Verhalten isotonischer Lösungen (35) gelangt war, hat später die von Strauß und Roth beobachtete Verdünnung der Lösung bestätigt und dementsprechend die Regulierung des osmotischen Druckes im Magen, den Pfeiffer als konstant mit $-0,45^0$ C angibt, nicht mehr allein auf physikalische Vorgänge zurückführen zu können geglaubt. Während Pfeiffer aber die Natur der hier wirksamen Triebkräfte noch unerörtert läßt, haben Strauß und Roth angegeben, daß die Verdünnung der isotonischen Lösung nur durch eine vitale Zelltätigkeit zu erklären sei, welche einen Wasserstrom in das Mageninnere ergieße. Das nüchterne Magensekret habe stets einen Wert $= -0,48^0$. Erst oberhalb dieser Grenze beginne die Absonderung freier Salzsäure im Magen. Vor dieser Zeit sei die von der Magenwand abgeschiedene Flüssigkeit neutral oder schwach alkalisch. Ist der normale osmotische Druck von $-0,48^0$ erreicht, dann bleibe er auch während der ganzen Dauer der Verdauung auf dieser Höhe.

Aus dem Ergebnis seiner Untersuchungen hat Strauß auch zwei praktische Schlußfolgerungen abgeleitet: einmal die Zweckmäßigkeit der Verabreichung von hochkonzentrierten Zuckerlösungen bei Hyperacidität des Magensaftes, um die Säure durch die eintretende Wasserverdünnung abzustumpfen, und zweitens das Verbot der Aufnahme hyperisotonischer Lösungen, wie Bier und Wein (die teilweise Gefrierpunktserniedrigungen bis zu $\varDelta = -2,94^0$ [Apfelwein] oder gar $-4,12^0$ [Bordeaux] und $-5,04^0$ [Rauentaler] aufweisen) in Fällen von motorischer Insuffizienz des Magens, um die Belastung der geschwächten Muskelwand durch weitere Wasserabscheidung in das Mageninnere nicht noch zu steigern.

Indessen erscheinen solche speziellen praktischen Schlußfolgerungen verfrüht, da diese Befunde von späteren Untersuchern teilweise nicht bestätigt worden sind, vielmehr lebhaften Widerspruch gerade in bezug auf den wichtigsten Punkt, das Schicksal der hypertonischen Lösungen im Magen, gefunden haben. Für hypotonische Lösungen ist die Erhöhung der molekularen Konzentration auch von anderen Autoren beobachtet worden, im Tierversuch durch A. Bickel (36), welcher nachwies, daß in einem nach Pawlows Methode angelegten Fistelmagen bei Hunden die Einführung einer hypotonischen Kochsalztherme (Wiesbadener Kochbrunnen) die molekulare Konzentration des Mageninhalts erheblich steigert, jüngst auch noch durch E. Otto (37), sowie auch durch mehrfache Untersuchungen am Menschen. Aber für isotonische Lösungen sind die Angaben von Strauß nur teilweise bestätigt worden. In der Mehrzahl der darauf bezüglichen Versuche hat sich keine Herabsetzung des osmotischen Druckes selbst nach längerem Verweilen der Flüssigkeiten im Magen ergeben, sondern ihre Konzentration ist unverändert geblieben (E. Otto u. a.). Eine spezielle „Gastroisotonie" hat nicht festgestellt werden können. Für hypertonische Lösungen ist das Absinken des osmotischen Druckes zwar allseitig beobachtet worden, aber die Erniedrigung ist selten bis zur Blutisotonie gegangen, geschweige denn noch unter diese Grenze. Dementsprechend ist auch die von Strauß und Róth aufgestellte Theorie einer neuen spezifischen Magenfunktion, der „Verdünnungssekretion", nicht unbestritten geblieben. Vielmehr ist man allgemein zu der Ansicht gelangt, daß die Verringerung der osmotischen Konzentration hypertonischer Lösungen im Magen nur die Folge des Zuflusses des stark hypotonischen Speichels sei. Als erster stellte dies Bönniger (38) dadurch fest, daß er bei Versuchen an sich selbst mit konzentrierten Kochsalz- und Traubenzuckerlösungen durch Liegenlassen des Magenschlauches in der Speiseröhre den Zutritt des Speichels zum Magensaft verhinderte, und alsdann darin niemals eine Erniedrigung der Konzentration fand. Noch beweiskräftiger in dieser Richtung waren die Untersuchungen von v. Rzentkowski (39) und Sommerfeld und Röder (40) an Kindern mit vollständig inpermeablen benignen Ösophagusstrikturen. Die Zufuhr hypertonischer Lösungen in die operativ angelegte Magenfistel ließ niemals eine Herabsetzung der Konzentration bis zur Blutisotonie erkennen. Fr. Umber (41) konnte in einem ähnlichen Falle bei einem Erwachsenen, bei dem doch wohl etwas Speichel noch immer in den Magen floß, überhaupt keinen konstanten Gefrierpunkt weder im nüchternen Inhalt noch nach Scheinfütterungen mit Fleisch und Brot finden, sondern er sah Schwankungen von $-0,81$ bis zu $-0,15^0$. Die Konzentration des Magensaftes wechselt also augenscheinlich in den verschiedenen Phasen der Verdauungstätigkeit. Die übereinstimmenden Befunde der genannten Autoren an Tieren und Menschen scheinen auch durch die neuesten Untersuchungen von Strauß nicht widerlegt[1]). Es kann wohl als feststehend erachtet werden, daß dem Magen nicht oder nur in untergeordnetem Maße die Aufgabe zufällt, die dem Verdauungskanal zugeführten Lösungen vor ihrer Resorption dem Blut isotonisch zu machen. Diese Arbeit bleibt dem Darme vorbehalten, wie wir sehen werden. Was der Magen aber zum Ausgleich der osmotischen Druckdifferenzen leistet, vermag er, wie neuerdings nochmals Köppe (42) betont hat, ohne Zuhilfenahme zielbewußter „vitaler" Kräfte zu vollbringen, nach den für den tierischen Organismus gültigen Gesetzen des osmotischen Gleichgewichts „einseitig halbdurchlässigen Wänden" gegenüber, wie die Magenschleimhaut eine solche darstellt.

Diese Aufklärung der Verhältnisse, die übrigens wohl noch keine abgeschlossene ist, läßt der mechanischen Regelung des Ausgleiches der Druckdifferenz zwischen Mageninhalt und Magenwand eine viel größere Bedeutung für die Verdauungsvorgänge zukommen, als es früher schien; sie stellt den Anteil der Osmose an der resorbierenden Tätigkeit der Magenwand als einen fraglosen und sogar recht erheblichen dar.

Auch die Bildung der Salzsäure im Magen, als deren Quelle früher die Chloride des Blutes galten, ist nach Köppes grundlegenden Untersuchungen auf osmotische Vorgänge (Ionen-Austausch) zwischen dem Mageninnern und dem Blute aufzufassen. Es wird davon bei der Erörterung des NaCl-Stoffwechsels (Kap. X) ausführlich die Rede sein.

Früher als beim Studium der Magenresorption ist die neue Lehre vom osmotischen Druck bei der Frage nach dem Mechanismus der Dünndarmresorption zur Anwendung gebracht

---

[1]) In einem Falle von Hypersecretio continua fanden wir unlängst in dem nüchternen, wasserklaren, reinen Magensekret bei einer Gesamtazidität von 95 bis $117^1/_{10}$ NaOH und einem spezifischen Gewicht von 1010—1011 eine Gefrierpunktserniedrigung von $-0,75$ bis $-0,89^0$!

worden, und zwar zuerst durch Heidenhain 1894 (43) in einer berühmt gewordenen Arbeit: „Neue Versuche über die Aufsaugung im Dünndarm." Bringt man in den Darm Salzlösung von irgend welcher molekularer Konzentration (hyper-iso- oder hypotonisch), so stellt sich dieselbe stets auf die Konzentration des Blutes ein. Das geschieht dadurch, daß nicht nur eine Wasserbewegung zustande kommt, sondern auch die Salzmolekel· der Lösungen nach dem Gesetz des Partialdruckes durch die trennende permeable Wand nach beiden Richtungen hin hindurchgehen. Wenn Heidenhain in beiderseits abgebundenen Darmschlingen lebender Hunde eine mit dem Blute derselben isotonische Kochsalzlösung hineinbrachte, so sah er auch diese in kurzer Zeit daraus verschwinden. Dies war durch einen osmotischen Vorgang allein nicht zu erklären, weil hier auf beiden Seiten der Membran derselbe osmotische Druck herrscht. Das zwang Heidenhain zu der Annahme „physiologischer Triebkräfte", welche neben den physikalischen bei der Darmresorption tätig sein müßten; er erblickte sie in einer „spezifischen Lebensäußerung des Darmepithels", welche die im Darm enthaltenen Substanzen aktiv aufnimmt und an die Blutkapillaren weitergibt. In der Tat erwies sich das Resorptionsvermögen der Darmwand erheblich beeinträchtigt, wenn die Schleimhaut durch Zusatz von Fluornatrium zur eingebrachten Flüssigkeit geschädigt wurde. Zu gleichem Resultate gelangte O. Cohnheim (44) durch seine Versuche am toten Darm, welche bewiesen, daß NaCl, das durch die Blutgefäße des Darms künstlich hindurchgeleitet war, in großer Menge durch die Darmwand in das Darmlumen eintrat; ebenso beobachtete er auch nach Zufuhr von Fluornatrium oder Kaliumarseniat zur Kochsalzlösung einen bedeutenden Chlorübergang in das Darmlumen. Das kann nur durch Diffusion geschehen, weil die Epithelzellen durch die erwähnten Gifte gelähmt sind. Im gesunden lebenden Darm sind die Epithelzellen in der Richtung nach dem Darmlumen zu für NaCl impermeabel. Die stark verringerte Resorption, welche vom toten Darm ausgeht, folgt den Gesetzen der Diffusion und Osmose. Nur das gesunde Epithel vermag den Diffusionsstrom aus dem Blut in die Darmhöhle zu hemmen. Schließlich ist auch Waymouth-Reid (45) durch eine Reihe fortlaufender Untersuchungen über die Darmresorption zu der Ansicht gelangt, daß sie zum großen Teil auf eine vitale Funktion des Darmepithels zurückzuführen sei. Als besonders beweisend wird Reids Versuch betrachtet, in welchem es sich zeigte, daß der Darm eines Hundes sein eigenes Blut zu resorbieren vermag. Andererseits haben Hamburger (46) und nach ihm Kövesi (47), Höber (48) und Friedenthal (49) auf Grund eigener Versuche die Darmresorption als einen rein physikalischen Vorgang aufgefaßt. Hamburger stellt den Vorgang der Darmresorption in folgender Weise dar:

„Durch molekulare Imbibition wird die Flüssigkeit in die Epithelschicht aufgenommen; dann setzt sie durch kapillare Imbibition ihren Weg durch die Bindegewebsspalten der Mukosa fort und wird zu einem kleinen Teile mit dem Lymphstrom mitgeführt, größtenteils aber wird sie durch molekulare Imbibition in die Kittsubstanz des Kapillarendothels oder in die Zellen selbst aufgenommen, um in die Haargefäße hinüberzugehen. Bei dem Übergang von Flüssigkeit in die Kapillaren sind aber noch zwei andere Kräfte tätig: erstens eine Kraft, welche die Flüssigkeit aus den Gewebsspalten mit dem kapillaren Blutstrom mitschleppt. Diese Kraft wächst mit der Stromschnelligkeit des Blutes und der Druckdifferenz in Lymphgefäßen und abführenden Blutgefäßen; zweitens der intraintestinale Druck, dem eine überragende Bedeutung zuzuschreiben ist. Denn eine kleine Erhöhung desselben führt nicht nur eine bedeutende Vermehrung der Resorption herbei, sondern die Größe des intertestinalen Druckes ist geradezu entscheidend dafür, ob die Resorption zustande kommt oder nicht."

Außer den bisher erwähnten Kräften: Imbibition, mitschleppende Wirkung und Filtrationsdruck kommen nach Hamburger bei der Resorption auch noch die Diffusion und die Osmose zur Geltung. Die erstere ist nicht nur von der Natur der zu resorbierenden Stoffe, sondern auch von der Durchlässigkeitseigenschaft der Schleimhaut abhängig. Die osmotische Wirkung kommt dadurch zum Ausdruck, daß sich ein kräftiges Bestreben offenbart, die Flüssigkeit im Darmlumen mit dem Blutserum isotonisch zu machen.

Höber (l. c.) hält die Unterschiede zwischen lebendem und totem Darm nur für quantitative. Daß die Resorption als ein physikalischer Prozeß aufzufassen sei, glaubt er durch den Nachweis dargetan zu haben, daß die Resorptionsgröße der Salze ihrer Diffusionsgeschwindigkeit parallel geht, also von dem Dissoziationsgrade ihrer Moleküle und der Wanderungsgeschwindigkeit der freien Ionen abhängt. Wenn Höber homotonische Salzlösungen verschiedener Art in den Darm brachte, so zeigte sich, daß von den verschiedenen Halogenverbindungen des Na das NaCl am

schnellsten, dann NaBr und am langsamsten NaJ resorbiert
wurde, denen sich dann $NaNO_3$ und Na_2SO_4 anschließen. Es
ergab sich daraus der Schluß, eine verschiedene Permeabilität
der Darmwand für die verschiedenen Ionen anzunehmen, die
Höber nach diesem Gesichtspunkte in eine Tabelle ordnen
konnte. Die Untersuchungen Höbers sind in ihren wesentlichen Punkten durch die Arbeiten von Wallace und Cushny
(50) bestätigt worden. Von allen Einwänden, welche Hamburger
in außerordentlicher Gründlichkeit der Beweisführung gegen die
Verteidiger der physiologischen Resorptionstheorie vorgebracht
hat, scheint der folgende der wichtigste zu sein:

„Die Vorstellungen von Heidenhain, Cohnheim, Waymouth-
Reid beschäftigen sich lediglich mit physiologischen Triebkräften im Epithel
und bekümmern sich nicht um den Übergang vom Resorbierten in die Blutkapillaren, der doch auch zu dem Aufsaugungsprozeß gehört. Zuweilen
spricht man einfach von physiologischen Triebkräften in der Darmwand
ohne weiteres. Meine Vorstellung hat auch das voraus, daß sie der resorbierten Flüssigkeit bis in die Blutkapillaren folgt."

Wenn auch zurzeit vielleicht noch die Mehrzahl der Physiologen die Anschauung Heidenhains teilt, nach welcher die
Darmschleimhaut im Gegensatz zu den serösen Häuten nur vermöge einer besonderen „Lebenskraft" ihre Resorptionsleistungen
zu vollbringen vermag, so ist doch jedenfalls soviel sichergestellt,
daß der Osmose ein bestimmter Anteil an den Resorptionsvorgängen im Verdauungsapparat, auch im Darmkanal zukommt! Wie groß dieser Anteil ist und welche Bedeutung ihm
zukommt, das bedarf noch weiterer Forschung.

Jedenfalls macht die Ausnutzung des Salzgehaltes der Nähr-
stofflösungen eine der wesentlichsten Arbeiten der Schleimhäute
des Verdauungskanals aus!

Wenn wir das gesamte Wissen der Gegenwart über
die physiologische Bedeutung der Mineralstoffe im
Organismus kurz zusammenfassen wollen, so müssen
wir den Leser zunächst von der noch weit verbreiteten
Vorstellung emanzipieren, daß die Mineralstoffe von denselben Gesichtspunkten aus betrachtet werden dürfen
wie die organischen Substanzen des Tierkörpers. Physiologischer Charakter und Wirkung der Mineralstoffe

sind grundverschieden von denen der organischen Substanzen, nach deren Vorbilde sie deshalb nicht gemessen und beurteilt werden dürfen. Sie nehmen vielmehr eine vollkommene Sonderstellung unter den Bausteinen des Organismus ein, deren Umsatz und Verwertung nach eigenen, besonderen Gesetzen abläuft. Die Mineralstoffe haben anscheinend folgende Aufgaben im Körper zu leisten:

1. Sie sind Zell- und Gewebsbildner, sie sind am Aufbau, am Wachstum und an der Neubildung aller Gewebe des Organismus in verschiedenem Grade beteiligt.

2. Sie vermitteln die osmotische Spannung in den Zellen und Geweben, in Blut und Säften und sind dadurch indirekte Träger von Energie.

3. Sie regulieren die Reaktion des Blutes und der Gewebssäfte sowie den Ablauf vieler Fermentwirkungen, besonders im Verdauungskanal.

4. Sie wirken als „Katalysatoren“ für eine große Reihe chemischer Vorgänge im Organismus, sie wirken z. B. als Sauerstoffüberträger für die Oxydationen; sie erzeugen die Veränderungen der Eiweißkörper im Zellprotoplasma, die mit den Funktionen derselben untrennbar verbunden sind.

5. Sie sind die Vermittler der im lebenden Protoplasma ununterbrochen ablaufenden autochthonen Vergiftungs- und Entgiftungsprozesse, wobei sie sich durch ihren teilweisen Antagonismus das Gleichgewicht halten.

6. Sie vermitteln wahrscheinlich einen großen Teil der sog. intermediären Stoffwechselprozesse, anscheinend besonders dort, wo sie sich in den drüsigen Organen abspielen. Sie greifen allenthalben Richtung gebend in die Zersetzung und Assimilation der organischen Substanzen ein.

Diese Funktionen des Mineralstoffwechsels werden in den nachfolgenden Kapiteln an gegebener Stelle im einzelnen noch nähere Erörterung finden.

Literatur.

Über die Bedeutung der neueren physikalisch-chemischen Forschungen für die Biologie und insbesondere die medizinischen Wissenschaften geben folgende Werke (Nr. 1—9) gute Auskunft:

1) W. Ostwald: Lehrbuch der allgemeinen Chemie. Leipzig 1903, Bd. 1.
2) W. Nernst: Theoretische Chemie. 3. Aufl., Stuttgart 1900.
3) E. Cohen: Vorträge über physikalische Chemie für Mediziner. 1901.
4) H. J. Hamburger: Osmotischer Druck und Ionenlehre in den medizinischen Wissenschaften. 3 Bände. Wiesbaden 1902—1904.
5) R. Heinz: Handbuch der experiment. Pathologie u. Pharmakologie. Jena 1904, Bd. 1.
6) H. Köppe: Physikalische Chemie in der Medizin. Wien 1900.
7) Derselbe: Die Bedeutung der Salze als Nahrungsmittel. Gießen 1896.
8) R. Höber: Physikalische Chemie der Zelle und der Gewebe. Leipzig 1902.
9) R. Brasch: Die anorganischen Salze im menschlichen Organismus. Wiesbaden 1900.

10) Fr. Hofmeister: Archiv f. experiment. Pathologie u. Pharmakologie. Bd. 24, 25, 27, 28 (1887—1891).
11) R. v. Limbeck: Ebenda. Bd. 25.
12) B. Hardy: Journal of Physiol. Bd. 24, 1899.
13) W. Pauli: Hofmeisters Beiträge zur physiol. Chemie. Bd. 2 u. 3 und Münch. med. Wochenschr. 1903, Nr. 4.
14) E. Overton: Studien über die Narkose. Jena 1901.
15) H. Meyer: Archiv f. experiment. Pathologie u. Pharmakologie. Bd. 42, 1899 u. Bd. 46, 1901.
16) Paul und Krönig: Zeitschr. f. Hygiene. Bd. 25, 1897; Münch. med. Wochenschr. 1897, Nr. 12.
17) Scheuerlen und Spiro: Münch. med. Wochenschr. 1897, Nr. 12.
18) Spiro und Bruns: Archiv f. experiment. Pathologie u. Pharmakologie. Bd. 41, 1899.
19) C. Römer: Münch. med. Wochenschr. 1898, Nr. 10.
20) M. Bial: Naturforscherversammlung in Hamburg. 1901. Innere Sektion.
21) P. Grützner: Pflügers Archiv f. Physiologie. Bd. 53 u. 58.
22) J. Loeb: Pflügers Archiv. Bd. 56, 69, 71, 75, 80, 87, 88, 91 u. 93 (1894—1904). American Journal of Physiol. Bd. 3, 4, 5 u. 6.
23) E. Overton: Pflügers Archiv. Bd. 92, 1902 und 75. Naturforscherversammlung in Kassel. 1903.
24) Alle diese Untersuchungen sind in dem oben zitierten vortrefflichen Werke Hamburgers ausführlich referiert.
25) H. Goldberger: Zeitschr. f. Biologie. Bd. 43, 1902.
26) R. Höber: Biochemisches Zentralblatt. Bd. 1, 1903.
27) v. Tappeiner: Zeitschr. f. Biologie. Bd. 16, 1880.
28) v. Anrep: Du Bois-Reymonds Archiv für Physiologie. 1881.
29) Meade-Smith: Ebenda. 1884.
30) Brandl: Zeitschr. f. Biologie. Bd. 29, 1892.

31) v. Mering: XII. Kongreß f. innere Medizin. Wiesbaden 1893.
32) F. Moritz: Zeitschr. f. Biologie. Bd. 29, 1891.
33) H. Strauß bez. Róth-Strauß und Justesen: Zeitschr. f. klin. Medizin. Bd. 37, 41, 42 u. 57; Therap. Monatshefte 1899 und Kongreß für innere Medizin. 1900.
34) Th. Pfeiffer und A. Sommer: Archiv f. experiment. Pathologie u. Pharmakologie. Bd. 43, 1900.
35) Th. Pfeiffer: Ebenda. Bd. 48, 1902.
36) A. Bickel: Berl. klin. Wochenschr. 1905, Nr. 3 u. XXII. Kongreß für innere Medizin. Wiesbaden 1905.
37) E. Otto: Arch. f. experim. Pathol. u. Pharmak. Bd. 52, 1905.
38) Bönniger: Arch. f. experim. Pathol. u. Pharmak. Bd. 50, 1903.
39) v. Rzentkowski: Archiv f. experim. Pathologie u. Pharmakologie. Bd. 51.
40) Sommerfeld und Röder: Berl. klin. Wochenschr. 1904, Nr. 50.
41) Umber: Berl. klin. Wochenschr. 1905, Nr. 3.
42) H. Köppe: Therapeut. Monatshefte. März 1905.
43) R. Heidenhain: Pflügers Archiv. Bd. 56, 1894; Bd. 62, 1896.
44) O. Cohnheim: Zeitschr. f. Biologie. Bd. 36 u. 38, 1897/99.
45) Waymouth-Reid: Journal of Physiol. Bd. 21, 22 u. 26; British med. Journal. 1892 u. 1898.
46) H. J. Hamburger: Du Bois-Reymonds Archiv f. Physiol. 1895, 1896, 1899.
47) G. Kövesi: Zentralbl. f. Physiol. Bd. 11, 1897.
48) R. Höber, Pflügers Archiv. Bd. 70, 74 u. 86.
49) H. Friedenthal: Archiv f. Physiol. 1900; Zentralbl. f. Physiol. Bd. 14, 1900.
50) Wallace und Cushny: American journal of physiol. Bd. 1, 1898.
51) W. Roth: Du Bois-Reymonds Archiv. 1898, S. 541.
52) K. Spiro: Beitr. z. chem. Physiol. u. Pathol. Bd. 4, 300 u. 5, 277 (1904).
53) Galeotti: Zeitschr. f. physiol. Chemie. Bd. 40, 492 (1904) u. Bd. 44, 461 (1905).
54) J. Traube: Pflügers Archiv. Bd. 105, 541 (1905).
55) W. Ostwald: Grundriß der allgem. Chemie. 3. Aufl., 1899.
Derselbe: Vortrag auf der 73. Naturforscherversammlung in Hamburg, 1901.
56) G. Bredig: Anorgan. Fermente. Leipzig 1901.
Derselbe: Zeitschr. f. angewandt. Chemie. 1898.
Derselbe: Zeitschr. f. physikal. Chemie. Bd. 31 u. 37.
Derselbe: in Asher-Spiros Ergebnissen der Physiologie. Bd. 1, Teil 1. 1902.
57) Cf. L. Liebermann: Pflügers Archiv. Bd. 104, 1904.
58) W. Spitzer: Pflügers Archiv. Bd. 60 u. 67.
59) Manchot: Zeitschr. f. anorgan. Chemie. Bd. 27.
60) A. v. Poehl: 64. Naturforscherversammlung in Halle, 1891.
Cf. auch St. Petersburger med. Wochenschr. 1903, Nr. 9.
61) H. Schade: Zeitschr. f. experim. Pathol. u. Therap. Bd. 1, 1905.

VI. Kapitel.

Der Kalkstoffwechsel.

Ebensowenig wie von irgend einem anderen Mineralbestandteil des Körpers liegt vom Kalk eine genaue Kenntnis des Stoffwechsels vor. Die Erforschung des Kalkumsatzes, wenn von einer solchen überhaupt die Rede sein kann, trotzdem er von allen anorganischen Salzen noch am meisten Berücksichtigung in den Stoffwechseluntersuchungen gefunden hat, was bis vor kurzem fast ausschließlich auf eine Analyse des Kalks im Harn beschränkt. Was von Noorden (1) vor mehr als 10 Jahren darüber äußerte:

> „Unter diesen Umständen muß man darauf verzichten, die Resorptionsgröße des Kalkes kennen zu lernen und am intakten Körper die Bedingungen zu studieren, von welchen sie beeinflußt wird. Man kann sie nur aus der Ferne schätzen durch Bestimmungen des Kalks im Harn; man wagt dann die Annahme, daß die Ausscheidung in dem Darm und in dem Harn in einem zwar unbekannten, aber immer gleichen Verhältnis zueinander verharren. Man darf sich aber nicht verhehlen, daß diese Annahme einstweilen nur den Wert einer Hypothese hat, und daher sind alle Schlüsse, welche aus der Menge des Harn-CaO die Größe der Kalkresorption und den Kalkgewinn und Kalkverlust des Organismus berechnen, auch nur Hypothesen.“

besteht leider auch heute noch in fast unvermindertem Maße zu Recht. Es lassen sich allerdings die ersten Anfänge zu einer exakteren Erforschung des Kalkstoffwechsels in den letzten Jahren mit Sicherheit erkennen!

Der Kalk wird in der Nahrung entweder in Form organischer Verbindungen aufgenommen (in der Milch, im Eidotter, im Pflanzensamen) oder als anorganisches Salz (als kohlensaurer, schwefelsaurer und phosphorsaurer Kalk). In dieser Form gelangt es mit dem Trinkwasser und den Mineralbrunnen in den Körper. Beide Kalkarten sind resorbierbar, wenn vielleicht auch nicht in gleicher Ausgiebigkeit. Die Resorptionsgröße hängt zum Teil auch davon ab, welche anderen Salze gleichzeitig mit der Nahrung aufgenommen werden, insbesondere wird behauptet, daß NaCl die Kalkresorption steigern soll, die Alkalizufuhr sie dagegen vermindere. Die engsten Beziehungen bestehen vor allem aber zwischen Kalk- und Phosphorstoffwechsel, indem z. B. reicher Kalkgehalt der Nahrung die Resorption der Phosphorsäure verringert, da das Ca sich mit ihr zu schwer löslichen Salzen verbindet und sie in der gleichen Form auch bei seiner Wiederausscheidung im Dickdarm mit sich führt. Der Kalkgehalt der Nahrung ist auch von Einfluß auf die Fettresorption im Dünndarm, indem er dieselbe sowohl bei Erwachsenen als auch bei Säuglingen verschlechtert, welche die kalkreiche Kuhmilch an Stelle der Muttermilch genießen. Aus der Pflanzennahrung wird der Kalk, obwohl er viel reicher darin enthalten ist, erheblich schlechter resorbiert, als aus der Fleischnahrung [Bunge (2), Bertram (3)].

Wie groß das Kalkbedürfnis des Menschen ist, darüber fehlt es noch gänzlich an sicheren Anhaltspunkten. Daß es in der Nahrung niemals an Kalk fehlt, wie behauptet worden ist (4), beruht auf willkürlicher Voraussetzung. Das relativ geringe Kalkbedürfnis des Organismus berechtigt doch nicht zu einer solchen Annahme. Behauptet doch gerade Bunge im Gegenteil, daß Kalk neben Eisen derjenige Mineralbestandteil sei, dessen Mangel in der Nahrung sich oft nachweisen lasse, weil mit Ausnahme der Kuhmilch die meisten Nahrungsmittel kalkarm sind. Bunge (5) weist insbesondere auf das gesteigerte Kalkbedürfnis schwangerer und stillender Frauen hin. Der Säugling braucht mehr Ca, als die Frau herzugeben vermag. Denn die Frauenmilch enthält nur den sechsten Teil des Kalkgehaltes der Kuhmilch. Nach Oberndörffer (6) beträgt das Kalkbedürfnis des Menschen pro die im Mittel 1,5 g CaO, nach Bunge 3,3 g CaO. Die verschiedenen Diätformen, die Rumpf (9) mit Rücksicht auf den Kalkgehalt zusammengestellt hat, enthalten 4,289 g (bei $2^{1}/_{2}$ Liter Milch!) bzw. 1,365 g und 0,315 g Kalk. Es kommen also offenbar in der Höhe der Kalkzufuhr große individuelle Verschiedenheiten vor. Im allgemeinen scheint der Körper an die Kalkzufuhr sich anzupassen, indem er die Höhe der Ausscheidung darnach regelt. In diesem Verhältnis tritt auch bei den meisten Krankheitszuständen anscheinend keine erhebliche Veränderung ein, soweit das bisher sich übersehen läßt.

Wenn Bertram (3) in einem Selbstversuch mit etwa 0,4 g
CaO, Renvall (62) mit 0,688—0,860 g Ca[1]) im Gleichgewicht
waren, so ist mit diesen Zahlen keineswegs, wie z. B. letzterer
Autor anzunehmen geneigt ist, die Höhe des Kalkbedarfs festgestellt. Das sind nur die Zahlen des physiologischen „Mini-
mums"! Man hüte sich aber, auf diesem Gebiete der Stoffwechselforschung in denselben Fehler zu verfallen, der in der
sog. Lehre vom Eiweißminimum soviel Verwirrung gestiftet hat!
Die Kenntnis des Minimalbedarfs, bei dem die Aufrechterhaltung
des Stoffwechsels überhaupt noch möglich ist, hat wohl hervor-
ragendes theoretisches und experimentell-physiologisches Interesse;
für die Ernährungspraxis aber und auch für Pathologie und
Therapie hat nur die Ermittlung des normalen Durchschnittes
bei natürlichen Ernährungsverhältnissen (verschiedenster Art) einen
brauchbaren Wert. Von diesem Gesichtspunkte aus betrachtet,
muß nach den bisher vorliegenden Untersuchungsergebnissen etwa
1—1,5 g CaO pro die als das Kalkbedürfnis eines gesunden,
erwachsenen Organismus angesehen werden! Jede Nahrung, deren
Kalkgehalt unterhalb dieser Grenze liegt, ist als eine kalkarme
zu bezeichnen!

Die Angaben über den Kalkgehalt im Blute sind leider wie
bei den meisten Mineralbestandteilen außerordentlich schwankend
(cf. Kap. II, S. 20 u. ff.), und zwar fast um das Zehnfache des
Gesamtbetrages. Während Bunge (7) z. B. im Blute 0,04 % CaO
fand, beobachteten Dennstedt und Rumpf (8, 9, u. 10) u. a.
Werte bis zu 0,27 % und darüber, wobei sich die Vermehrung
des Kalks sowohl auf die löslichen wie die unlöslichen Kalksalze
erstreckte und sich auch in fast sämtlichen inneren Organen in
gleicher Weise vorfand. Rumpf erhob diesen Befund allerdings
nicht bei Gesunden, sondern bei Kranken mit Nephritis bzw.
Arteriosklerose, die durch Nephritis kompliziert war. Es fehlt

---

[1]) Es muß an dieser Stelle darauf hingewiesen werden, daß eine exakte
Vergleichung der Befunde der Autoren auf dem ganzen Forschungsgebiete
des Mineralstoffwechsels vielfach sehr erschwert oder teilweis sogar ganz
unmöglich dadurch wird, daß die analytisch gefundenen Werte bald auf Ca,
bald auf CaO, zuweilen sogar auf Calciumkarbonat und Calciumphosphat
(neutrales, sekundäres, primäres?) berechnet sind und häufig anders angegeben werden, als sie bestimmt sind. Es ist dringend wünschenswert, zur
Verständigung und Aufklärung eine einheitliche Berechnungs- und
Schreibweise, allgemein auf CaO, einzuführen!

jedoch bisher jede Möglichkeit, zu beurteilen, ob irgend ein ursächlicher Zusammenhang zwischen der Nephritis und dem vermehrten Kalkgehalt in dem Blute und den Organen besteht. Die von Erben (82) bei chronischer Nephritis ermittelte Kalkmenge im Blute (cf. die Tabelle auf S. 20) spricht gegen eine solche Annahme. Ob sich freilich die durch Gefäßverkalkung bedingten Fälle von Nephritis anders verhalten, muß dahingestellt bleiben. Daß aber der Kalkgehalt des Blutes von der Art der Nahrung abhängig ist, haben einwandsfrei für den Menschen in jüngster Zeit Hirschler und v. Terray (57) erwiesen, welche bei einem Kranken mit Endoarteriitis chron. deform. bei gemischter Kost 0,0051 % CaO, bei Milchdiät nur 0,0023 % CaO im Blute fanden.

Obgleich der normale Kalkgehalt des Blutes jedenfalls nur ein minimaler ist, steht es fest, daß ihm eine physiologische Bedeutung zukommt. Brücke hat zuerst nachgewiesen, daß das Blutfibrin eine calciumphosphathaltige Asche liefert; es war ferner seit längerer Zeit (Hammarsten u. a.) bekannt, daß ein Zusatz von Kalksalzen die Gerinnung des Blutes beschleunigt, und Arthus und Pagès haben die direkte Notwendigkeit der Anwesenheit von Kalksalzen für das Zustandekommen der Blutgerinnung nachgewiesen, die wahrscheinlich eine Beteiligung freier CalciumIonen erfordert (Sabbatani, Huiskamp u. a.). Auch die Labgerinnung der Milch kommt nach den Untersuchungen von Hammarsten, Arthus und Pagès, Fuld u. a. niemals ohne Gegenwart von Kalksalzen zustande.

An die Kalkanalysen der inneren Organe, von denen die zuverlässigsten im Kap. II, S. 17 mitgeteilt sind, knüpft sich ein erhebliches Interesse wegen des häufigen Vorkommens des Arteriosklerose. Über den Kalkgehalt des Blutes und der Organe bei dieser Erkrankung liegen auffälligerweise, soweit wir sehen, überhaupt noch keine Analysen vor, mit einziger Ausnahme in bezug auf die Aorta, in der ja allerdings die stärkste Kalkablagerung gerade stattzufinden pflegt. Es ist interessant, daß Gazert in der atheromatösen Aorta 15—20 mal mehr Kalk fand, nämlich 0,43 % der Trockensubstanz, als in der normalen. Es bestand nahezu die Hälfte der Asche aus Kalk, bei normalen Aorten kamen dagegen nur 7,8—24,5 % Ca auf 100 Teile Asche. Rumpf (14) fand sogar noch einen doppelt so hohen Wert, nämlich 0,8% der Trockensubstanz der Aorta, wovon $^5/_6$ als unlöslische Kalksalze zugegen waren.

Was nun die Frage des Kalkumsatzes im Organismus betrifft, so ist bisher darüber nur wenig Sicheres bekannt. An Säuglingen mit natürlicher und verschiedenartiger künstlicher Ernährung liegen Untersuchungen von Forster (63), Zweifel (64), Blauberg (60) und Schloßmann (76) vor, aus denen sich bisher nur soviel ergibt, daß der kindliche Organismus intensiv bestrebt ist, Kalk zurückzuhalten, und daß bei natürlicher Ernährung weit mehr von dem eingeführten Kalk zur Resorption gelangt als bei künstlicher Nahrung (cf. Kap. IV, S. 72 u. 73). Denn bei dieser geht der größte Teil des Kalks mit dem Kot unverwertet ab — ein Verlust, der für den Haushalt des Körpers um so höher anzuschlagen ist, als die mehlhaltigen Kindernahrungsmittel nach den Untersuchungen Zweifels (l. c.) viel weniger Kalk enthalten als die Milch. In einigen Nährgebäcken für ältere Kinder fand freilich Blauberg (60a) eher einen zu starken Zusatz von Kalksalzen.

Noch mehr als diese Untersuchungen an Kindern beweisen die bisher noch spärlichen experimentellen Erfahrungen an Erwachsenen, daß Art und Intensität des Kalkumsatzes außerordentlich stark abhängig sowohl von der Quantität wie von der Qualität der Nahrung sind. Ein einheitliches Bild des Kalkumsatzes vermögen die Untersuchungen von Bertram (l. c.), Herxheimer (65) und Renvall (l. c.), die an gesunden erwachsenen Menschen gemacht worden sind, noch nicht zu geben, auch nicht, wenn man sie denjenigen Analysen des Kalkumsatzes gegenüberstellt, welche in den letzten Jahren bei Kranken angestellt worden sind: von v. Noorden mit van Ackeren (66) und mit Belgard (67), von Rumpf (9), v. Limbeck (45), S. Neumann (46), v. Moraczewski (58), His (47), Gramatchikow (68), Kaufmann u. Mohr (69), Ott (54), Soetbeer (70), Tobler (71), Hirschler u. v. Terray (57) u. a. m. Die enormen Schwankungen in den Mengenverhältnissen der Kalkausscheidungen im Harn und Kot zueinander, sowie des Harnkalks zum Gesamtkalk der Ausfuhr und der Einfuhr, sind nur erklärlich durch den Einfluß der Quantität und vor allem der Qualität der Nahrung auf den Kalkumsatz. Die Menge des Kalkgehalts in der Nahrung selbst scheint erst in zweiter Reihe bestimmend einzuwirken, weil wenigstens der gesunde Organismus die Höhe der Ausfuhr der Einfuhr auf dem Fuße nachfolgen läßt, d. h. es besteht beim gesunden erwachsenen Menschen zweifellos eine Tendenz zum Ca-Gleichgewicht. Durch welche Umstände dieselbe nach der einen oder anderen Richtung hin gestört wird, läßt sich zurzeit noch nicht übersehen. Was bisher in bezug darauf bekannt ist oder angenommen werden darf, wird die nachfolgende Darstellung ergeben:

Von der mit der Nahrung aufgenommenen Kalkmenge, die im Magen und Dünndarm in Lösung geht, soweit nämlich die saure Reaktion im Verdauungskanal reicht, erscheinen unter normalen Verhältnissen 5—10% im Harn. Alles übrige wird durch den Kot entleert, entweder auf direktem Wege, oder nachdem der Kalk, wie zuerst durch die Untersuchungen von E. Voit (15) am Hund erwiesen wurde, vom Dünndarm resorbiert und in den Dickdarm wieder ausgeschieden ist — eine Art des intermediären Stoffwechsels, der bei den anorganischen Bestandteilen der Nahrung nicht selten ist und nicht zum wenigsten ihre innige Anteilnahme an den Vorgängen des Stoffumsatzes illustriert. Nach Forsters (16) Versuchen an Tieren werden 60% der eingegebenen Kalksalze resorbiert, wovon allerdings nur der kleinste Teil durch die Nieren eliminiert wird.

Die Ausscheidung des Kalks im Harn erfolgt hauptsächlich gebunden an Phosphorsäure, in geringerer Menge auch an Kohlensäure, Schwefelsäure und Harnsäure, und zwar meist in gleichzeitiger Verbindung mit Magnesium im Verhältnis von 1:3. Die Menge des täglichen Harnkalks, die offenbar von der Art der Nahrung in erheblichem Maße abhängig ist, schwankt nach den Angaben der Autoren (Neubauer, Senator, v. Noorden, Schetelig, Ott u. a.) zwischen 0,15 bis 0,5 g CaO. Das quantitative Verhältnis des Harnkalks zum Faeceskalk unterliegt schon bei gesunden Menschen, namentlich aber in pathologischen Fällen, großen Schwankungen. Dieses Verhältnis fand Blauberg (l. c.) bei Säuglingen mit Brustnahrung 76:24, bei Kuhmilchernährung 45:55 bzw. 22:78, also im Mittel, wenn ein solches zu ziehen gestattet ist, 33,5:66,5 — eine Differenz der Zahlen, welche den oben behaupteten Einfluß der Qualität der Nahrung überzeugend beweist! Bei Erwachsenen gestaltete sich dieses Verhältnis in dem Versuche von Bertram (l. c.) wie 41:58 und bei **Renvall** im Mittel 44,5 : 55,5 (bei Schwankungen von 25 : 75 bis 64 : 36!). In bezug auf Erfahrungen bei Kranken sei erwähnt, daß v. **Noorden** (17) bei fünf Versuchspersonen Harnkalkausscheidungen zwischen 3,9 und 28,8% und dementsprechend den Kalkgehalt in den Faeces von 71,2—96,1% der Gesamtkalkausscheidung schwanken sah; dabei schied diejenige Versuchsperson, welche am meisten Kalk entleerte, weniger als alle anderen durch den Harn aus. Auch **Rumpf** (9) fand unter dem Einfluß therapeutischer Maßnahmen, welche die Kalkausscheidung im allgemeinen steigern, eine Vermehrung der Kalkabgabe durch die Nieren bis auf 26,8% des Gesamtkalks. Diagnostische Bedeutung hat das Verhältnis der Mengen des Harnkalks und Faeceskalkes zueinander neuerdings für die **Phosphaturie** (cf. Kap. VII) gewonnen. Ein Teil des Faeceskalks entstammt, wie das vom Kotstickstoff seit langem bekannt ist, nach den neueren Untersuchungen von **Renvall** (62) dem Darmsekret (cf. Kap. III, S. 38).

Nach **Schetelig** (16), v. **Noorden** (1), **Rumpf** (9) steigert die Wasserzufuhr, augenscheinlich durch die gleichzeitige Vermehrung der Diurese, die Kalkausscheidung im Harn. Nach **Hammarsten** (12) vermehrt Zufuhr von leicht löslichen Kalksalzen oder Zusatz von Salzsäure zur Nahrung den Kalkgehalt des Harns. Beim Hunde fand auch **Rüdel** (19) nach Salzsäurezufuhr eine Steigerung auf das Doppelte, **Gäthjens** (20) nach Schwefelsäure die dreifache Kalkmenge im Harn und **Caspari** (21) nach Oxalsäurefütterung sogar das Zehnfache des normalen Durchschnitts. **Rumpf** (l. c.) sah beim Menschen nach Verabreichung von Milchsäure und milchsaurem Natrium eine Steigerung um 50% der Kalkausscheidung, ferner auch nach Darreichung eines Gemisches von Natron bicarb., citr. und chlor, sowie gewissen Diureticis — Angaben, die von **Heiß** (22) bei Hunden und von **Nathusius** (23) bei Schafen nicht bestätigt werden konnten; schließlich fand **Oberndörffer** (l. c.) eine vermehrte Kalkausfuhr nach Eingabe von Chinasäure.

Wichtiger als diese Beeinflussung der Kalkresorption durch Medikamente erscheinen noch die Einwirkungen natürlicher Faktoren. G. **Hoppe-Seyler** (24) und v. **Noorden** (l. c.) fanden eine Steigerung der Kalkausfuhr bei körperlicher Ruhe. Daß kalkarme Nahrung dieselbe Wirkung hat, war zuerst durch die Tierversuche Forsters bekannt geworden, wurde später für den Hund durch Fr. Müller (25), für den Menschen durch Rumpf (l. c.) bestätigt und ist auch bei den beiden Hungerern Cetti und Breithaupt (26) beobachtet worden.

Bei reiner Milchdiät mit ihrem hohen Kalkgehalt (1,58 g CaO im Liter) findet dagegen nach den exakten Feststellungen von Rumpf (l. c.) und neudings von Hirschler und v. Terray (57) eine beträchtliche Kalkretention in den Geweben statt.

Bei pathologischen Zuständen ist eine scheinbare Steigerung der Kalkabgabe im Harn oft beobachtet worden, zunächst im Fieber von Beneke (27), während Senator (28) u. a. hier das Gegenteil fanden. Beneke (cf. S. 3), der eine überaus große Anzahl von Kalkanalysen im normalen und pathologischen Harn ausgeführt und der Ausscheidung des phosphorsauren und oxalsauren Kalkes eine gewichtige pathognomonische Bedeutung (als Kennzeichen allgemeiner Stoffwechselerkrankungen) zuschrieb, hat bei fast allen Zuständen chronischer Unterernährung (Phthisis, Karzinom u. dgl.) auch bei verschiedenster Nahrung auffällig große Mengen von Kalk- und Magnesiasalzen (bis zu 4 g pro die) im Harn gefunden. Ebenso schroff stehen sich die Mitteilungen über die Kalkausscheidung bei der Lungenphthise gegenüber, wo Senator (l. c.) eine Steigerung, v. Noorden und Belgard (l. c.) eine Verminderung gegenüber der Norm fanden. Bei Diabetes konstatierten Neubauer (29), v. Noorden [van Ackeren] (1), Gerhardt und Schlesinger (30) eine Vermehrung. Im Gegensatz dazu steht die angebliche Verminderung der Kalkabgabe durch den Harn, welche bei einigen Krankheitszuständen beobachtet worden ist. Bei der Arteriosklerose vor allem wurde sie zuerst von Hirschberg (31) 1878 festgestellt, später von Schewelew und von Hirschler und v. Terray (33). Die neueren Untersuchungen von Rumpf (9) bestätigen diese Angaben. Bei der Gicht bzw. Arthritis deformans fand v. Noorden (17) zweimal verminderte Kalkausscheidung neben einer gleichzeitigen Retention von Phosphorsäure, in einem dritten Falle wurde freilich nur die letztere zurückgehalten.

Sehr wertvoll für die Theorie der Erkrankungen könnten sichere Aufschlüsse über die Verhältnisse der Kalkausscheidungen (namentlich im Vergleich mit einer sicher festgestellten

Höhe der Kalkzufuhr) bei den exquisiten Knochenkrankheiten, wie Osteomalacie und Rachitis, sein.

Aber die Unzulänglichkeit der bisher üblich gewesenen Grundsätze und Methoden zur Ermittelung von Anomalieen im Mineralstoffwechsel tritt am schärfsten hervor gerade bei einer Übersicht über die Ergebnisse der Stoffwechseluntersuchungen bei diesen Krankheiten, bei denen die Anomalieen des Kalkumsatzes im Organismus klar zutage treteu. Hier hat bislang die Stoffwechselforschung Schiffbruch gelitten und zwar zweifelsohne hauptsächlich deshalb, weil man, wie den Störungen des Mineralstoffumsatzes im allgemeinen, auch den Feststellungen der Anomalieen des Kalkstoffwechsels nicht mit der genügenden Gründlichkeit und Umsicht nachgegangen ist.

Was zunächst die Rachitis anlangt, so stehen folgende Tatsachen fest: das Charakterikum der chemischen Eigentümlichkeiten der rachistischen Knochen liegt in der allgemeinen Abnahme der Mineralbestandteile. Wenn in dieser Hinsicht auch große Verschiedenheiten zwischen den einzelnen Fällen bestehen, so sinkt jedenfalls stets der Gesamtaschengehalt auf $60-45\%$ (gegen 65% der Norm), häufig sogar bis auf 25% und noch tiefer, namentlich in den Rippen und den Wirbeln. Der Hauptanteil an dem Sinken der Werte für den Aschengehalt kommt auf Rechnung von Kalk und Phosphorsäure.

Die nur spärlichen Untersuchungen über die Kalkausscheidungen bei der Rachitis haben zu entgegengesetzten Resultaten geführt: Im Harn fanden Lehmann, Rüdel, Seemann (35) und A. Baginsky (36) eine normale oder verminderte, Marchand (37) eine vermehrte Kalkabgabe. Rüdel (Vierordt) (38) stellte fest, daß der Kalk von den Rachitischen ebensogut resorbiert wird als von Gesunden; solche Kinder entleeren durchaus nicht mehr Kalk als andere, und auch bei ihnen läßt sich die Menge der Kalkausfuhr im Harn durch Steigerung des Kalkgehalts in der Nahrung (Einnahme von kohlensaurem oder essigsaurem Kalk) erheblich vermehren. — In den Faeces rachitischer Kinder fanden Petersen und Baginsky (l. c.) mehr Kalk als in den Darmentleerungen gesunder Kinder und zwar bei normalen Mengen Phosphorsäure.

Aus diesen dürftigen Ergebnissen der chemischen Analyse haben sich naturgemäß keine sicheren Anschauungen über Wesen und Entwickelung dieser eigenartigen Knochenkrankheit ableiten lassen. Wenn wir hier von der Erörterung der noch unentschiedenen Möglichkeit einer embryonalen bzw. fötalen Entstehung der Rachitis absehen, welche das Suchen nach der Krankheitsursache von dem kindlichen auf den elterlichen Organismus verlegen würde, so sind zum Verständnis der Pathogenese der Rachitis bisher folgende Theorien aufgestellt worden:

I. Die Rachitis entstehe durch eine ungenügende Zufuhr von Kalksalzen in der Nahrung. Diese Hypothese stützt sich zunächst mit gutem Grund auf einige Tatsachen der experimentellen Pathologie. Man hat wiederholt versucht, durch Fütterung mit kalkarmer Nahrung Tiere rachitisch zu machen. Bei ausgewachsenen Tieren hat man aber bisher nur wiedersprechende Resultate erhalten, dagegen konnten Roloff (48), Baginsky (36) und vor allem E. Voit (15) auf diesem Wege bei jungen Hunden eine abnorme Biegsamkeit und Brüchigkeit der Knochen erzeugen, welche sich an Kalksalzen verarmt zeigten. Bei erwachsenen Tieren wurden die Knochen allmählich zwar dünner und porös, aber nicht weicher. Versuche von Heitzmann (39a), Heiß (39b), Baginsky (l. c.), Seemann (l. c.), v. Nathusius (23) u. a. studierten den Einfluß freier organischer Säuren (Milchsäure) auf den Kalkstoffwechsel; aber es ist niemals einwandfrei der Nachweis gelungen, daß es durch Zusatz von Milchsäure zur Nahrung gelänge, die Kalksalze in den Knochen zur Auflösung zu bringen.

Gegen die Beweiskraft dieser Erfahrungen des Tierexperiments ist eingewendet worden, daß oft Kinder an Rachitis erkranken, die sicher genügend Kalksalze in der Nahrung (Kuhmilch!) erhalten haben. Die Tatsache ist richtig. Aber da erstens der Beginn der Entwickelung des Rachitis nicht bekannt ist, so wäre es denkbar, daß die kalkarme Nahrung, welche viele Kinder nach Ablauf des eigentlichen Säuglingsalters erhalten, dann die Kalkzufuhr erheblich beeinträchtigt im Verhältnis zu dem immer mehr wachsenden Bedarf des Kindes an Kalk zur weiteren Entwicklung seines Knochensystems. Zweitens darf nicht vergessen werden, daß einerseits Brustkinder nur wenig Kalk mit der Nahrung bekommen [0,3 g im Liter nach Bunge (40)], andererseits von den künstlich genährten Säuglingen der erheblich höhere Kalkgehalt der Kuhmilch (1,5 g im Liter) weit schlechter ausgenutzt wird als der Kalkgehalt der Frauenmilch [25% gegen 78% nach

Uffelmann (41)]. Es läßt sich also die Möglichkeit nicht leugnen, daß natürlich wie künstlich ernährte Säuglinge zuweilen doch relativ zu geringe Kalkmengen zugeführt erhalten. Dieser Faktor ist vielleicht gemeinsam mit dem nunmehr zu erwähnenden wirksam!

II. Die eben angeführte schlechtere Ausnutzung des Kalkes der Kuhmilch schließt bereits die zweite Theorie der Rachitis in sich, die auf der Annahme beruht, daß die Kalksalze der Nahrung nicht genügend resorbiert werden und zwar, wie meist angenommen wird, infolge von Funktionsstörungen des Magens oder Darms. Nach Seemann (l. c.) ist es der Mangel an freier Salzsäure im Magen, welcher die Lösung der Kalksalze im Magen erschwert oder verhindert, und dadurch ihre Resorption beeinträchtigt. Zander (42) suchte ein Mittelglied zwischen der mangelhaften Kalkaufnahme und dem unzureichenden Salzsäuregehalt des Magensaftes in der NaCl-Verarmung des Blutes infolge des Kalireichtums der Frauenmilch, der in gleicher Weise wie der reiche Kaligehalt der Vegetabilien nach der Theorie Bunges den Chlornatriumgehalt des Blutes und der Körpersäfte herabsetzt. In neuester Zeit ist diese Theorie auf Grund sehr umfassender verschiedenartiger Untersuchungen wieder von Zweifel (64) energisch verteidigt worden. Er wies u. a. nach, daß die Kalksalze der Milch im kindlichen Magen nicht zur Resorption gelangen, wenn sie in dem Labgerinnsel nicht durch reichlich im Magen vorhandene Salzsäure zur Lösung gelangen. Die Magensalzsäure sinkt aber herab bei kochsalzarmer Nahrung, wie eine solche in Sachsen das Schwarzbrot, die Hauptnahrung breiter Volksmassen, nach den Untersuchungen Zweifels darstellt. Leider hat auch die unendliche Mühe und Sorgfalt, mit der Zweifel diese Theorie begründet hat, sie nicht wahrscheinlicher gemacht. Schon der von ihm selbst geführte Nachweis der Konstanz des Chlorgehalts der Frauenmilch bei kochsalzarmer Nahrung spricht gegen die supponierte Verminderung der Magensalzsäure, die tatsächlich noch niemals bei rachitischen Kindern nachgewiesen worden ist. — Wenn es sich bei der Entstehung der Rachitis überhaupt um eine Störung der Kalkresorption handelt, dann dürfte die Stätte derselben am ehesten im Dünndarm su suchen sein. Es fehlt aber noch an vergleichenden Untersuchungen über die Ausgiebigkeit der Resorption der verschiedenen Kalkverbindungen bei gesunden und rachitischen Kindern bei gleicher Nahrung — eine Frage, welche durch die oben zitierten Untersuchungen Rüdels (Vierordt) nicht zur Genüge geklärt ist.

III. Zu der mangelhaften Kalkzufuhr und der ungenügenden Kalkresorption kann sich nun auch noch Störung der Kalkassimilation in den knochenbildenden Geweben gesellen. Diese Annahme, welche wohl die wahrscheinlichste ist, setzt eine konstitutionelle Anomalie in den osteogenen Geweben voraus, wie sie von Wegner (43) und namentlich von Kassowitz (44) angenommen worden ist. Auch wenn die Kalksalze in der Nahrung zur Genüge aufgenommen und gut resorbiert sind, brauchen sie in den Knochen nicht zum Ansatz zu gelangen, weil sie im Blute aufgelöst werden und zwar nicht, wie man früher eine Zeitlang annahm, durch die Milchsäure, sondern viel wahrscheinlicher durch die im Übermaß angesammelte Kohlensäure (Senator, Wachsmuth u. a.). Wodurch diese aber vermehrt sein soll, ist nur schwer zu erklären, so daß auch diese Theorie eine solche bleibt.

IV. Eine neue originelle, aber noch ganz hypothetische Theorie der Rachitis ist von Pfaundler (72) aufgestellt worden. Sie beruht auf Anschauungen der modernen physikalischen Chemie und Physiologie. Sie sieht nämlich die Ursache der Rachitis in einer Störung der Kalkadsorption, und zwar in den Knochen selbst. Pfaundler brachte Kalksalzlösungen mit kolloiden Substanzen zusammen und beobachtete, daß das Calciumchlorid zum größten Teil zerlegt wird und die Ca-Ionen durch Adsorption an die kolloiden Massen gebunden werden. Das geschieht aber nicht durch einen chemischen Bindungsprozeß, sondern durch eine mechanische Affinität nach einem Grundgesetz über die Adsorption, welches besagt, daß verschiedene Ionen elektiv adsorbiert werden können. Die kolloiden Substanzen sind imstande, die einen Ionen von den anderen zu trennen und auf diese Weise auch eine deutliche Spaltung von Metallsalzen hervorzurufen. Bei durch Fütterung kalkarm gemachten Tieren ist die Kalkadsorption größer, dagegen werden die Ca-Ionen vom rachitischen Knochen nicht anders adsorbiert als vom normalen Knochen, worin Pfaundler ein Beweis dafür sieht, daß die Rachitis mit der Kalkverarmung des Organismus nichts zu tun hat. Vielmehr soll es sich bei dieser Erkrankung um das Ausbleiben gewisser autolytischer

Prozesse handeln, welche das osteoide Gewebe durch Adsorption der Ca-Ionen zu „Kalkfängern" umformen. — Gegen die Theorie Pfaundlers ist der Einwand zu erheben, daß autolytische Prozesse im lebenden Gewebe gar nicht aufzutreten pflegen.

V. Schließlich hat man die Störungen der Knochenentwicklung und des Kalkstoffwechsels bei der Rachitis in neuester Zeit auch mit den sog. Blutgefäßdrüsen in ätiologischen Zusammenhang gebracht. Die physiologischen Leistungen dieser Organe sind ja noch immer unaufgeklärt; aber immer häufiger und motivierter treten die Behauptungen auf, daß sie zum intermediären Stoffwechsel, auch der anorganischen Substanzen, in inniger Beziehung stehen. Schon Friedleben 1858 und in neuerer Zeit v. Mettenheimer (73) haben die Abhängigkeit des Knochenwachstums von der Thymus behauptet, und neuerdings hat auch F. Mendel (74) die Rachitis auf Störungen in der Funktion dieser Drüse zurückgeführt. Man will einerseits Störungen des Knochenwachstums nach Exstirpation der Thymus beobachtet haben, andererseits einen günstigen Einfluß von Thymustabletten auf den Verlauf der Rachitis. Stöltzner und Lissauer (75) fanden diese Therapie aber ganz unwirksam, und auch die experimentelle Nachprüfung der Theorie durch Tierversuche von Sinnhuber (76) hat keine Bestätigung des Zusammenhangs zwischen Thymus und Störungen des Knochenwachstums gebracht. Die Thymusveränderungen, die bei der Rachitis oft konstatiert worden sind, stehen nach den Schlußfolgerungen des letztgenannten Autors nicht in kausalem Zusammenhang mit der Knochenerkrankung, sondern sind gleichzeitige Folgen der lymphatischen Konstitution solcher Kinder. Dagegen soll nach Sinnhuber der Kalkstoffwechsel bei jungen Hunden beeinflußt werden können durch Verabreichung der Thyreoidea, welche schon von Lanz (78) in Beziehung zum Knochenwachstum gebracht worden war. Aber die daraufhin durch Knöpfelmacher (79) und Heubner (80) unternommene Behandlung der Rachitis mit Schilddrüsensaft hat sich nicht eingebürgert.

Schließlich ist die Rachitis auch als die Folge einer Sekretionsstörung der Nebennieren durch Stöltzner (81) angesprochen worden. Aber die Nachprüfungen von Langstein, Neter, Königsberg u. a. haben eine günstige Beeinflussung des Krankheitsprozesses durch Nebennierentabletten nicht erkennen lassen.

Die Geschichte der Rachitis ist in den letzten Jahrzehnten mit einer Fülle neuer Hypothesen, aber wenigen Tatsachen bereichert worden. Ein wirklicher Fortschritt in der Erkenntnis der Pathogenese der Rachitis ist erst von sorgfältigen und umfassenden Stoffwechseluntersuchungen zu erwarten, welche Kalkzufuhr und -ausfuhr nach exakten Methoden (im Vergleiche mit gesunden gleichaltrigen und gleichernährten Kindern!) ermitteln.

Noch spärlicher ist das für die Osteomalacie vorliegende Material chemischer Analysen. Bei der Bestimmung des Harnkalkes haben die einen eine Verminderung, die anderen (Leube, v. Wagner u. a.) eine Vermehrung gefunden [cf. Neubauer und Vogel (29)]. Auch in neuerer Zeit widersprechen sich die Befunde der Autoren. Senator (4) stellte eine Vermehrung der gesamten Kalkabgabe im Harn und Faeces fest und führte dieses auffällige Resultat, welches nicht im Einklang stand mit der durch Verabreichung von Oophorintabletten erzeugten subjektiven Besserung des Krankheitszustandes, auf eine wahrscheinlich vorangegangene Kalkretention zurück.

Ein sicherer, zuverlässiger Anhaltspunkt für die Beurteilung der Art der Stoffwechselanomalien bei der Osteomalacie ist erst durch die neueren Untersuchungen von v. Limbeck (45) und S. Neumann (46) gewonnen worden, welche eine vollständige Bilanz der Einnahmen und Ausgaben der Kranken auch in bezug auf die Mineralstoffe ermittelten. Erstgenannter Autor fand, daß eine Kranke täglich 2,6 g CaO mehr ausschied, als sie aufgenommen hatte, und zwar hauptsächlich durch den Darm. Die umfassenden Untersuchungen Neumanns, der auch den Umsatz von Mg und P feststellte, bestätigten zunächst eine ältere Vermutung, daß der Kalkumsatz in den einzelnen Fällen in der Tat verschieden ist, und zwar stellte Neumann fest, daß die Kalkausscheidung durch den Harn am größten zu Beginn der Krankheit ist, wo die Knochen noch über einen großen Kalkvorrat verfügen. In den vorgeschrittenen Stadien der Krankheit nimmt der Kalkverlust immer mehr ab, weil der Körper seinen Kalkbestand unter eine gewisse Grenze nicht sinken läßt. Dann kann es sogar zu einer Kalkretention kommen. Eine solche bzw. wenigstens eine Rückkehr des Kalkstoffwechsels zur Norm beobachtete

Neumann in leichteren Fällen von Osteomalacie schon kurze Zeit nach Ausführung der therapeutisch vorgenommenen Kastration. Der Organismus vermag den erlittenen Kalkverlust aber anscheinend ebenso prompt zu ersetzen nach einer zweiten neueren, gleich erfolgreichen Behandlungsmethode der Osteomalacie, nämlich nach der Phosphorzufuhr. His [Sauerbruch] (47) beobachtete unter diesen Umständen eine tägliche Kalkretention von 0,3 g, während in der Vor- und Nachperiode des Versuches geringfügige Kalkverluste sich ergaben.

Im Blute ist öfters eine verminderte Alkaleszenz gefunden worden, welche auf vermehrte Aufnahme von Säuren oder verminderte Aufnahme von Basen zurückgeführt wurde. Die einzige Blutanalyse stammt von Kobler (83.) in einen Falle nicht puerperaler, rheumatischer Osteomalacie. Es fand sich im Vergleich zu den Normalzahlen von Jarisch (cf. Kap. II, S. 18) eine wesentliche Veränderung der quantitativen Zusammensetzung der Blutasche, für den Kalk gerade allerdings nur eine geringe Verminderung.

Die Tatsache der Kalkverarmung in den Knochen und die beobachteten Anomalien in den Kalkausscheidungen sind zur Grundlage für mehrere Theorien des Osteomalacie gemacht worden, welche sich teilweis an diejenigen der Rachitis anschließen:

I. Durch Kalkarmut der Nahrung. Bei Tieren, die aus kalkarmem Boden ihr Futter beziehen, soll die Osteomalacie vorkommen, experimentell ist sie auf diese Weise von Roloff (48) und namentlich von Stilling und v. Mering (49) erzeugt worden. Roloff beobachtete bei Hunden und Schweinen nach Verfütterung von kalkarmem Futter Knochenerkrankungen, während andere Tiere mit gleicher Nahrung, aber Kalkzulage, gesund blieben. Die westfälischen Rinder, die mit solchem Heu gefüttert werden, leiden auch oft an Knochenbrüchigkeit, die sich auffallend besserte, wenn phosphorsaurer Kalk mit der Nahrung gereicht wurde.

II. Durch mangelhafte Resorption des Kalkgehaltes der Nahrung. Erfahrungen aus der menschlichen oder experimentellen Pathologie, welche diese Annahme zu stützen vermögen, sind uns nicht bekannt.

III. Durch verringerte Alkalescenz des Blutes infolge des Übergangs freier Säuren (Milchsäure) ins Blut, welche die Kalksalze in den Knochen lösen. Diese Annahme stützt sich auf den wiederholten Nachweis der Milchsäure in den Knochen und im Harn Osteomalacischer; ferner konnte Caspari (21) der Osteomalacie ähnliche schwere Knochenveränderungen durch Verfütterung von Oxalsäure (bei kalkarmer Nahrung) bei Kaninchen und jungen Schweinen erzeugen. Gegen diese Theorie ist eine Analyse von M. Levy (50) geltend gemacht worden, welcher in osteomalacischen Knochen das Verhältnis von Phosphor zu Kalk ($6\,PO_4 : 10\,Ca$) unverändert fand, während bei künstlicher Einwirkung von Milchsäure auf frische Knochen viel mehr Karbonate in Verlust gehen als Phosphate.

Eine indirekte Beziehung zum Kalkstoffwechsel nämlich durch Vermittlung der Phosphorsäureanomalien, setzen die neuesten Theorien über die Entstehung der Osteomalacie voraus:

IV. Auf Grund der Erfolge der Ovariotomie und der Porroschen Operation, die mit Kastration verbunden ist, bei der puerperalen Osteomalacie hat Fehling (51) die Theorie aufgestellt, daß diese Krankheit als eine Stoffwechselerkrankung aufzufassen sei, ausgehend von einer Funktionsstörung der Ovarien, welche (reflektorisch?) die Knochenbildung beeinträchtige. Eine Stütze für eine solche Hypothese geben die Versuche von Curatulo und Tarulli (52) ab, welche bei kastrierten Hündinnen eine Verminderung der Phosphatausscheidungen im Harn feststellten, die nach Einspritzung von Ovarialsaft wieder anstieg. Die verminderte Kalkabgabe nach solchen Operationen ist, wie schon oben erwähnt, auch beim Menschen beobachtet worden. Daß in den Ovarien, wie in allen drüsigen Organen, sehr intensive chemische Umsetzungen stattfinden, die von nachhaltigem Einfluß auf den intermediären Stoffwechsel sind, ist auch nach anderen Erfahrungen der Pathologie nicht mehr zu bezweifeln. Daß die Ovarien gerade besonders innige und wichtige Beziehungen zum Mineralstoffwechsel haben, darauf weist auch der enge Zusammenhang der Chlorose (Eisenverarmung des Blutes!) mit den Funktionen der Ovarien bzw. deren Störungen (Charrin, v. Noorden, Albu) hin. Hier eröffnet sich ein Gebiet der Forschung, das bei sorgfältiger Bearbeitung reiche Ernte verspricht.

V. Neuerdings hat auch E. Hoennicke (53) die Osteomalacie als eine Stoffwechselerkrankung angesprochen, aber ausgehend von einer primären Erkrankung der Schilddrüse (also dem Myxoedem nahestehend), welche sekundär den Phosphorstoffwechsel stört. Die Fehlingsche Kastration wirke nur heilend durch Herabsetzung des Phosphorverlustes (also nicht kausal), wie andererseits die vielfach übliche Phosphortherapie durch gesteigerte Phosphorzufuhr.

Die zahlreichen Widersprüche, welche sich in den oben wiedergegebenen Befunden der Autoren offenbaren, erklären sich ohne Schwierigkeit dadurch, daß in all diesen Fällen die Größe der Kalkzufuhr nicht ermittelt worden ist, in der Mehrzahl der Fälle nicht einmal die Kalkausscheidungen in den Faeces. Bezüglich des wirklichen Kalkumsatzes unter pathologischen Verhältnissen scheint bisher so viel sicher, daß bei Eintritt von Kalkmangel in der Nahrung der Körper sich ihm mit seinen Ausscheidungen der Substanz sehr schnell anpaßt, indem er einerseits aus der Nahrung mehr resorbiert, andererseits weniger abgibt, weil er einen gewissen Bestand an Kalk, der für die Erhaltung des Organismus notwendig ist, auch zähe festhält. Das ist durch Beobachtungen am Hund (Fr. Müller), wie am Menschen (Rumpf) sicher erwiesen. Am deutlichsten sieht man dies bei Beobachtung der Wirkungen des Hungers. Hier ist die Kalkausscheidung, welche ja während des Hungerns eine ganz enorme ist (ein sicheres Zeichen der Einschmelzung von Knochengewebe!), nach Beendigung einer längeren Fastenperiode trotz erneuter reichlicher Kalkzufuhr anfangs noch sehr gering, weil der Körper den verloren gegangenen Kalk durch Retention des neu zugeführten wieder zu ersetzen bestrebt ist (26).

Diese Einschmelzung von Knochengewebe hat sich schon in einigen älteren Stoffwechseluntersuchungen durch hohe Kalkausscheidungen bei verschiedenen Krankheiten dokumentiert. Bei dem pathologischen Gewebszerfall sind die Knochen viel häufiger und stärker beteiligt, als es a priori sich erwarten ließe. In diesem Sinne läßt sich aber eine vermehrte Kalkausscheidung im Harn einwandsfrei nur dann diagnostisch verwerten, wenn in dem vollständigen Stoffwechselversuch auch die Kalkzufuhr sowie die Kalkabgabe im Kot bestimmt waren. Diesen Anforderungen genügen bisher nur die Untersuchungen von v. Moraczewski (58) bei perniziöser Anämie, die einen absoluten Kalkverlust von beträchtlicher Höhe (neben anderen charakteristischen Anomalien des Mineralstoffwechsels) ergaben.

Was sonst die bislang noch spärlichen exakten Feststellungen des Kalkumsatzes, unter denen die schon wiederholt zitierten Untersuchungen von Rumpf bei den mit Arteriosklerose einhergehenden Herz- und Nierenerkrankungen an erster Stelle zu nennen sind, noch zutage gefördert haben, ist zumeist in obiger Darstellung bereits mitgeteilt. Einer besonderen Erwähnung bedürfen noch die Untersuchungen von A. Ott (54), welche die viel umstrittene Frage der Kalkausscheidungen bei Phthisikern auf diesem Wege der exakten Stoffwechseluntersuchung endlich definitiv entschieden haben. Ott fand, daß bei reichlicher Ernährung auch trotz Fieber kein Verlust an Kalk und Magnesium stattfindet. Eine Einbuße an knochenbildender Substanz tritt nur in den Fällen ein, wo auch Eiweiß eingeschmolzen wird. Das ist aber eine Folge der Unterernährung, nicht etwa eines toxischen Gewebszerfalls.

Neuerdings ist es wahrscheinlich geworden, daß der Kalkumsatz auch für die Funktionen des Nervensystems von vitaler Bedeutung ist. Sabatani und sein Schüler Regoli u. a. hatten 1901 an Tieren die biologische Wirkung des Kalks auf das Nervensystem studiert. Danach haben die geringen Mengen Kalk, welche sich in den Muskeln und nervösen Zentren finden, einen dauernden mäßigenden Einfluß auf die Erregbarkeit derselben. Die normale Erregbarkeit der Großhirnrinde ist von einem bestimmten Gehalt an Kalk abhängig. Eine Verminderung des Kalkgehalts erhöht die Reizbarkeit derselben bis zum Ausbruch von epileptiformen Konvulsionen, während eine Erhöhung des Kalkgehaltes über die Norm die Reizbarkeit herabsetzt. Nun fand Quest (55) bei Untersuchungen an dem Material der Breslauer Kinderklinik den Kalkgehalt des Gehirns bei Föten und Neugeborenen auffallend hoch, während er in späteren Monaten des Säuglings- und Kindesalters schnell abnimmt von 0,168 % Ca auf 0,05 % Ca beim achtjährigen Kinde. Ein vier Monate altes Kind hatte bereits nur noch die Hälfte vom Kalkgehalt im Gehirn eines achtmonatlichen Fötus, so daß also gerade im ersten Lebensjahr eine rapide Abnahme zu verzeichnen ist. Bei Neugeborenen ist nun tatsächlich die Erregbarkeit der Hirnzentren viel geringer als später. Im Gehirne von an Tetanie gestorbenen Kindern fand Quest einen geringeren Kalkgehalt als bei gleichalterigen normalen Kindern, so daß die Annahme eine gewisse Wahrscheinlichkeit für sich hat, daß die Übererregbarkeit des Gehirns durch die Kalkarmut desselben bedingt ist.

Daß dem Kalkstoffwechsel und seinen Anomalien eine viel größere Bedeutung zukommt, als ihm gegenwärtig noch zugeschrieben wird, das beweisen schließlich alle neueren Untersuchungen über das Wesen der Phosphaturie: die Arbeiten von Sendtner, Soetbeer und Tobler, wonach dieses bisher ganz unaufgeklärte Symptom als eine selbständige Stoffwechselstörung sich darstellt, und zwar als eine abnorme Calcariurie, über deren Wesen und Bedeutung im nächstfolgenden Kapitel Näheres gesagt werden soll.

Anhang.

Der Magnesiumstoffwechsel.

Das Magnesium erscheint im Organismus fast stets nur in Begleitung des Kalkes und zwar hauptsächlich als $Mg_3(PO_4)_2$, aber in erheblich geringeren Mengen als der Ca, nämlich etwa nur zum 40. Teil. Während der Kalkgehalt des ganzen Körpers fast vollständig (bis zu 99%) in den Knochen sich findet, kommen vom Magnesium etwas größere Mengen in den Weichteilen vor, z. B. in den fast kalkfreien Muskeln bis zu 0,4 pro mille. In den Knochen macht das Magnesium 10—15% der Gesamtasche aus, das Verhältnis zum Kalk darin ist etwa wie $1:8,5$—9.

Das Magnesiumbedürfnis in der Nahrung ist für den Erwachsenen nach Bunge (40) auf höchstens 0,6 g pro die zu berechnen, womit auch das Ergebnis der Untersuchungen von Bertram (3) und Renvall (62) übereinstimmt. Dem Säugling wird es in der Milch nächst dem Eisen am spärlichsten dargeboten: nur 0,06 g in einem Liter (neben 0,33 g Kalk).

Die Resorption des Mg erfolgt im Dünndarm, ohne daß wie beim Kalk andere Substanzen, namentlich Alkalien und Säuren, einen verändernden Einfluß darauf auszuüben scheinen. Die Ausscheidung des Mg erfolgt in der Hauptsache durch den Harn [Fr. Müller (25)], nur zu einem kleinen Teile auf dem Wege des intermediären Stoffwechsels durch den Dickdarm, so daß dieser Teil sich im Kot mit dem nicht resorbierten Mg vermischt. Im allgemeinen werden im Harn des Gesunden etwa 0,2—0,3 g

MgO [v. Noorden (1)] pro die ausgeschieden und zwar als Phosphat im Verhältnis von 2 : 1 Kalkphosphat. Es bildet auch fast regelmäßig einen erheblichen Bestandteil des aus Erdphosphaten sich bildenden Harnsedimentes und von Konkrementen in Nieren und Blase; bei alkalischem Harn tritt Mg oft in Form des sog. Tripelphosphats ($MgNH_4PO_4 + 6H_2O$) auf. Aber die Kalkmenge überwiegt auch öfters die Magnesiummenge im Harn. So fand Bunge (2) sowohl bei Fleischnahrung wie namentlich bei vegetabilischer Diät mehr Ca als Mg im Harn. Andere Autoren haben dieses Vorkommnis bestätigt, neuerdings auch Renvall (l. c.). Diese Differenzen sind offenbar bedingt einmal durch das gegenseitige Mengenverhältnis der beiden Erdmetalle in der Nahrung, alsdann aber auch durch ihre verschiedenartige Löslichkeit im Harn. Die Reaktion desselben übt auf die Ausscheidung des Calciums einen weit größeren Einfluß aus, als auf diejenige des Magnesiums. Demgemäß ist auch das Verhältnis der Magnesiumausscheidungen im Kot und Harn ein anderes als beim Kalk. Nach den Untersuchungen von Bertram (l. c.) und Renvall (l. c.) werden vom eingeführten Magnesium 29—38 % durch den Harn und 62—71 % durch den Kot abgegeben. Die Ausscheidung durch die Nieren erfolgt also viel leichter und reichlicher als beim Kalk; beim Säugling aber erfolgt nach Blaubergs (60) Untersuchungen die Magnesiumabgabe in gleicher Weise wie die Kalkausfuhr fast ausschließlich oder hauptsächlich durch den Kot (72—94 %), nur bei Brustnahrung etwa zur Hälfte (47—53 %) durch die Nieren.

Im Harn des Hungernden (Cetti u. a.) verschiebt sich das quantitative Verhältnis von Mg zu Ca derart, daß von ersterem erheblich weniger entleert wird, nämlich beide Substanzen werden dann in dem Mengenverhältnis zueinander ausgeschieden, wie sie die Grundsubstanz des Knochens aufbauen (26). Dieses Verhalten des Hungerharns ist von J. Munk gerade als ein Beweis für das Abschmelzen von Knochengewebe im Hungerzustand erachtet worden.

Das quantitative Verhältnis des Mg zu Ca im Harn hat sich auch als ausschlaggebend erwiesen für die Frage nach der Erhaltung der Oxalsäure im Harn in löslicher Form und dementsprechend für die Verhütung von oxalsauren Konkrementen in den Harnwegen. Nach den neueren Untersuchungen von G. Klemperer und Tritschler (56) muß das Verhältnis CaO : MgO = 1 : 0,8 bis 1,2 für diesen Zweck sein. Je weniger Kalk und je

mehr Magnesium, desto leichter löslich wird der oxalsaure Kalk.
Die therapeutischen Schlußfolgerungen, die sich daraus ergeben,
werden später erörtert werden.

Was oben vom Kalk gesagt, gilt in gleicher Weise auch
vom Umsatz des Magnesiums im Körper: eine richtige Beurteilung
desselben und eine sichere Erkennung pathologischer Abweichungen
ist nur möglich bei genauer Ermittlung der Einnahmen und Ausgaben. Für den gesunden Körper sind derartige Magnesiumbilanzen
bei Säuglingen von Blauberg (60) und von Cronheim und
Müller (61), bei Erwachsenen von Bertram (3) und Renvall (62)
vorhanden.   Bei Kranken sind sie schon vereinzelt (im Zusammenhang mit den entsprechenden Kalkanalysen) zur Ausführung gelangt: bei Arthritis deform. durch v. Noorden (60), bei Chlorosen,
Karzinom und perniziöser Anämie durch v. Moraczewski (58),
bei Phthisikern durch A. Ott (54), bei Arteriosklerosis durch
Hirschler und v. Terray (57) u. a.; aber charakteristische
Anomalien sind noch nicht zu erkennen, insbesondere auch nicht hinsichtlich der Verschiebung des Mg- und Ca-Umsatzes zueinander,
der vielleicht diagnostische Bedeutung zukommt, zumal auch im
Blute in dem Mengenverhältnis der beiden Substanzen zueinander
in pathologischen Fällen [Erben (59) u. a.] Abweichungen beobachtet worden sind.

Literatur.

1) v. Noorden: Lehrbuch d. Pathologie d. Stoffwechsels. Berlin 1893.

2) v. Bunge: Lehrbuch d. Physiologie d. Menschen. 1901, Bd. 2, S. 88 u. f.

3) J. Bertram: Zeitschr. f. Biologie. Bd. 14, 1878.

4) H. Senator: Berl. klin. Wochenschr. 1897, Nr. 6.

5) v. Bunge: Zeitschr. f. Biologie. Bd. 41, 1901 u. Bd. 45, 1904.

6) E. Oberndörffer: Berl. klin. Wochenschr. 1904, Nr. 41.

7) v. Bunge: Zeitschr. f. Biologie. Bd. 12, 1876.

8) Dennstedt und Rumpf: Jahrbücher der Hamburger Staatskranken-
    häuser. Bd. 3, 1902.

9) Th. Rumpf: Berl. klin. Wochenschr. 1897, Nr. 13.

10) Derselbe: Münch. med. Wochenschr. 1905, Nr. 9.

12) Zitiert nach Hammarsten: Lehrbuch d. physiol. Chemie. 5. Aufl.
    Wiesbaden 1904.

13) Gazert: Deutsch. Archiv f. klin. Medizin. Bd. 62, 1899.

14) Th. Rumpf: Zeitschr. f. Psychiatrie usw. Bd. 62, 1905.

15) E. Voit: Zeitschr. f. Biologie. Bd. 16, 1880.

16) J. Forster: Archiv f. Hygiene. Bd. 2, 1885.

17) v. Noorden und Belgard: Berl. klin. Wochenschr. 1894, Nr. 10.

18) Schetelig: Virchows Archiv. Bd. 82, 1882.

19) Rüdel: Archiv f. experim. Pathologie u. Pharmakologie. Bd. 33, 1894.

20) Gaethjens: Zentralbl. f. d. med. Wissensch. 1872.

21) Caspari: Berl. klin. Wochenschr. 1897, Nr. 6.

22) E. Heiß: Zeitschr. f. Biologie. Bd. 12. 1876.

23) v. Nathusius: Zitiert nach Caspari (l. c.).

23) G. Hoppe-Seyler: Zeitschr. f. physiol. Chemie. Bd. 15, 1892.

25) Fr. Müller: Zeitschr. f. Biologie. Bd. 20, 1884.

26) Virchows Arch. Bd. 131, Suppl. 1893 u. Berl. klin. Wochenschr. 1887, Nr. 21.

27) F. W. Beneke: Grundlinien der Pathologie des Stoffwechsels. Berlin 1874.

28) H. Senator: Zentralbl. f. d. med. Wissensch. 1877, S. 357; Charité-Annalen. Bd. 7. 1882.

29) Neubauer und Vogel: Analyse des Harns. 9. Aufl. Wiesbaden 1890. Teil II. Daselbst ist die gesamte ältere Literatur über die Kalkausscheidung im Harn ausführlich zusammengestellt.

30) D. Gerhardt und W. Schlesinger: Archiv f. experiment. Pathologie u. Pharmakologie. Bd. 42, 1899.

31) L. Hirschberg: Zentralbl. f. d. med. Wissensch. 1878, S. 90.

32) Schewelew: Zitiert nach Malys Jahresbericht für Tierchemie. Bd. 27.

33) Hirschler und v. Terray: Ebenda. Bd. 33.

34) Vergleiche hierzu die vorzüglichen Zusammenstellungen bei E. Feer: Festschrift für Ed. Hagenbach, Basel 1897; P. Zweifel: Ätiologie der Rachitis, Leipzig 1900; W. Stöltzner: Pathologie und Therapie der Rachitis, Berlin 1904.

35) Seemann: Virchows Archiv. Bd. 77, 1879 u. Zeitschr. f. klin. Medizin. Bd. 5, 1882.

36) A. Baginsky: Du Bois-Reymonds Archiv f. Physiologie. 1881; Virchows Archiv. Bd. 87, 1882: Veröffentlichungen d. Gesellschaft für Heilkunde. Berlin 1879.

37) Marchand: Journal f. prakt. Chemie. Bd. 27.

38) Vierordt: XII. Kongreß für innere Medizin. 1893.

39a) Heitzmann: Allg. Wien. med. Ztg. 1873. Nr. 45.

39b) Heiß: Zeitschr. f. Biologie. Bd. 12, 1876.

40) G. Bunge: Zeitschr. f. Biologie. Bd. 10; Archiv f. Physiologie. 1886.

41) Uffelmann: Deutsch. Archiv f. klin. Medizin. Bd. 28, 1881.

42) Zander: Virchows Archiv. Bd. 83, 1881.

43) G. Wegner: Ebenda. Bd. 55. 1872.

44) Kassowitz: Die Pathogenese der Rachitis. Wien 1885.

45) R. v. Limbeck: Wien. med. Wochenschr. 1894, Nr. 17—19.

46) S. Neumann: Archiv f. Gynäkologie. Bd. 47, 1894 u. Bd. 51, 1896.

47) His: Deutsch. Archiv f. klin. Medizin. Bd. 73, 1902.

48) F. Roloff: Virchows Archiv. Bd. 46, 1869 u. Archiv f. Tierheilkunde. Bd. 5, 1879.

49) H. Stilling und J. v. Mering: Zentralbl. f. d. med. Wissensch. 1889.

50) M. Levy: Zeitschr. f. physiol. Chemie. Bd. 19, 1894.

51) Fehling: Archiv f. Gynäkologie. Bd. 39 u. 48; Zeitschr. f. Geburtshilfe u. Gynäkologie. Bd. 30, 1894.

52) Curatulo und Tarulli: Zentralbl. f. Physiol. Bd. 9, 1895, S. 149.
53) E. Hoennicke: Berl. klin. Wochenschr. 1894, Nr. 44. Über das Wesen der Osteomalacie. In Hoches Sammlung zwangloser Abhandlungen aus dem Gebiete der Nerven- und Geisteskrankheit. Halle 1904.
54) A. Ott: Deutsch. Archiv f. klin. Medizin. Bd. 70; Zeitschr. f. klin. Med. Bd. 50, 1903; Die chemische Pathologie der Tuberkulose. Berlin 1903.
55) Quest: Jahrbuch f. Kinderheilkunde. Bd. 59, 1905.
56) G. Klemperer und Tritschler: Zeitschr. f. klin. Med. Bd. 44. 1902 u. Berl. klin. Wochenschr. 1901, Nr. 52.
57) Hirschler u. v. Terray: Zeitschr. f. klin. Med. Bd. 57, 1905.
58) v. Moraczewski: Zeitschr. f. klin. Med. Bd. 33, 1897 u. Virchows Archiv. Bd. 159, 1900.
59) F. Erben: Zeitschr. f. klin. Med. Bd. 40, 47 u. 50.
60) M. Blauberg: Zeitschr. f. Biologie. Bd. 40, 1900.
60a) Derselbe: Archiv f. Hygiene. Bd. 27 u. 30.
61) W. Cronheim u. E. Müller: Zeitschr. f. diät. u. physik. Therapie. Bd. 6, 1903.
62) G. Renvall: Skandin. Archiv f. Physiologie. Bd. 16, 1904.
63) J. Forster: Mitteilungen aus d. Münch. morph. physiol. Gesell. 1879, Nr. 3.
64) P. Zweifel: Ätiologie, Prophylaxis und Therapie der Rachitis. Leipzig 1900.
65) Herxheimer: Berl. klin. Wochenschr. 1897, Nr. 20.
66) v. Noorden u. van Ackeren in v. Noordens Lehrbuch der Pathologie des Stoffwechsels. S. 416, Berlin 1893.
67) v. Noorden u. Belgardt in v. Noordens „Beiträge zur Lehre vom Stoffwechsel". Heft III, 1895.
68) Gramatchikow: Zitiert nach Renvall.
69) M. Kaufmann u. L. Mohr: Berl. klin. Wochenschr. 1903, Nr. 8.
70) F. Soetbeer: Deutsch. Arch. f. klin. Med. Bd. 72, 1901.
71) L. Tobler: Arch. f. exper. Pathol. u. Pharmak. Bd. 52, 1904.
72) M. Pfaundler: Münch. med. Wochenschr. 1903, Nr. 37; Wien. med. Wochenschr. 1904, Nr. 30—32; Jahrbuch f. Kinderheilk. Bd. 60, 1904.
73) v. Mettenheimer: Jahrbuch f. Kinderheilk. Bd. 46, 1898.
74) F. Mendel: Münch. med. Wochenschr. 1902, Nr. 4.
75) Stöltzner u. Lissauer: Jahrbuch f. Kinderheilk. Bd. 50, 1899.
76) A. Schloßmann: Archiv f. Kinderheilk. Bd. 40, 1905.
77) F. Sinnhuber: Zeitschr. f. klin. Med. Bd. 54, 1904.
78) Lanz: Volkmanns Sammlung klin. Vorträge. 1894.
79) Knöpfelmacher: Wien. klin. Wochenschr. 1895, Nr. 41.
80) Heubner: Berl. klin. Wochenschr. 1896, Nr. 31.
81) W. Stöltzner: Jahrbuch f. Kinderheilk. Bd. 51, 1900 u. in „Pathologie u. Therapie der Rachitis", Berlin 1904.
82) F. Erben: Zeitschr. f. klin. Med. Bd. 57, 1905.
83) G. Kobler: Wien. klin. Wochenschr. 1888, Nr. 23.

VII. Kapitel.

Der Phosphorstoffwechsel.

Der Phosphor kommt in den Gewebssäften des Körpers und namentlich in den Knochen in unorganischer Form als Calcium- und Magnesiumphosphat vor, aber daneben in organischer Bindung in den Proteiden, im Nuklein und Lecithin und in den sog. Phosphatiden, zu denen z. B. das Jecorin und das Cerebrin gehören. In einzelnen Organen wie Leber, Milz und Thymus ist mehr als die Hälfte des Phosphors in organischer Bindung enthalten.

In der Nahrung wird der Phosphor stets in hochoxydiertem Zustande eingeführt, zum kleineren Teile (im Fleisch und in den Körnerfrüchten) in Form von phosphorsauren Salzen, zum größeren Teile (in der Milch, in den Eiern und Hülsenfrüchten) in organischer Bindung: als Nukleoalbumine, Nukleine, Kasein, Lecithin, Vitellin u. a., die sämtlich mehr oder minder komplizierte esterartige Derivate der Phosphorsäure sind.

Der Phosphorgehalt der Milch, von dessen eigentümlichem und interessantem Verhalten schon im IV. Kapitel (S. 74 u. 75) kurz die Rede war, ist in dem letzten Jahrzehnt Gegenstand eifriger Forschungen gewesen. Die Frauenmilch enthält nach Bunge (1) bzw. Camerer und Söldner im Liter etwa 0,31 bis 0,45 g P_2O_5, die Kuhmilch dagegen 1,81—1,97 g P_2O_5. Bei Verdünnung der letzteren auf die Hälfte bekommt der Säugling noch immer das Doppelte dem Brustkinde gegenüber. Deshalb ist bei künstlicher Ernährung sowohl die Ausscheidung von P_2O_5 durch den Harn, wie auch die Resorption und Retention größer. Die Abgabe ist stets nur niedrig, wie man seit langer Zeit schon weiß, weil der Phosphor im kindlichen Organismus vorzüglich ausgenützt wird. Nur 6—11% des Nahrungsphosphors erscheinen in den Faeces. Der größere Phosphorgehalt der Kuhmilch wird nicht ausgeglichen durch die schlechtere

Ausnutzbarkeit gegenüber dem Phosphor der Frauenmilch. Diese Differenz in der Resorptionsfähigkeit beruht darauf, daß die Frauenmilch neben dem unorganischen Phosphor, dessen Existenz früher darin zu Unrecht bestritten worden ist, einen reicheren Gehalt an organischem Phosphor enthält, der leichter aufsaugbar sein soll. Die entsprechenden Zahlen sind schon früher (cf. S. 74 u. 75) angegeben. Eine Aufklärung dieser Verhältnisse ist den Untersuchungen von Michel (2), A. Keller (3), P. Müller (4), A. Schloßmann (5) u. a. zu danken. Die Kenntnis des organischen Milchphosphors hat eine wesentliche Erweiterung erfahren durch die Auffindung des Nukleons (Phosphorfleischsäure), welches sein Entdecker, M. Siegfried (6), auch in der Milch nachwies und zwar zu 6 % des Gesamtphosphors in der Kuhmilch und zu 41,5 % in der Frauenmilch. Der Phosphor der Frauenmilch besteht in der Hauptsache nur aus Kasein- und Nukleonphosphor. Wenn es auch wahr sein sollte, daß, wie Stocklasa (7) behauptet, P_2O_5 in der Milch auch in Form von Lecithin vorkommt, so bleibt dann noch immer auch von diesem Gesichtspunkte aus eine erhebliche Differenz zwischen Frauen- und Kuhmilch (35 % gegen 5 % Lecithinphosphor nach Stocklasa).

Diese Ergebnisse der Untersuchungen über die Resorption des Milchphosphors stehen in Einklang mit den lange Jahre fortgesetzten Untersuchungen Röhmanns (8) und seiner Schüler Marcuse, Steinitz, Leipziger, Zadik, Ehrlich, Gottstein u. a. über die Ausnutzung der organischen und anorganischen Phosphorverbindungen im Organismus. Man glaubte früher, daß die Nukleine u. dgl. nur schwer resorbiert werden, weil sie eine große Widerstandskraft gegen die Verdauungssekrete besitzen, so daß der Körper sie nur synthetisch aus einfacheren Verbindungen aufbauen könnte. Diese Anschauung ist aber durch neuere Untersuchungen von E. Salkowski und F. Umber, sowie durch die Stoffwechselversuche der Breslauer Schule erschüttert worden. Sie haben zu dem Resultat geführt, daß Körper nicht die Fähigkeit besitzt, die für das Leben der Zelle erforderlichen phosphorhaltigen organischen Verbindungen aus phosphorfreien Eiweißkörpern und Phosphaten synthetisch zu bilden. Das Fehlen der Phosphate in der Nahrung ist ohne Einfluß auf den Ansatz des Phosphors, und bei ausschließlicher Darreichung des Phosphors in organischer Form kann Phosphorretention erzielt werden und zwar in stärkerem Grade als bei gleichzeitiger Darreichung von Phosphaten.

Die Überlegenheit des organischen Phosphors über den anorganischen für Wachstum und Ernährung haben am klarsten die Versuche von Cronheim und Müller (9) an fünf Säuglingen und einem etwas älteren Kinde erwiesen, welche zu der gewöhnlichen Nahrung (Mehlmilchpulvergemisch) eine Zulage von Eidotter erhielten. Bei der auch den Stoffwechsel der alkalischen Erden (Ca, Mg) in sorgfältiger Weise berücksichtigenden Untersuchung ergab sich, daß die Eidotternahrung das Wachstum der N-haltigen Gewebe weit stärker anregt als eine lecithinfreie Nahrung. Es darf indessen nicht verschwiegen werden, daß das Verhältnis der Phosphate und der phosphorhaltigen Eiweißstoffe zueinander in ihrer Bedeutung für den Phosphorumsatz gerade von sehr kompetenten Beurteilern, der nordischen Physiologenschule (Tigerstedt und seinen Mitarbeitern), zurzeit noch nicht als geklärt erachtet wird (11).

Das relativ große Phosphorbedürfnis des Organismus [nach Sivén (10) mindestens 0,7—0,8 g, nach Ehrström (11) aber 1—2 g täglich] erklärt sich zur Genüge aus der außerordentlich weiten Verbreitung dieses Mineralstoffes im Körper. Nicht nur zum Aufbau des Knochens, sondern auch vor allem zur Funktion des Nervensystems und der großen Drüsenorgane ist er unentbehrlich, und eben dieses große Phosphorbedürfnis des Körpers macht es auch verständlich, daß er gerade diesen Mineralstoff anscheinend leichter zurückhält und ansetzt als die meisten anderen, weil er dessen zum Aufbau seiner wichtigsten Eiweißsubstanzen benötigt.

Untersuchungen über den Phosphorstoffwechsel (mit vollständigen Bilanzen) liegen für den gesunden erwachsenen Menschen vor von Jacob und Bergell (43), Loewi (44) und in besonders eingehender Weise von Sivén (10), Ehrström (11), Tigerstedt (12) und Renvall (13), an Säuglingen von Blauberg (14), Michel (2), Keller (l. c.), von Cronheim und Müller (9) und Schloßmann (5) vor. Als das wichtigste Ergebnis dieser Untersuchungen sei die Tatsache hervorgehoben, daß der Körper keinen anderen Mineralstoff so energisch zurückzuhalten bestrebt ist als den Phosphor. Ja, er bedarf dessen anscheinend noch dringender als des Stickstoffs. Denn

bei Steigerung der P-Zufuhr stellt sich der Organismus nicht
etwa auf P-Gleichgewicht ein, sondern er retiniert einen Teil
des aufgenommenen Phosphors, bei animalischer Nahrung wesentlich mehr als bei vegetabilischer. Loewi sowohl wie Ehrström beobachteten Phosphorretentionen, die wesentlich größer
waren als der Phosphorbedarf des Organismus. Auch bei pathologischen Zuständen bleibt dies so; es ist sogar möglich, daß die
Retention dann eine abnorm hohe werden kann [L. F. Meyer (15)].
Der Phosphor steht also in dieser Hinsicht dem Fett näher als
dem Eiweiß, auch insofern als selbst bei N-Gleichgewicht und
N-Ansatz erhebliche P-Verluste eintreten können.

Von dem eingeführten Phosphor werden im Harn nach
Ehrström (11) 50—88%, im Durchschnitt etwa 70% resorbiert,
nach den Ergebnissen der Breslauer Schule sogar 80—90%.
Die Größe der Resorption ist aber anscheinend sehr schwankend,
von der Menge, namentlich aber der Art der Nahrung abhängig.
Bei Fleischnahrung erscheint fast die gesamte Phosphorsäure im
Harn, und nur geringe Reste lassen sich davon im Kot nachweisen.
Bei Pflanzennahrung dagegen wird der größte Teil des Phosphors,
trotzdem dieses Material daran so außerordentlich reich ist, mit den
Faeces ausgeschieden, weil der gleichzeitig reiche Kalkgehalt dieser
Nahrung den Phosphor in unlöslicher Form mit sich reißt. Hauptsächlich zwischen Ca und P bestehen die innigsten Wechsel-
beziehungen in bezug auf die Ausscheidungen durch Harn und
Kot (cf. Kap. VI, S. 116 u. ff.). Auch das relative Mengenverhältnis
der alkalischen Erden und der Alkalisalze in der Nahrung übt
einen wesentlichen Einfluß auf die Größe der Phosphorsäure-
resorption und -ausscheidung aus.

Die Ausscheidung der Phosphorsäure durch den Harn erfolgt zu
40% als einfach, zu 60% als zweifach saures Phosphat, zu $^2/_3$ an
Alkali, zu $^1/_3$ an die Erden gebunden; die Gesamtmenge der P_2O_5-
Ausscheidung im Harn schwankt zwischen 1—5 g, im Mittel beträgt
sie nur 2,0—2,5 g täglich, bei Fleischnahrung oft mehr. Im Kot
erscheint der Phosphor als Kalk- und Magnesiumphosphat, zu einem
kleinen Teile aber auch in organischer Verbindung als Nuclein
und Lecithin. Der Kotphosphor entstammt, wie zuerst die Untersuchungen von Fr. Müller und J. Munk (17) bei den Hungerern
Cetti und Breithaupt ergeben haben, zu einem nicht geringen
Teil — nach Tigerstedt (l. c.) 0,134 g täglich, nach Renvall

(l. c.) sogar fast das Doppelte — vom Darmsekret (cf. Kap. III, S. 38 u. 39).

Lange Jahre galt es geradezu als ein Dogma, daß die Phosphorsäureausfuhr im Harn der N-Ausscheidung parallel gehe, weil die Phosphate auf die Zersetzung der Eiweißkörper zurückzuführen seien. Diese Ansicht findet sich auch heute noch in den meisten Lehrbüchern vertreten und ist unter gewissen Umständen, die gleich noch erwähnt werden sollen, auch richtig. Es ist aber längst erwiesen, das Phosphor- und N-Bilanz sich durchaus nicht immer decken. Sivén (l. c.), Ehrström (l. c.), neuerdings auch L. F. Meyer (16), haben nachgewiesen, daß feste Beziehungen zwischen dem Umsatz des Stickstoffes und der Phosphorsäure nicht existieren, sondern die Zersetzung des Stammmateriales beider Substanzen oft unabhängig voneinander vor sich geht, so daß z. B. N-Verlust bei Phosphorsäureansatz vorkommt und umgekehrt. Dem Quotienten $N : P_2O_5$, der in der Norm $8,0—7,0 : 1$ beträgt, kann deshalb ein grundsätzlicher Wert nicht zugeschrieben werden. Einen exakten Maßstab für die Beurteilung des Phosphorstoffwechsels liefert er nur dann, wenn das Verhältnis von $N : P_2O_5$ nicht nur im Harn und in den Faeces, sondern auch in der eingeführten Nahrung bestimmt ist, weil der Phosphorgehalt der einzelnen Nahrungsmittel ja ein wesentlich verschiedener ist. Nach Ehrström ist der Quotient $N : P_2O_5$ überhaupt ganz wertlos, weil die N-Menge nur durch den Eiweißgehalt des Körpers beeinflußt wird, die P-Menge dagegen von mehreren, untereinander ungleichwertigen Bestandteilen: den Phosphaten der Gewebssäfte und der Knochen, den phosphorhaltigen Eiweißstoffen und den Phosphatiden, besonders dem Lecithin, so daß bei variierender Kost N- und P-Bilanz ihre eigenen Wege gehen. Es finden sich nun in der Literatur zahlreiche Mitteilungen über Veränderungen dieses Quotienten unter pathologischen Verhältnissen, so z. B. im Hunger, bei starkem Eiweißzerfall u. dgl. mehr. Das Verhältnis von $N : P_2O_5$ soll sich bis auf $3 : 1$ erniedrigen können. Aber für eine richtige Beurteilung dieser Veränderungen ist die Berücksichtigung der eben genannten Faktoren unerläßlich. Dazu gehört auch noch der Nachweis einer während der Dauer der Untersuchung quantitativ und qualitativ unverändert sich gleich gebliebenen Kostform! Man hat aus dem Verhältnis $N : P_2O_5$ auch einen sog. relativen Phosphorsäurewert konstruiert, der nach dem betreffenden prozentischen Gehalt der Gewebe und Organe an P_2O_5 beim Muskel 15, beim Blut 3, beim Gehirn etwa 45, bei den Knochen ungefähr 420 usw. beträgt, und man hat nach der Höhe des P_2O_5-Wertes im Harn diagnostische Rückschlüsse auf die Beteiligung dieses oder jenes Gewebes am Stoffwechselprozeß gemacht. Für den Hungerzustand (J. Munk) ist eine derartige Schlußfolgerung berechtigt (17); bei anderen Stoffwechseluntersuchungen aber nur bei gleichzeitiger Kenntnis der Höhe der P-Zufuhr in der Nahrung!

Bei chronischer Unterernährung sinkt die Phosphorsäureausscheidung ab, aber nur parallel ungefähr der Verringerung des Eiweißumsatzes. Bei vielen konsumierenden Krankheiten andererseits steigt sie mehr oder minder erheblich an, offenbar infolge des Zerfalles von Knochengewebe, der sich durch die gleichzeitig nachweisbar gesteigerte Kalkausscheidung erkennen läßt. Den besten Beweis dafür liefert die sichere Feststellung dieser Tatsache im Hungerzustande [bei Cetti, Breithaupt (17), Succi (18), und an den Geisteskranken Tuczeks (19) u. a.].

Eine verminderte Phosphorsäureausscheidung ist von einzelnen Autoren im Fieber beobachtet worden, was von anderen bestritten ist, namentlich aber bei Nephritis, wo sie durch die schlechte Durchlässigkeit der Nieren für phosphorsaure Salze zustande kommen soll.

Näheres über die außerordentlich schwankenden und wenig charakteristischen Veränderungen der P_2O_5-Ausscheidung im Harn pathologischer Fälle ist bei v. Noorden (20) nachzulesen. Es läßt sich aus ihnen nicht der geringste Anhaltspunkt für die Erkennung etwaiger Störungen des Phosphorstoffwechsels gewinnen.

Den richtigen Weg dazu haben erst die exakteren Forschungen des letzten Jahrzehnts gewiesen, welche wie bei der Ermittlung des Kalk- und Magnesiumsatzes auch hier eine regelrechte Bilanz durchgeführt haben, das heißt eine vergleichende Feststellung der Einnahmen und Ausgaben des Organismus. Auf dieses allein verläßlichen Basis ist der P_2O_5-Wechsel bisher nur in einigen Fällen festgestellt worden: bei kranken Kindern (teilweise Säuglingen) durch Blauberg (14), Keller (3) und neuerdings L. F. Meyer (16), bei Erwachsenen mit chronischer Unterernährung durch Kaufmann und Mohr (45), bei Chlorosen, Karzinom und bei perniziöser

Anämie von v. Moraczewski (21), bei Osteomalacie von S. Neumann (22) und His [Sauerbruch] (23), bei Phthisis pulm. von Ott (24) und bei Atheromatosis Aortae von Hirschler und v. Terray (25). Unter Beobachtung dieser Grundsätze werden die bisherigen Angaben der Literatur von neuem zu prüfen sein, ob z. B. die beobachtete Vermehrung der Phosphorsäureausscheidung im Harn wirklich vorhanden ist bei der Osteomalacie, worin sich selbst die neuesten Angaben von S. Neumann und His noch widersprechen (offenbar weil sie Erkrankungen verschiedener Intensität vor sich gehabt haben), ferner bei der Meningitis (im Gegensatz zum Typhus!), beim Diabetes bzw. Coma diabeticum u. a. m. Auch für die Fragen der Pathogenese und Therapie der Gicht bedarf der P_2O_5-Stoffwechsel einer solchen revidierten Untersuchung, da die Löslichkeit der Harnsäure im Blute und im Harn von dem quantitativen Verhältnis der Phosphate abhängt. Sobald erst eine größere Anzahl solcher Untersuchungen vorliegen und die Ausführung derselben auch auf Gesunde weiter ausgedehnt sein wird, dann wird die Feststellung des normalen P_2O_5-Umsatzes und seiner mannigfachen Anomalien voraussichtlich bald gelingen und die diagnostische, prognostische und therapeutische Verwertung dieses wichtigen Faktors berechtigt sein!

Bei der Erörterung der Anomalien des Phosphorstoffwechsels müssen auch die Beziehungen desselben zu den schon im vorigen Kapitel erwähnten typischen Knochenerkrankungen, Rachitis und Osteomalacie, hier noch einmal wenigstens kurz gestreift werden, da sie einerseits vielfach mit Störungen des Phosphorumsatzes in direkte Beziehungen gebracht worden sind und noch werden, andererseits es noch nicht feststeht, wieweit die Anomalien des Kalkstoffwechsels mit Störungen des Phosphorumsatzes stets kombiniert sind. Bis zu einem gewissen Grade ist das gewiß der Fall; es scheint aber, als ob die Phosphorsäure dabei nur die vermittelnde Rolle spielt (Bindemittel der Erdalkalien). Aber es sei hier noch einmal erwähnt, daß bei der Osteomalacie nach Phosphorzufuhr nicht nur ein unmittelbarer günstiger Einfluß auf die Kalkausscheidung, sondern auch eine Heilwirkung. (cf. näheres in Kap. XII) festgestellt worden ist, und nach Hoennicke (26) wirkt auch die erfolgreiche Behandlung der Osteomalacie mittels Kastration durch Herabsetzung des Phosphorverlustes. Es sei ferner daran erinnert, daß auch die durch Kassowitz eingeführte

Phosphorbehandlung der Rachitis einen günstigen Einfluß auf den Kalkansatz in den Knochen ausübt.

Von Teissier (27) und Ch. Ralfe (28) ist als eine besondere, selbständige Stoffwechselanomalie ein sog. „Phosphorsäure-Diabetes" beschrieben worden, dessen Namen darin seine Berechtigung haben soll, daß sich neben den gleichen subjektiven Symptomen auch eine Polyurie einstellt, die mit einer starken Vermehrung der Phosphate (bis auf 12 g pro die!) einhergehen soll. Auch die Komplikation mit Katarakt ist von Teissier beobachtet worden. Dieser P_2O_5-Diabetes ist in neuerer Zeit mit den Schilddrüsenerkrankungen in Beziehung gebracht worden, bei denen Störungen der Phosphorsäureausscheidung nicht selten sind und für pathognomonisch gehalten wurden. E. Roos (29) sah beim Hunde unter der Einwirkung großer Dosen von Schilddrüsensubstanz die Phosphorsäureausscheidung erheblich ansteigen, nach Exstirpation der Schilddrüse aber wieder merklich absinken. In Übereinstimmung mit ersterer Tatsache fand W. Scholz (30) bei Morbus Basedowii nach Schilddrüsenfütterung eine die Norm angeblich zehnmal übersteigende Phosphorsäureabgabe durch den Darm, welche Scholz mit dem Namen „intestinaler P_2O_5-Diabetes" bezeichnet. Darauf hat Scholz die Theorie aufgebaut, daß die Schilddrüse an der Assimilation des Phosphors im Körper in der Weise beteiligt ist, daß der Ausfall ihrer Funktion zu einer Retention, die Steigerung derselben zu einer vermehrten Ausscheidung von Phosphorsäure führt, die Phosphormangel im Körper zur Folge haben kann. Sichere experimentelle Beweise zur Stütze dieser Theorie sind unseres Wissens später nicht mehr beigebracht worden. Immerhin ist es aber höchst wahrscheinlich, daß der Phosphor durch den intermediären Stoffwechsel in ebenso innigen Beziehungen zu der Schilddrüse steht, wie das Eisen zur Milz u. a. m. (cf. Kap. IV, S. 70).

Eine besonders eigentümliche Anomalie des Phosphorsäurestoffwechsels stellt die sog. Phosphaturie (31) dar. Diese Bezeichnung ließe daran denken, daß es sich dabei um eine vermehrte Ausscheidung von Phosphorsäure bzw. Phosphaten im Harn handeln könnte. Dem ist aber bekanntlich nicht so; im Gegenteil pflegt die Phosphorsäureausscheidung im Harn in diesen Fällen meist vermindert zu sein. Die Trübung, welche solche Harne aufweisen, wird bedingt durch nicht gelöste Phosphate, welche zuweilen erst beim Stehen des Harns als weißliches Sediment sich abscheiden und zu Boden fallen, in anderen Fällen sogar erst nach Erhitzen des an sich klaren Harns. Über Wesen und Bedeutung der Phosphaturie gibt es eine recht umfangreiche Literatur, welche aber das Phänomen nicht klarzustellen vermocht hat. Folgendes kann als sicher feststehend erachtet werden: Zunächst gibt es eine physiologische Phosphaturie, welche eintritt nach Genuß alkalischer Wässer und nach reichlicher Pflanzennahrung infolge der Zufuhr größerer Mengen von Alkali, welche eine Steigerung der Blutalkaleszenz nach sich zieht. Die Vermehrung der Blutalkaleszenz wird aber auch indirekt zuweilen herbeigeführt durch Säureverluste des Körpers. Deshalb sieht man den Harn vorübergehend alkalisch werden zuweilen nach starken Mahlzeiten infolge der reichlichen Salzsäureproduktion, welche namentlich übermäßig große Mengen von Fleischnahrung im Magen hervorrufen, häufiger aber nach starkem oder wiederholtem sauren Erbrechen, nach Magenausspülungen und bei andauernder Hyperchlorhydrie und Hypersekretion des Magens [G. Klemperer (32)]. Diese Art der Phosphaturie kommt also unabhängig von der Nahrungsaufnahme zustande. Leo (33) hat vorgeschlagen, an Stelle der unlogischen Bezeichnung „Phosphaturie" wegen der Reaktion des Harns, welche das Ausfallen der phosphorsauren Salze bedingt, sie „Alkalinurie" zu nennen.

Es gibt nun aber auch eine pathologische Phosphaturie, von der bisher nicht nachgewiesen ist, daß ihr eine Steigerung der Blutalkaleszenz zugrunde liegt. Man kann verschiedene Formen derselben unterscheiden: 1. die juvenile Form (cf. später), 2. die sexuelle Form, welche seit langer Zeit als Komplikation bei Erkrankungen des Urogenitalapparates, bei Gonorrhoe, Prostatitis und Cystitis beschrieben wird, und noch jüngst wiederum hat v. Düring (34) die lokalen infektiösen Erkrankungen des Geschlechtsapparates als Ursache der Phosphaturie angeschuldigt, 3. die neurasthenische Form im Sinne Peyers (35), dem sich später Barucco angeschlossen hat, wonach die Phosphaturie ein selbstständiges Krankheitsbild ist, und zwar eine Funktionsanomalie, eine Sekretionsneurose der Nieren, welche auf reflektorischem Wege entsteht und fast ausschließlich bei Neurasthenikern (mit Erkrankungen des Harnapparates) vorkommt. Zu dieser nervösen Form gehört wohl auch die „essentielle Phosphaturie" und der

„Phosphatdiabetes" der Franzosen [Teissier (27) u. a.], auch die „Phosphaturie terreuse des dyspeptiques" Robins (36). Neuerdings hat v. Moraczewski (37) eine vierte Form aufgestellt, die er als eine selbständige Stoffwechselanomalie auffaßt, weil sie Beziehungen zur Oxalurie und zur harnsauren Diathese hat und zuweilen auch alternierend mit diesen bei damit erblich belasteten Personen auftritt.

Diese Unterscheidung verschiedener Formen von Phosphaturie, die wahrscheinlich nur eine vorläufige ist, stützt sich lediglich auf gewisse hervorstechende Momente des klinischen Krankheitsbildes, das aber ebenso unbestimmt und mannigfach ist, als es die Ätiologie desselben anscheinend ist. Während nämlich die Phosphaturie häufig ohne alle subjektiven Symptome besteht, macht sie zuweilen lästige und andauernde Blasen- und Nierenbeschwerden, in anderen Fällen löst sie nur leichte Reizerscheinungen bei der Harnentleerung aus, fast immer aber besteht das bunte proteusartig wechselnde Bild der Neurasthenie. Ein zwingender Grund, die Phosphaturie mit Erkrankungen des Harn- und Geschlechtsapparates in ursächlichen Zusammenhang zu bringen, ist nicht vorhanden, da sie sich auch nachweislich bei Personen findet, die in dieser Hinsicht ganz intakt sind, u. a. z. B. gar nicht selten bei kleinen Kindern, bei denen sich die Beobachtungen von Phosphaturie in neuester Zeit gemehrt haben. C. de Lange (38) hat sie in Zusammenhang mit den im jugendlichen Alter so häufigen Darmwürmern gebracht.

In das verwirrende Bild, das die Kenntnis dieses Krankheitszustandes zurzeit noch darbietet, scheint die pathologische Chemie berufen zu sein, etwas Ordnung zu bringen. Während v. Moraczewski (l. c.) bei der von ihm gekennzeichneten Form der Phosphaturie durch exakte Ermittlung der Bilanz eine Vermehrung der Phosphorsäureausscheidung neben einer Verminderung der Kalk- und Magnesiumsalze feststellte, läuft der Stoffwechsel der alkalischen Erden augenscheinlich ganz anders ab bei den anderen Formen der Phosphaturie, insbesondere der kindlichen. Hier handelt es sich offenbar um eine erhebliche Störung des normalen Kalkumsatzes. Sendtner (39) war der Erste, welcher (1888) die Forschung nach dem Wesen und den Ursachen der Phosphaturie in exakte Bahnen lenkte. Er wies in einem solchen Falle eine vermehrte Kalkausscheidung im Harn nach. Genaueres darüber brachten aber erst die Untersuchungen von Soetbeer (40), zum Teil in Gemeinschaft mit Krieger (41), welche bei einem Kinde und einer Frau unter genauer Analyse der Kalkzufuhr in der Nahrung ermittelten, daß die an Phosphaturie leidende Patientin im Harn täglich 0,263 g Kalk mehr ausschied, als eine in gleicher Weise ernährte Kontrollperson, im Kot dagegen 0,31 g weniger. Das Plus an Kalk im Harn stammt also aus resorbiertem Nahrungskalk, der entgegen der physiologischen Norm in der überwiegenden Mehrheit nicht durch den Darm, sondern durch die Nieren ausgeschieden wird. Soetbeer führte diese Anomalie des Kalkumsatzes auf eine vorhandene Colitis zurück, welche die Ausscheidung des zuvor resorbierten Kalkes auf die Dickdarmschleimhaut verhindere. Während in der Norm das Verhältnis $P_2O_5 : CaO$ im Harn wie $12 : 1$ ist, war es bei Soetbeers Patienten wie $4 : 1$. Tobler (42), welcher neuerdings in drei Fällen von Phosphaturie bei Kindern die von Soetbeer gefundene „Calcariurie" im vollen Umfange bestätigte, weicht von ihm nur darin ab, daß er den angegebenen Quotienten nicht für allein maßgebend hält, weil die Phosphorsäureausscheidung nicht durch die Höhe des Kalkgehaltes fest bestimmt wird. Tobler hat darauf hingewiesen, daß die neue Auffassung des Wesens der Phosphaturie nicht nur von theoretischem Interesse ist, sondern auch eine praktische Tragweite in Hinsicht auf die Therapie besitzt. In allen seinen Fällen hat er durch Verabreichung einer kalkarmen Diät in kurzer Zeit die Phosphaturie mit allen ihren subjektiven Symptomen verschwinden sehen.

Es bedarf noch weiterer Untersuchungen, um insbesondere das Verhältnis der „Calcariurie" zum Phosphor- und Magnesiumumsatz festzustellen. Ob der Phosphor hauptsächlich durch den Darm oder durch die Nieren ausgeschieden wird, das scheint ebenso wie beim Kalk in erster Reihe von der Art der Kost abhängig zu sein, insbesondere von dem Mengenverhältnis der animalischen und vegetablischen Nährstoffe zueinander. Darauf weist wenigstens der Unterschied des Phosphorstoffwechsels bei Fleisch- und Pflanzenfressern mit einiger Sicherheit hin. Es bedarf noch genauerer Untersuchungen nach der Richtung, den gegenseitigen Einfluß des Kalk- bzw. Phosphorgehalts der Nahrung auf die Resorption dieser Stoffe zu ermitteln. Dann erst wird die Soetbeersche Hypothese der Pathogenese der Phosphaturie, die von einer noch unbewiesenen Annahme ausgeht, daß nämlich das entzündlich erkrankte Darmepithel seine Sekretionsfähigkeit einbüße, einer entscheidenden Kritik zu unterziehen sein.

Literatur.

1) G. v. Bunge: Lehrbuch für Physiologie. Bd. 2, Leipzig 1901.
2) Michel: L'obstetrique. Paris 1896 u. 1897.
3) A. Keller: Zeitschr. f. klin. Medizin. Bd. 36, 1899. Archiv f. Kinderheilkunde. Bd. 29, 1900.
4) P. Müller: Zeitschr. f. Biologie. Bd. 39, 1900.
5) A. Schloßmann: Archiv f. Kinderheilkunde. Bd. 40, 1905.
6) M. Siegfried: Zeitschr. f. physiol. Chemie. Bd. 21 u. 22, 1896 u. 1897.
7) J. Stoclasa: Ebenda. Bd. 23, 1897.
8) F. Röhmann: Berl. klin. Wochenschr. 1898, Nr. 36. Pflügers Archiv. Bd. 67 (S. Marcuse). Pflügers Archiv. Bd. 72 (Fr. Steinitz). Pflügers Archiv. Bd. 77 (H. Zadik). Pflügers Archiv. Bd. 78 (Leipziger).
E. Ehrlich: Dissert. inaugur. Breslau 1900.
E. Gottstein: Dissert. inaugur. Breslau 1901.
9) W. Cronheim u. E. Müller: Zeitschr. f. diät. u. physik. Therapie. Bd. 6, 1903.
10) V. Siven: Skandin. Archiv f. Physiologie. Bd. 11, 1901.
11) R. Ehrström: Ebendaselbst. Bd. 14, 1903.
12) C. Tigerstedt: Ebendaselbst. Bd. 16, 1904.
13) G. Renvall: Ebendaselbst. Bd. 16, 1904.
14) M. Blauberg: Zeitschr. f. Biologie. Bd. 40, 1900.
15) L. F. Meyer: Deutsch. med. Wochenschr. 1905. Nr. 37.
16) Derselbe: Zeitschr. f. physiol. Chemie. Bd. 43, 1904.
17) Fr. Müller u. J. Munk: Virchows Archiv. Bd. 131, Suppl., 1893.
18) Luciani: Das Hungern. Deutsche Übersetzung. Leipzig 1890.
19) Tuczek: Archiv f. Psychiatrie. Bd. 15, 1884.
20) v. Noorden: Lehrbuch der Pathologie des Stoffwechsels. Berlin 1903.
21) v. Moraczewski: Zeitschr. f. klin. Med. Bd. 33, 1897 u. Virchows Archiv. Bd. 159, 1900.
22) S. Neumann: Arch. f. Gynäkol. Bd. 47 u. 51 (1894 u. 1896).
23) His: Deutsch. Arch. f. klin. Med. Bd. 73, 1902.
24) A. Ott: Deutsch. Arch. f. klin. Med. Bd. 70 u. Zeitschr. f. klin. Med. Bd. 50.
25) Hirschler u. v. Terray: Zeitschr. f. klin. Med. Bd. 57, 1905.
26) E. Hoennicke: Das Wesen der Osteomalacie. Halle 1905. Berl. klin. Wochenschr. 1904. Nr. 44.
27) J. Teissier: Lyon médical. Bd. 19, 1875.
28) Ch. H. Ralfe: Lancet. 1887.
29) E. Roos: Zeitschr. f. physiol. Chemie. Bd. 21, 1895.
30) W. Scholz: Zentralblatt für innere Medizin. 1895.

31) Minkowski (in Leydens Handbuch der Ernährungstherapie. 2. Aufl.,
    Bd. 2, Leipzig 1904) gibt eine gute Übersicht der älteren Literatur.
32) G. Klemperer: Therapie d. Gegenwart. 1899. Berl. klin. Wochenschr.
    1900, Nr. 7.
33) H. Leo, Deutsch. Archiv f. klin. Medizin. Bd. 73, 1902.
34) v. Düring: Medizin. Klinik. 1905. Nr. 19.
35) Peyer: Volkmanns Sammlung klin. Vorträge. 1889, Nr. 336.
36) A. Robin: Bull. général de Thérapeutique. Bd. 140, 1900.
37) v. Moraczewski: Zentralblatt f. innere Medizin. 1905, Nr. 16.
38) C. de Lange: Jahrbuch f. Kinderheilkunde. Bd. 57, 1903.
39) J. Sendtner: Münch. med. Wochenschr. 1888. Nr. 40.
40) F. Soetbeer: Jahrbuch f. Kinderheilkunde. Bd. 56, 1902.
41) Soetbeer und Krieger: Deutsch. Archiv f. klin. Med. Bd. 72, 1901.
42) L. Tobler: Archiv f. experim. Pathol. u. Pharmakol. Bd. 52. 1904.
43) P. Jacob u. P. Bergell: Zeitschr. f. klin. Med. Bd. 35, 1898.
44) O. Löwi: Archiv f. exper. Pathol. u. Pharmak. Bd. 44 u. 45, 1900/01.
45) M. Kaufmann u. L. Mohr: Berl. klin. Wochenschr. 1903, Nr. 8.

VIII. Kapitel.

Der Schwefelstoffwechsel.

Nach dem gegenwärtigen Stand der Kenntnisse kommt dem Schwefel in seinen anorganischen Verbindungen anscheinend eine geringere Bedeutung für Pathologie und Therapie zu, als den meisten anderen Mineralstoffen des Organismus. Der Schwefel wird nämlich nur in verhältnismäßig geringen Mengen in unorganischer Form als schwefelsaures Salz mit der Nahrung eingeführt, hauptsächlich aber als organische Verbindung im Eiweißmolekül, dem er untrennbar anhaftet. Aus dieser Verbindung wird es auch fast vollständig resorbiert. Nach Versuchen an Hunden ist anzunehmen, daß ein kleiner Teil des resorbierten Schwefels in den Darm wieder ausgeschieden wird, und zwar in den verschiedenen Formen, in denen man den Schwefel in geringer Menge in den Faeces findet: als Schwefelwasserstoff, Schwefeleisen und Schwefelalkali. Auch flüchtige organische Schwefelverbindungen begleiten im Darm den H_2S, wie Mercaptane und vielleicht auch Sulfide, doch ist deren Menge nur sehr gering.

Die Ausscheidung des Schwefels im Harn beträgt insgesamt im Durchschnitt etwa 2,5—3,0 g und erfolgt in vier verschiedenen Formen als Sulfat-S., Äthersulfat-S., neutraler S. und als basischer S.: 1. Die Form der anorganischen Salze der Schwefelsäure macht weitaus den größten Teil des Gesamtschwefels im Harn aus. Dann folgt 2. die Form der sogenannten Ätherschwefelsäure, welche sich mit den spezifischen aromatischen Produkten der Eiweißfäulnis (Indoxyl, Phenol, Kresol) im Dickdarm paart. Ihre Menge beträgt 0,1—0,3 g pro die. Es kommen aber auch niedrigere und höhere Werte bei Gesunden vor. V. d. Velden hatte angegeben, daß das Verhältnis der Sulfatschwefelsäure zu der gepaarten in der Norm wie 10 : 1 sei; seit der ersten Nachprüfung durch Baumann und Herter hat sich aber sehr oft ein nach oben wie nach unten erheblich abweichendes Verhältnis bei gesunden Menschen gefunden, so daß es schwer hält, einen allgemein gültigen Mittelwert anzugeben. Weit eher gestatten noch die absoluten Zahlen der Ätherschwefelsäuren einen Schluß auf die Intensität der Eiweißfäulnis im Darm, aber auch sie schwanken in sehr breiten physiologischen Grenzen. Es ist behauptet worden [F. Blumenthal, F. Rosenfeld u. a. (3)] daß die Paarlinge der Ätherschwefelsäure nicht nur aus dem Darm, sondern auch aus dem Gewebszerfall im allgemeinen herstammen können. Ein einwandsfreier Beweis dafür ist aber bisher nicht erbracht. 3. Ein Teil des mit der Nahrung aufgenommenen Schwefels kommt in unvollständiger Oxydation als neutrale Verbindung [Salkowski (4)] zur Ausscheidung, im Mittel etwa 0,2 g pro die, nach v. Noorden (5) zu $14-20\%$ des gesamten Harnschwefels, bei pflanzlicher Nahrung mehr als bei tierischer, im Hunger (Fr. Müller), bei akutem Ikterus und bei gesteigerter Eiweißzersetzung in etwas vermehrter Menge, namentlich im Verhältnis zum oxydierten Schwefel. Als Quelle des neutralen Schwefels kommt nach Lépine u. a. das Taurin der Galle, also indirekt das Eiweiß [Wohlgemuth (10), v. Bergmann (11)] in Betracht. Von dort wird er mit der Galle in den Darm ergossen, im Dünndarm resorbiert und durch die Nieren ausgeschieden. Zu diesem „neutralen" Schwefel gehören anorganische wie organische Schwefelverbindungen, z. B. die unterschwefligsauren Salze, das Rhodankalium[1]) des Speichels, das Cystin resp. Cystein, die Taurinderivate und andere intermediäre Oxydationsprodukte der Proteinstoffe, wie die Alloxyproteinsäure, die Uroprotsäure usw. 4. Die basischen Schwefelverbindungen endlich sind jüngst von Neuberg und Großer (12) aufgefunden; sie sind Salze einer organischen Sulfiniumbase, des Diäthylmethylsulfoniumhydroxyds $(C_2H_5)_2S(CH_3) \cdot OH$. Diese Verbindung kommt reichlich im normalen Hundeharn, in geringer Menge wahrscheinlich auch im Harn des Menschen vor; sie ist in letzter Linie auch ein Produkt der Eiweißumwandlung, speziell des Cystinkomplexes.

---

[1]) Die Menge des Rhodanwasserstoffs im Liter Harn wird sehr verschieden angegeben: Bruylant (15) fand 0,003 g KCNS, Gscheidlen (16) 0,035 g, während J. Munk (17) 0,110 g konstatierte. Der „Rhodanschwefel" beträgt höchstens ein Drittel des „neutralen" Schwefels.

Die Schwefelsäure des Harns stammt nur zum kleinsten Teile aus den Sulfaten der Nahrung, zum überwiegenden Teile aus der Verbrennung des schwefelhaltigen Eiweißes in den Geweben.

Da also fast der gesamte im Stoffwechsel erscheinende Schwefel aus dem Körpereiweiß stammt, so geht die Ausscheidung des Schwefels wie die des Phosphors im allgemeinen, d. h. nur bei feststehender, sich gleich bleibender Ernährung, der Stickstoffausscheidung parallel. Das Verhältnis $N:S$ beträgt etwa $16:1$, bzw. $N:H_2SO_4$ wie $5:1$. Dennoch ist es noch fraglicher als bei der Phosphorsäure (cf. S. 138), ob es gestattet ist, den Schwefelumsatz als Maßstab für die Eiweißzersetzung zu betrachten, da hier nicht nur der sehr verschiedene Gehalt der Eiweißsubstanzen an Schwefel $(0,6—2,0\,^0/_0)$ — es kommt viel N bei wenig S und umgekehrt vor — das Verhältnis beeinträchtigt, sondern auch die nicht geringfügige Ausscheidung des S in Form des neutralen Schwefels! So hat noch neuerdings wiederum A. Ott (6) in drei Fällen von Phthisis pulmonum einen S-Verlust konstatiert, und zwar in der nicht unbeträchtlichen Höhe von 0,7 g pro die im Harn, gleichviel ob in seinen untersuchten Fällen der N-Umsatz ein negativer oder positiver in verschiedenem Umfange war.

Außer Ott haben nur noch Blauberg (7) und Tangl (13) bei Säuglingen und v. Moraczewski (8) bei schweren Anämien vollständige S-Bilanzen ausgeführt, aus denen allein der wirkliche Schwefelumsatz zu ersehen ist. Es ist bereits früher (Kap. IV, S. 79) darauf hingewiesen, daß der Schwefel bei Gewebseinschmelzung, Unterernährung u. dgl. am ehesten in Verlust zu gehen scheint. Reichere experimentelle Erfahrungen dieser Art werden zeigen, ob und wie weit den Veränderungen der Schwefelausscheidungen etwa pathognomonische Bedeutung zukommt, insbesondere z. B. die Anomalien im Umsatz des neutralen Schwefels Schlußfolgerungen auf Störungen der Oxydationen im Körper zulassen. Zum Vergleich mit den Verhältnissen des Schwefelstoffwechsel bei gesunden erwachsenen Menschen liegt bisher nur eine einzige Untersuchung von Sivén (9) vor, welche aber nur sehr bedingt zu verwerten ist, weil sie unter ganz abnormen Ernährungsverhältnissen, nämlich bei einer ganz minimalen Eiweißzufuhr von 15 g reinem Eiweiß täglich, durchgeführt ist.

Eine ausgesprochene Anomalie des Schwefelstoffwechsels liegt bei der Cystinurie vor. Hier ist — eben durch die

Ausscheidung von Cystin $[- S \cdot CH_2 - CH \cdot NH_2 - COOH]_2$ — der neutrale S. vermehrt; davon abgesehen, erwies sich aber in einem von Loewy und Neuberg (14) eingehend untersuchtem Falle die Verteilung der Schwefelformen und deren absolute Höhe als normal.

Literatur.

1) v. d. Velden: Virchows Archiv. Bd. 70, 1872.
2) Baumann und Herter: Zeitschr. f. physiol. Chemie. Bd. 1.
3) F. Blumenthal: Archiv f. Physiologie. 1901 u. 1902.
   F. Rosenfeld: Charité - Annalen. Bd. 27.
   C. Lewin: Hofmeisters Beiträge zur physiol. Chemie. Bd. 1.
4) E. Salkowski: Virchows Archiv. Bd. 58; Zeitschr. f. physiol. Chemie. Bd. 9.
5) v. Noorden: Lehrbuch d. Pathologie d. Stoffwechsels. Berlin 1893.
6) A. Ott: Zeitschr. f. klin. Medizin. Bd. 50, 1903.
7) M. Blauberg: Zeitschr. f. Biologie. Bd. 40, 1900.
8) v. Moraczewski: Virchows Archiv. Bd. 159, 1900.
9) V. Sivén: Skandin. Archiv f. Physiologie. Bd. 11, 1901.
10) J. Wohlgemuth: Zeitschr. f. physiol. Chemie. 40, 81 (1903).
11) G. v. Bergmann: Beitrag zur chem. Phys. u. Pathol. 4, 192 (1903).
12) Neuberg u. Großer: Zentralbl. f. Physiologie. Bd. 19, No. 10 (1905).
13) F. Tangl: Pflügers Archiv. Bd. 104, 1904.
14) A. Loewy und C. Neuberg: Zeitschr. f. physiolog. Chem. Bd. 43, 347 (1904).
15) J. Bruylants: Malys Jahresberichte für Tierchemie. 1888, 134.
16) Gscheidlen: Pflügers Archiv. Bd. 14, 401 (1877).
17) J. Munk: Virchows Archiv. Bd. 69, 354.

IX. Kapitel.

Der Eisenstoffwechsel.

Die Eisenmenge im Gesamtblut des Menschen, die fast ausschließlich an den roten Blutkörperchen haftet, beträgt etwa 3 g; von den inneren Organen enthält die Leber etwa $0,02\%$ Fe der frischen Substanz (1 u. 2) (mit nicht unwesentlichen Schwankungen nach unten und namentlich nach oben), ferner die Milz ebensolche Mengen, und die Muskeln, von denen das Herzfleisch daran am reichsten ist (bis zu $0,01\%$ auf frische, wässerige Substanz berechnet (3). Ferner enthält die Galle eine kleine Quantität Eisen als Phosphat. Das Eisen ist trotz seiner geringen Menge im ganzen Körper verteilt, allem Anschein nach ist es, gleich dem Phosphor, ein regelmäßiger Begleiter der Nukleine und Nukleinproteide, wenn auch in kleinerer Quantität.

Die Wirkung des Eisens im Organismus spielt sich in erster Reihe im Blute ab. Zunächst ist es quasi das Transportmittel für den Sauerstoff. Seine Bedeutung für die Hämoglobinbildung wird weiter unten noch ausführlicher erörtert werden. Als Sauerstoffträger wirkt das Eisen aber ferner als Bestandteil der sogenannten Oxydasen, d. h. jener Stoffe im Blute (und inneren Organen) welche, nach Art der Katalysatoren wirkend, die Oxydationen hervorrufen, ohne selbst oxydiert zu werden, d. h. selbst Enzyme sind. Das Eisen soll insbesondere als Katalysator in den Nukleoproteiden wirksam sein [cf. die Arbeiten von Spitzer (4), Spitzer und Röhmann (5) und insbesondere von Manchot (6)].

Das Eisen wird in dem Verdauungskanal in zweifacher Form aufgenommen: als unorganisches Salz, besonders in den Trinkwässern, und in organischer Verbindung: in den Nuklealbuminen (Milch, Eidotter, Pflanzensamen, Chlorophyll u. dgl.). Aus letzteren wird der Hauptbedarf des Körpers gedeckt, der auf 0,06 g pro die für den Erwachsenen geschätzt wird.

Die Hauptmenge des Eisens wird im Magen in salzsaures Eisen, vielleicht in Eisenchloridalbuminat (?), verwandelt; das sehr fest gebundene Eisen (Hämoglobin) wird wohl erst im Darmkanal durch die vereinigte Wirkung der Verdauungsenzyme und Bakterien auf die Fe-haltigen organischen Verbindungen in Freiheit gesetzt. Das Eisen erscheint stets in großer Menge in den Faeces wieder. Daß es nicht etwa, wie man danach glauben könnte, unresorbiert ausgeschieden ist, sondern erst nach der Resorption durch den intermediären Kreislauf wieder auf die Darmschleimhaut abgeschieden wird, ist durch zahlreiche Versuche aus älterer und neuerer Zeit bewiesen, von den als Beispiele diejenigen von Gottlieb (7), Jacobj (8) und Hochhaus und Quincke (9), besonders Erwähnung verdienen. Auch der Nachweis des Eisens in den Faeces hungernder Tiere [Bidder und Schmidt (10)] und hungernder Menschen [Beobachtungen an Cetti und Breithaupt (11)] läßt gar keine andere Deutung zu, als daß das ausgeschiedene Eisen resorbiert gewesen sein muß.

Die Art der Resorption des Eisens im Verdauungskanal ist zurzeit noch nicht vollkommen aufgeklärt. Ihre Hauptstätte ist augenscheinlich das Duodenum, wahrscheinlich geht sie aber auch noch im Ileum vor sich. Strittig war nur bis in die neueste Zeit, ob das Eisen auch in den kleinen Mengen, welche beim Menschen durch die Nahrung oder medikamentös zur Aufnahme gelangen, resorbiert wird. Nach Bunge (12—15) dient das unorganische Eisen jedenfalls nicht als Material zur Hämoglobinbildung im Blute, sondern nur das organisch gebundene Eisen unserer Nahrungsmittel, z. B. das Eisennukleoalbumin des Eidotters, das Bunge mit dem Namen „Hämatogen" belegt hat. Bunge bestreitet die Wahrscheinlichkeit oder Möglichkeit eines synthetischen Prozesses der Art, daß der Körper aus anorganischem Eisen (Eisenoxyd) und Eiweiß Hämoglobin aufzubauen vermag. Nach Bunge wirken die Eisenpräparate nur indirekt günstig auf den Eisengehalt des Blutes, insofern sie nämlich den Schwefelwasserstoff im Darmkanal binden und dadurch das in resorptionsfähigen Eiweißverbindungen der Nahrung befindliche Eisen vor der Ausscheidung als Schwefeleisen schützen. Nach Abderhalden (16) sollen sie sogar nur als Reizwirkung auf die blutbildenden Organe wirken.

Es muß auffallen, daß von dem durch die Nahrung oder Medikament verabreichten Eisen, obgleich seine Resorption sichergestellt ist, nur sehr wenig im Harn erscheint. Das ist wenigstens durch die Untersuchungen zahlreicher Autoren (17) in übereinstimmender Weise festgestellt. Die Einverleibung der verschiedensten anorganischen und organischen Eisensalze bei den Menschen und Tieren hat fast stets dasselbe Ergebnis gehabt, daß höchstens Spuren im Harn erschienen, selbst nach längerer Zeit fortgesetzter Verabreichung, auch nicht mehr nach subkutaner oder intravenöser Zufuhr (18 und 19).

Gegen entgegengesetzte Befunde ist gewiß mit Recht der Einwand erhoben worden, daß die verabreichten Dosen zu hoch gewesen sind, so daß dadurch das Epithel der Darmschleimhaut so geätzt und geschädigt wurde, daß erst dadurch ein unmittelbarer Durchtritt des Eisens in das Blut ermöglicht wurde. Als einwandsfrei sind deshalb nur die Versuche von Kunkel (20) anzusehen, welcher bei Verfütterung genügend kleiner Mengen Eisen es niemals in den Harn übertreten sah. Es muß aber erwähnt werden, daß nach den neueren Untersuchungen von Damaskin (21), Magnier (22), Gottlieb (23), Jolles (24), Hoffmann (25) und namentlich von A. Neumann (26) und A. Neumann und Mayer (27) beim Menschen der regelmäßige Übertritt geringer Mengen Eisen in den Harn zweifellos ist. Freilich scheint die Quantität in sehr weiten Grenzen zu schwanken, ohne daß die Ursachen dafür ersichtlich sind. Es sind Extreme von 0,4 g bis 22 mg Eisen pro die im Harn gefunden worden. Nach den ziemlich übereinstimmenden Ergebnissen der nach einwandsfreien Methoden angestellten neuesten Untersuchungen von Hoffmann einerseits, A. Neumann und Mayer andererseits darf man jetzt 1 mg als täglichen Durchschnittswert annehmen. Vermehrt ist die Eisenmenge im Harn häufig bei Fieber, Nephritis, Lebererkrankungen, Leukämie, auch bei Gewohnheitstrinkern (6—8 mg pro die). Ob bei Nephritis nur die Undichtigkeit des Nierenfilters als Ursache dafür anzuschuldigen ist, bleibe dahingestellt; eine derartige Annahme ist berechtigt, weil nach Angabe einiger Autoren schon eine stärkere Harnflut das Eisen mechanisch mit hinausschwemmen soll. Für den Diabetes haben A. Neumann und Mayer ein konstantes Verhältnis zwischen der täglichen Zuckermenge und dem Eisengehalt angegeben: auf je 180 g Zucker 2,5 mg Eisen, woraus die Autoren die Schlußfolgerung ableiteten, daß als Quelle der Zuckerbildung

die eisenhaltige und zugleich kohlehydratreiche Nukleinsäure anzusehen sei. Indessen hat Zucchi (28) neuerdings diesen Befund
nicht bestätigen können.

Die Ausscheidung des Eisens im Harn erfolgt nicht als
Salz, sondern nach den Untersuchungen von Kunkel (20) und
Kobert und seinen Schülern (31) in organischen Verbindungen,
zum Teil als Chromogen u. dgl.

Während Bunge (l. c.) seit Jahren nachdrücklichst behauptete,
daß nur das organisch gebundene Eisen der Resorption zugängig
ist, wird es jetzt im allgemeinen als feststehend erachtet, daß
auch das unorganische Eisen resorbiert wird, wenn auch vielleicht
nicht in demselben Umfang wie das unorganische. Hat doch
selbst Bunges Schüler, Abderhalden (l. c.), das in kleinen
Dosen eingeführte unorganische Eisen mit Sicherheit in der Darmwand und in den Lymphwegen nachweisen können! Weder in den
Wegen der Resorption noch der Ablagerung, noch der Ausscheidung fand der genannte Autor wesentliche Unterschiede zwischen
organischem und unorganischem Eisen bei der Methode des mikrochemischen Nachweises in der Darmschleimhaut durch Schwefel-
ammonium und Ammoniak. Er konstatierte das Eisen auch in den
Lymphbahnen, die vom Darm in die Mesenterialdrüsen eintreten.
Wie dies Abderhalden bei Pflanzenfressern, so wies neuerdings
Sattler (29) das Gleiche bei Katzen und Hunden nach. [Über
die technischen Einzelheiten der neueren mikrochemischen Methoden zum Nachweis des Eisens in den inneren Organen, besonders in der Darmschleimhaut und in den Lymphbahnen gibt
die Mitteilung von E. Matzner (St. Petersburger medizin.
Wochenschr. 1905, Nr. 26) eine gute Übersicht.] Von manchen
Seiten wird sogar behauptet, daß die organischen Eisenverbin-
dungen nur als unorganische Salze zur Resorption gelangen,
zumal auf den Resorptionswegen freigewordenes Eisen stets durch
Ionenreaktionen nachzuweisen ist — eine Erkenntnis, welche, wenn
sie richtig sein sollte, von nicht geringer Bedeutung für die Eisentherapie in der ärztlichen Praxis sein könnte. Jedenfalls kann es
als feststehend erachtet werden, daß durch die vermehrte
Zufuhr von Eisen jedweder Art Hämoglobinbildung an-
geregt wird, während andererseits bei Eisenmangel in der Nahrung der Hämoglobingehalt im Blute abnimmt.

Eine große Reihe von Untersuchungen war notwendig, ehe

es gelungen ist, das Schicksal des Eisens im Organismus
aufzudecken. Gegenwärtig gelten folgende Ansichten über den
intermediären Stoffwechsel dieses Elementes: das resorbierte Eisen
wird hauptsächlich in der Leber aufgestapelt, wohin es durch den
Pfortaderkreislauf gelangt, dort wird es zurückgehalten wie andere
Metalle, Gifte und körperfremde Substanzen, um dann allmählich
in kleinen Mengen in die Galle abgeschieden und mit dieser
wieder in den Darm entleert zu werden. Sowohl in der Leber
[Cloetta (30)], wie in der Milz und dem Knochenmark ist das
Eisen nach stattgehabter Eisenverfütterung nachgewiesen worden,
von Gottlieb (7) in 20—65% der injizierten Eisenmenge. Die
Leber enthält ja stets Eisen, offenbar herrührend von der Anhäufung der Zerfallsprodukte der roten Blutkörperchen, aber dieser
natürliche Eisengehalt der Leber ist nach gesteigerter Eisenzufuhr
ein wesentlich größerer. Auch in den Muskeln soll ein kleiner
Teil des zugeführten Eisens zur Ablagerung kommen. Die genannten Organe ziehen nach Kobert (31) das Eisen magnet-
artig aus dem Blute und geben es nur ganz allmählich wieder
an den Darm ab. Dieser bisher erwähnte Weg der Eisenresorp-
tion ist für die verschiedensten Eisenpräparate von Cloetta (l. c.),
Gaule (32), Salkowski (33) u. A. bestätigt. Hall (34) und
Salkowski (l. c.) wiesen auch in den Aschen der Organe von mit
Eisen gefütterten Mäusen bzw. Kaninchen einen stärkeren Eisengehalt nach als bei Kontrolltieren.

Es erscheint aber außer Zweifel, daß es noch einen zweiten
Weg des intermediären Stoffwechsels beim Eisen gibt:
eine direkte Abgabe aus dem Blute auf die Schleimhaut des
Dickdarms, und zwar in Form eisenhaltiger Körnchen in den
Leukocyten. Das ist erwiesen durch den reichen Eisengehalt des
Dickdarminhalts nach Injektion von Eisensalzen ins Blut, welcher
größer ist, als durch die Galle allein in den Darm hinein hätte
abgeschieden werden können. Gottlieb (l. c.) fand von dem
eingeführten Eisen 70% in dem Darminhalt wieder.

Auf welchem Wege das Eisen einverleibt wird, per os, per
rectum, subkutan oder intravenös, stets ist der Darm die Aus-
scheidungsstelle desselben, und zwar Coecum, Colon und Rektum.

So wichtig die Frage nach der Resorbierbarkeit unorganischer
Eisensalze und ihrer Schicksale im Körper für die Praxis ist, für
die Ernährungsphysiologie ist sie von ganz untergeordneter Be-

deutung; denn in den natürlichen Nahrungsmitteln kommt das Eisen fast nur in organischer Bindung vor. Die Milch, eines der meist gebrauchtesten Nahrungsmittel, ist nach Bunge (12—15) eines der eisenärmsten. Die Frauenmilch enthält im Liter 0,004 g, auf 100 g Trockensubstanz 2,3—2,1 mg Eisen, die Kuhmilch im Durchschnitt noch weniger. Deshalb mußte es Bunge nach dieser Feststellung auffällig erscheinen, daß die Milch als ausschließliche Nahrung des Säuglings ausreichend sein konnte. Denn es war anzunehmen, daß der heranwachsende Organismus, der die Menge seines Blutes beständig vermehrt, einen größeren Eisenbedarf haben müßte, als der ausgewachsene Körper, der den erworbenen Eisenvorrat nur zu wahren hat. Bunge ermittelte dann, daß, während alle anderen unorganischen Stoffe in der Milch in demselben Mengenverhältnis enthalten sind, als in der Asche des Säuglings, der Eisengehalt der Milch allein sechsmal geringer ist als in der Säuglingsasche. Die Theorie, durch welche Bunge dieses auffällige Verhalten zu erklären versuchte (9), ist bereits oben in Kap. II, S. 27 erwähnt worden. Sie ist von den kompetenten Autoren wohl allgemein anerkannt [cf. z. B. Jolles und Friedjung (35)] und darf gewissermaßen als Tatsache gelten.

Aber nicht nur die Milch, sondern auch viele andere unserer gebräuchlichsten Nahrungsmittel sind eisenarm, so daß sich daraus die Entstehung der Blutarmut unter gewissen Bedingungen wohl erklären läßt, vor allem enthalten manche vegetabilischen Nahrungsmittel, die Körnerfrüchte und die daraus bereiteten mannigfachen Nahrungsmittel nur wenig Fe. Wenn der Eisenmangel vieler alltäglicher Nahrungsmittel wohl dazu beitragen kann, die Blutarmut hervorzurufen oder wenigstens zu begünstigen, so ist es um so leichter verständlich, daß die Erkenntnis von der Eisenarmut dieser unserer Nahrungsmittel von Wichtigkeit besonders für die Heilung der Chlorose ist, bei welcher man die Hämoglobinverminderung des Blutes seit undenklichen Zeiten durch die Zufuhr künstlicher Eisenpräparate, unorganischer und organischer, auszugleichen versucht. Fast allgemein hat Bunges Ansicht Zustimmung gefunden, daß die den Chlorotischen fehlende und nötige Eisenmenge viel reichlicher und wohlfeiler vom Markt als aus der Apotheke bezogen werden kann.

Bekanntlich bietet sich besonders im Spinat ein außerordentlich eisenreiches Eisenmittel dar, das 30—40 mg Eisen in

100 g Trockensubstanz enthält. Demnächst folgen die Hülsenfrüchte mit 6—10 mg Eisengehalt, dann die Karotten, die Kohlarten, viel Obstsorten und der Spargel mit 10 mg in 100 g der Trockensubstanz. Unter den animalischen Nahrungsmitteln ist das eisenreichste das Blut; es ist deshalb durchaus zweckmäßig, es zu therapeutischen Zwecken zu verabreichen. Dazu bedarf man aber nicht künstlich hergestellter Blutpräparate, welche mit allen möglichen überflüssigen Zusätzen und unter hochtrabenden Namen in den Handel gebracht zu werden pflegen. „Ein Stückchen Blutwurst tut dieselben Dienste," sagt Bunge sehr treffend. Das Rindfleisch enthält 17 mg Eisen in der Trockensubstanz (auf 100 g).

Literatur.

1) Zitiert nach O. Hammarsten: Lehrbuch der physiol. Chemie. 5. Aufl. Wiesbaden 1904, wo die näheren Literaturangaben einzusehen sind.
2) Bielfeld: Hofmeisters Beiträge zur physiol. Chemie. Bd. 2.
3) Schmey: Zeitschr. f. physiol. Chemie. Bd. 39.
4) Spitzer: Pflügers Archiv. Bd. 60 u. 67.
5) Spitzer und Röhmann: Berichte d. deutsch. chem. Gesellsch. Bd. 28.
6) Manchot: Zeitschr. f. anorgan Chemie. Bd. 27.
7) R. Gottlieb: Zeitschr. f. physiol. Chemie. Bd. 15, 1891.
8) C. Jacobj: Archiv f. experim. Pathol. u. Pharmak. Bd. 28, 1891.
9) Hochhaus und Quincke: Ebenda. Bd. 37, 1896.
10) Bidder und Schmidt: Die Verdauungssäfte und der Stoffwechsel. 1892.
11) Virchows Archiv. Bd. 131, Suppl., 1893.
12) G. v. Bunge: Lehrbuch der Physiologie. Bd. 2, Leipzig 1904.
13) Derselbe: Zeitschr. f. physiol. Chemie. Bd. 9.
14) Derselbe: Zeitschr. f. Biologie. Bd. 41, 1901.
15) Derselbe: Ebenda. Bd. 45, 1904.
16) E. Abderhalden: Zeitschr. f. Biologie. Bd. 39, 1899, Heft 1, 2 u. 3.
17) Kurze gute Übersichten der einschlägigen Untersuchungen finden sich bei v. Noorden: Lehrbuch der Pathologie des Stoffwechsels, Berlin 1893, und bei J. Munk in Asher-Spiros Ergebnissen der Physiologie. Bd. 1, Teil 2, 1902.
18) Vgl. u. a. die Arbeiten von C. A. Socin: Zeitschr. f. physiol. Chemie. Bd. 15, 1893, sowie
19) E. Häusermann: Ebenda. Bd. 23, 1897.
20) A. Kunkel: Pflügers Archiv. Bd. 50, 1891 u. Bd. 61, 1895.
21) Damaskin: Dorpater pharmakolog. Arbeiten (Kobert). Bd. 7, 1891.
22) Magnier: Berichte d. Deutsch. chem. Gesellsch. Bd. 7.
23) R. Gottlieb: Arch. f. exper. Pathol. u. Pharmakol. Bd. 26.
24) A. Jolles: Zeitschr. f. analyt. Chemie. Bd. 36.
25) P. Hoffmann: Zeitschr. f. analyt. Chemie. Bd. 40, 1901.
26) A. Neumann: Arch. f. Anatomie u. Physiol. Bd. 37 u. 43, 1897 u. 1900.

27) A. Neumann und A. Mayer: Zeitschr. f. physiol. Chemie. Bd. 37, 1903.
28) S. Zucchi: Zeitschr. f. physiol. Chemie. Bd. 44, (71), 1905.
29) H. Sattler: Archiv f. exper. Path. u. Pharm. Bd. 52, 1905.
30) Cloetta: Archiv f. experim. Patholog. u. Pharmakol. Bd. 38, 1897.
31) R. Kobert: Vgl. Nr. 21.
32) Gaule: Zeitschr. f. Biologie. Bd. 37, 1897 u. Deutsch. med. Wochenschr. 1896, Nr. 19 u. 24.
33) E. Salkowski: Zeitschr. f. physiol. Chemie. Bd. 32, 1901.
34) Hall: Du Bois-Reymonds Archiv f. Physiol. 1894 u. 1896.
35) Jolles und Friedjung: Archiv f. experim. Pathol. u. Pharmakol. Bd. 46, 1901.

X. Kapitel

Der Kochsalzstoffwechsel.

Eine getrennte Erörterung des Natrium- und des Chlorstoffwechsels erscheint wenig zweckmäßig, da beide Mineralstoffe hauptsächlich in Verbindung miteinander im menschlichen Körper vorkommen und die Anomalien im Umsatz des einen oder des anderen von beiden stets auch im Stoffwechsel ihrer Verbindung zur Geltung kommen. Freilich ist der Chlorstoffwechsel mit dem Chlornatriumstoffwechsel nicht erschöpft, und die Chlorretention, die in neuester Zeit wieder eine große Rolle in der Stoffwechselpathologie spielt, ist nicht nur auf Chlornatrium zu beziehen, sondern nach Rumpfs (1) Untersuchungen zum Teil auch auf andere Chlorsalze wie Chlorkalium, Chlorammonium und Chlormagnesium. Insbesondere erscheint eine Vermehrung des Chlors im Blute notwendig zur Bindung und zum Transport des Ammoniums, das ja bekanntlich sehr häufig in vermehrter Menge im Körper gebildet und ausgeschieden wird, so z. B. bei Diabetes, bei Leberkrankheiten (Hallervorden, Stadelmann, v. Noorden u. a.), nach Rumpfs neueren Ermittlungen auch bei chronischer Nephritis, ferner im Fieber, sowie bei allen Krankheitszuständen, welche durch schnellen, starken Eiweißzerfall Veranlassung zum Auftreten saurer Produkte im Blut und in den Gewebssäften geben.

Deshalb seien zunächst die wenigen Tatsachen, welche über den Kalistoffwechsel und seine Anomalien bekannt sind, hier kurz erwähnt.

Die Alkaliverbindungen sind im Körper im allgemeinen so verteilt, daß die Natriumsalze sich hauptsächlich im Blutserum und in den Gewebssäften, die Kaliumsalze dagegen in den geformten Elementen, den Zellen allerart, finden. Das vorherrschende Kalisalz ist das Kaliumphosphat, das den Hauptteil des Mineralbestandes der roten Blutkörperchen (0,4 % des Gesamtblutes) und des Muskelfleisches (0,65—0,8% der frischen Substanz) ausmacht. Zur Heranbildung der Muskeln bedarf das Kind einer relativ viel stärkeren Zufuhr von Kalisalzen als der Erwachsene. Der Gesamtalkaligehalt des erwachsenen Körpers ist auf etwa 9—10 g zu schätzen, wovon ungefähr $3/4$ auf Kalium zu beziehen sind. Der Säugling führt in der Frauenmilch im Liter 0,78 K_2O und 0,23 Na_2O ein. Die Menge des bei gemischter Kost in 24 Stunden im Harn des Erwachsenen ausgeschiedenen K_2O beträgt nach Salkowski (2) 3—4 g, vom Na_2O dagegen 5—8 g (cf. Kap. III, S. 48). Doch unterliegen diese Zahlen auch großen individuellen Schwankungen, die hauptsächlich durch die Verschiedenheit der Nahrung bedingt sind, in der Kalium und Natrium häufig in einem ganz anderen Verhältnis zueinander sich finden, als sie im Harn vorkommen. Das Kalium ist darin teils an Cl, teils an P_2O_5 gebunden.

Die Pflanzenkost enthält wesentlich mehr Kalisalze als die animalische Nahrung. Bei gemischter Kost ist die tägliche Zufuhr auf 6—8 g zu schätzen. Die Kalisalze werden leicht resorbiert, aber ein nicht geringer Teil (etwa 15—25%) wird unverwertet wieder mit dem Kot ausgeschieden. Von dem Kaligehalt der Faeces, der selbst im Hungerzustande nicht vermißt wird, entstammt ein kleiner Teil dem Darmsekret selbst. Nähere Einzelheiten über die Verteilung der Kalisalze in den Ausscheidungen durch Nieren und Darm, namentlich bei verschiedenen Ernährungsweisen, sind bisher nicht bekannt. Erst auf der Grundlage dieser Kenntnis wird sich Sicheres über das Vorkommen und die Höhe der Kaliretention sagen lassen, wie sie Salkowski (l. c.) in der Rekonvaleszenz (nach Typhus) feststellte. Den durch die voraufgegangene Krankheit eingetretenen Verlust an Kali sucht der Körper noch energischer wieder einzuholen als selbst das Stickstoffdefizit[1]).

In der Norm steht die Natriumausscheidung zu der Kalium-

---

[1]) Es ist behauptet worden, daß die Kaliretention im Körper soweit gehen kann, daß die Giftwirkung der Kalisalze sich geltend macht. Insbesondere ist die Urämie auf eine Reizwirkung überschüssiger Kalisalze im Blute auf das Gehirn zurückgeführt worden. Indessen sind tatsächliche Unterlagen für diese Theorie nie gegeben worden, und insbesondere Landois und nach ihm viele andere Autoren bis in die neueste Zeit haben experimentell nachgewiesen, daß die unstreitbare Giftwirkung der Kalisalze sich kaum auf das Zentralnervensystem äußert, sondern hauptsächlich auf das Herz und den Kreislauf.

abgabe im Harn im Verhältnis von 6—7,5 : 3 g pro die, d. h. etwa wie 2 : 1, nach anderen Autoren mehr wie 5 : 3. Der höhere Natrongehalt des Harns ist bedingt durch den größeren Gehalt der Nahrung an Natriumsalzen und demgemäß nimmt er auch ab im Hungerzustand [J. Munk (3)], im Fieber (Salkowski u. a. m.), während das Kali infolge des Gewebszerfalls zunimmt. Im Hungerzustande tritt eine beträchtliche Abnahme der Gesamtalkaliausscheidung ein, und das Verhältnis von Na zu K im Harn wird 1 : 3, d. h. wie in der Gesamtasche des Körpers. Auch in drei Fällen von Carcinom und vorgeschrittener Lungenphthise fand R. Meyer (4), dem schlechten Ernährungszustand der Patienten parallel gehend, ein umgekehrtes Verhältnis von Na und K zueinander, nämlich 1 : 2 oder gar 1 : 3, hervorgerufen durch den reichlichen Zerfall von Muskelsubstanz bzw. Organeiweiß, welches ja, wie das Blut, allenthalben der hauptsächlichste Träger des Kaliums im Körper ist. Der Kaliumstoffwechsel ist überall da in Mitleidenschaft gezogen, wo organisches Gewebe zur Abschmelzung kommt. Genauere Details darüber sind zwar bisher nicht bekannt; wo aber in neuerer Zeit sorgfältige Analysen des Umsatzes der unorganischen Stoffe gemacht worden sind, wurden auch z. B. von Rumpf (5), A. Ott (6) u. a., Anomalien in der Ausscheidung des Kaliums beobachtet, die größtenteils derjenigen der Phosphorsäure parallel gingen.

Die Garrodsche Lehre, daß die Entstehung des Skorbut auf den Mangel an Kalisalzen in der Nahrung (konserviertes Fleisch u. dgl.) zurückzuführen sei und dementsprechend die Heilung der Krankheit in der Zufuhr kalireicher frischer grüner Vegetabilien zu suchen sei, hat eine exakte wissenschaftliche Begründung nicht gehabt und nicht gefunden.

Dagegen ist es sehr wahrscheinlich, daß der reichere Gehalt der Vegetabilien an Kalisalzen einen Unterschied von der animalischen Nahrung in der Wirkung auf den Organismus bedingt (cf. darüber näheres in Kap. V, S. 100), ohne daß es freilich bisher möglich ist, diesen Unterschied physiologisch exakt begründen zu können. Man kann sich hier einstweilen nur auf die empirische Tatsache berufen, daß sich die Einführung der kalireicheren Pflanzennahrung bei gewissen Krankheitszuständen oft als heilsam erweist. Die Möglichkeit eines Einflusses in der Richtung einer Umänderung der Verhältnisse der Resorption und der

Assimilation der Nahrungsstoffe kann nach den bisherigen Ergebnissen der Ionenlehre nicht abgestritten werden, selbst ein Einfluß auf die Zusammensetzung des Blutes erscheint nach den in Kap. II, S. 22 u. 23 gegebenen Auseinandersetzungen nicht ausgeschlossen.

In welcher Weise der reiche Kaligehalt der Pflanzennahrung auf einen besonderen Teil des Mineralstoffwechsels, den NaCl-Umsatz, einwirkt, wird weiter unten näher auseinander gesetzt werden.

Die Alkalizufuhr in der Nahrung an sich und die Höhe derselben üben nicht nur auf den Umsatz der Alkalien selbst einen Einfluß aus, sondern vor allem auch noch auf die Ausscheidung des Ammoniaks, worauf schon an anderer Stelle (cf. Kap. IV, S. 68 u. 69) hingewiesen worden ist, und auf die Ausfuhr der Harnsäure — ein für die Pathogenese und die Stoffwechselanomalien vieler Krankheitszustände wichtiges Verhältnis. Die darauf bezüglichen Erfahrungen der Experimentalpathologie sind größtenteils gerade durch Verabreichung von Pflanzennahrung bzw. pflanzensaurer Salze gewonnen worden.

Wenn wir nun zu der Besprechung des Chlornatriumstoffwechsels selbst übergehen, so ist bei diesem Salz zunächst noch einmal die spezielle Frage zu erörtern, wieweit es ein unentbehrlicher Bestandteil der Nahrung und des Körpers, d. h. ein wirkliches „Nährsalz" ist. Diese Frage ist beim Kochsalz von größerer Bedeutung als bei allen anderen Mineralstoffen, weil es in weit größeren Mengen eingeführt wird als irgend ein anderes Salz, in so großen Quantitäten, daß von jeher der gerechtfertigte Verdacht sich erhoben hat, daß es nicht nur Nahrungsstoff, sondern zu einem mehr oder minder großen Teile auch Genußmittel sei. Es ist oft behauptet worden, daß das Kochsalzbedürfnis des menschlichen Organismus nicht so groß sei, daß noch ein besonderer Zusatz von Kochsalz zur Nahrung not tue. Das zugegeben, so ist damit noch nicht widerlegt, daß eine gewisse Kochsalzmenge für die Ernährung unumgänglich notwendig ist. Wie groß dieses Bedürfnis nach Kochsalz für den Menschen ist, das steht noch nicht sicher fest, es unterliegt ohne Zweifel sehr großen individuellen Schwankungen, welche durch die Art der Kost, durch die Gewohnheit, durch die Verschiedenheit des Geschmackes u. a. m. bedingt sind. Bei gemischter Kost beträgt die Kochsalzzufuhr im allgemeinen pro die 10—15 g. Es gibt Menschen, welche weit darüber hinaus täglich zu sich nehmen, andererseits ist es sichergestellt, daß die Ernährung auch bei einem Gesamtgehalt von nur 5 g Chlornatrium und noch weniger ungestört von statten geht. Bei neueren Untersuchungen, die noch später Erwähnung finden sollen, hat man sogar gesunde wie kranke Menschen ohne Schaden mit einer Kost ernährt, welche nur 1—2 g Chlornatrium täglich enthielt. Diese Menge reicht anscheinend hin, um gerade noch den täglichen Chlornatriumverlust des Organismus zu decken. Auch steht sicher fest, daß der Körper den Änderungen in der Kochsalzzufuhr sich außerordentlich gut anzupassen vermag und den Schwankungen in der Aufnahme entsprechende Veränderungen in der Ausscheidung schnell auf dem Fuß folgen läßt. Einen gewissen Kochsalzbestand hält der Organismus aber stets mit Zähigkeit fest! Das beweisen wiederum auch hier die Untersuchungen an Hungernden, bei denen die Kochsalzausscheidung zwar absinkt bis auf geringe Spuren, aber nur ganz allmählich [Bidder und Schmidt (7), J. Munk (3) u. a.]. Der Organismus entledigt sich im Hungerzustand zunächst des meist im Überschuß im Blut und in den Säften enthaltenen NaCl. Vom dritten Hungertage an wird aber die Kochsalzausscheidung gering und ging bei Cetti am zehnten Hungertage bis auf 0,85 g, bei Succi schon am sechsten Tage sogar bis auf 0,58 g zurück. Der Organismus hält nach Aufhören der NaCl-Zufuhr den unentbehrlichen Bestand zurück, er bleibt immer noch damit gesättigt, so daß bei neuer Zufuhr auch die Abgabe erst allmählich wieder ansteigt, bis der normale Salzgehalt des Blutes wieder erreicht ist. Dann erst wird die Ausfuhr der Einfuhr wieder gleich. Nach subkutaner Injektion wird bei Hungernden das Chlornatrium größtenteils zurückgehalten [Glucinski].

Es kann also heute nicht mehr davon die Rede sein, daß der Zusatz von Kochsalz zu den Speisen nur als ein Genußmittel zu betrachten sei, wie Klein und Verson (8) durch experimentelle Untersuchungen dargetan zu haben glaubten, [denen sich in neuerer Zeit noch J. Munk (9) teilweis angeschlossen hatte], welche den Kochsalzgenuß als eine einfache Beigabe, gleichsam als eine Luxuskonsumption erachteten. Die Gegner der wissenschaftlichen Medizin, Naturheilkundige, Vegetarier u. dgl. gehen vielfach noch weiter, indem sie den Kochsalzzusatz zur Nahrung sogar als gesundheitsschädlich ausgeben. Demgegenüber ist es wohl jetzt ziemlich allgemeine Überzeugung der Physiologen und Ärzte, daß auch hier der allgemeine pharmakodynamische Grundsatz gilt Kleine Dosen nützen, große Dosen schaden. Daß geringe Menger Kochsalz als Zusatz zu den Speisen eine sehr nützliche Anregung der Magensaftsekretion zur Folge haben, wird kaum ernsthafi bezweifelt werden können. Darüber hinaus aber geht die Bedeutung, welche das Kochsalz für die Ernährung des tierischen Organismus im allgemeinen hat. Die heute darüber gültigen Anschauungen sind zuerst von Bunge (10) aufgestellt worden, welcher das Bedürfnis nach Kochsalz in folgender Weise erklärte:

„Die Natron- und Chlormenge ist in der Nahrung des Pflanzenfressers ebenso groß, wie in der des Fleischfressers. Dagegen beträgt die Kalimenge in der Nahrung des Pflanzenfressers das Doppelte bis Vierfache von derjenigen in der Nahrung des Fleischfressers. Diese große Menge Kalisalzes ist als Ursache des Kochsalzbedürfnisses anzusehen. Wenn nämlich ein Kalisalz mit einer Lösung von NaCl zusammentrifft, so tauschen die beiden Salze ihre Säure aus, es bilden sich Chlorkali und phosphorsaures Natron. Wenn somit phosphorsaures Kali durch Resorption der Nahrung ins Blut gelangt, so muß es sich mit dem Chlornatrium des Plasmas umsetzen und das dabei gebildete Chlorkalium und phosphorsaure Natron als überschüssig durch die Nieren ausgeschieden werden, damit die normale Zusammensetzung des Blutes erhalten bleibt. Es muß somit dem Blute durch Aufnahme von phosphorsaures Kali Chlor und Natron entzogen werden, und dieser Verlust kann nur durch Wiederaufnahme von Kochsalz gedeckt werden.“

Diese Hypothese hat Bunge betätigt gefunden sowohl durch Versuche im Reagenzglase, als im lebenden Organismus, und zwar an sich selbst, indem er nach vermehrter Zufuhr von Kalisalzen eine gesteigerte Chlor- und Natronausscheidung im Harn beobachtete. Nur diejenigen Tiere setzen nach Bunge Kochsalz zu ihrer Nahrung zu, bei denen der Kaligehalt den Natrongehalt in der Nahrung bedeutend überwiegt. In Übereinstimmung damit steht die Tatsache, daß sowohl einzelne Personen als auch ganze Völker, welche hauptsächlich von Vegetabilien leben, mehr Kochsalz zu verbrauchen pflegen, als hauptsächlich Fleisch essende Individuen. Die Ausnahme, welche die Reis essenden Völkerstämme machen, ist nur eine scheinbare, denn ihr Kochsalzbedürfnis ist deshalb gering, weil der Reis sechsmal weniger Kali enthält als die übrigen Körnerfrüchte. Bei einer solchen Art der

Ernährung ist also das Kochsalz sicher nicht Genußmittel, sondern ein unentbehrlicher Nahrungsbestandteil.

Recht interessante Beiträge zu dem Thema „Salzhunger" des tierischen Organismus hat in neuerer Zeit noch Köppe (11) geliefert. Er begründet das Zustandekommen dieses natürlichen Salzhungers in folgender Weise:

„Kalium, Natrium, Chlor usw. müssen in Form von Salzen in der Nahrung sein, die in Wasser gelöst dissoziieren, Ionen bilden. Beim Mangel an Kochsalz wird der Salzhunger vielfach durch Pflanzenasche befriedigt. Der Salzhunger bei vegetabilischer Nahrung kann nicht durch Mangel an Salzen bedingt sein, weil sie daran reicher sind als die animalischen Nahrungsmittel. Sie enthalten die unorganischen Salze organisch gebunden. Aschengehalt und Salzgehalt der Pflanzen sind verschiedene Begriffe. Trotz hohen Aschengehaltes enthalten die Pflanzen nur einen sehr geringen Teil an gelösten und dissoziierten anorganischen Salzen. Die Pflanzen sind relativ arm an freien anorganischen Salzen. Bei animalischer Kost ist eine Salzzufuhr nicht notwendig, weil das Blut des Tieres einen Aschengehalt hat, welcher einer NaCl-Lösung viel näher kommt als die Pflanzensäfte."

Wenn auch die Mengen, in welchen das Kochsalz in den Körper eingeführt wird, nach obigen Auseinandersetzungen in außerordentlich weiten Grenzen schwanken, so scheint der Chlorgehalt des Blutes nach den neueren Untersuchungen, insbesondere denen von Biernacki (12) durchaus konstant zu bleiben, nicht nur beim gesunden Menschen, sondern auch bei zahlreichen krankhaften Zuständen. Wenn auch zeitweise vorübergehend infolge vermehrter Kochsalzaufnahme eine Steigerung des Chlorgehalts in den Organen und im Blute auftritt, so gleicht sich im letzteren jede Schwankung alsbald wieder aus. Der Kochsalzgehalt des Blutes bleibt im allgemeinen auf einer konstanten Höhe. Gerade durch die zeitweise Retention von NaCl in den Organen schützt sich der Körper vor Überschwemmung des Blutes mit diesem Salze, welche seine Isotonie stören könnte. Dem wichtigsten Mineralbestandteile des Blutes gegenüber kommt auch die Selbstregulationskraft des Organismus am schärfsten zum Ausdruck.

Wenn vorhin erwähnt wurde, daß der Kochsalzgehalt der Nahrung eine anregende Wirkung auf die Magensaftsekretion, die Salzsäureabscheidung im Magen ausübt, so ist damit die Bedeutung der NaCl-Zufuhr für den Verdauungsmechanismus des Magens durchaus nicht erschöpft. Im letzten Grunde ist das Kochsalz der Nahrung doch die Quelle der Salzsäurebildung im Magen, auch wenn man Köppes Theorie der HCl-Absonderung nicht beistimmt. Daß die Salzsäure des Magensaftes aus dem NaCl des Blutes abstammt, ist seit langem anerkannt. Denn anders ist die Tatsache gar nicht zu erklären, daß die Salzsäure auch im nüchternen Magen und im hungernden Organismus abgeschieden wird. Große Schwierigkeit hat den Physiologen nur immer die Entstehung der Salzsäure aus dem Chlornatrium des alkalischen Blutplasma bereitet, zumal Brücke nachgewiesen hat, daß auch das Gewebe der Magenschleimhaut selbst alkalisch reagiert. Bunge (13) hat angenommen, daß die freie Kohlensäure des Blutes die Salzsäure aus dem HCl durch Massenwirkung frei macht. Dabei ist nur rätselhaft geblieben, warum die Salzsäure immer in die Epithelien der Magendrüsen eintritt, das kohlensaure Natron dagegen in der Blutbahn verbleibt. Um das verständlich zu machen, hat Bunge seine Zuflucht zu dem teleologischen Prinzip genommen, indem er die Epithelzelle mit der Vernunft ausstatte, stets für sich das, was sie braucht, auszuwählen. Einem solchen Erklärungsversuch gegenüber bedeutet doch Köppes (11a) Theorie einen erheblichen Fortschritt im Sinne einer mechanistischen Erklärung der Lebenserscheinungen. Nach Köppe ist der Entstehungsort der Salzsäure nicht das Blut und auch nicht die Drüsenzelle, sondern die Drüsenwand bzw. das Mageninnere. Er erklärt die Entstehung der freien Salzsäure auf der Magenoberfläche in folgender Weise: In einer verdünnten Kochsalzlösung befinden sich neben den NaCl-Molekülen dissoziierte Na-Ionen und Cl-Ionen. Die Magenwand als eine semipermeable Membran ist nun nach beiden Richtungen für die neutralen NaCl-Moleküle durchgängig, ebenso für die freien Na-Ionen, aber nicht für die Cl-Ionen. Während diese also im Magen verbleiben, treten an Stelle der auswandernden Na-Ionen aus dem Blute freie H-Ionen über und bilden mit den Cl-Ionen die Salzsäure. Die Beweise für diese Annahme sind folgende: Daß die Magenwand für die Na-Moleküle durchgängig ist, ist durch die in Kap. V S. 101 u. ff. erwähnten Versuche von v. Mering, Róth und Strauß u. a. erwiesen. — Daß die Magenwand für freie Cl-Ionen undurchgängig ist, beweist ein bekannter Versuch von v. Mering (13): Ein Jagdhund erhielt 300 ccm einer stark verdünnten (4,38 %/oo igen) Salzsäurelösung in den leeren Magen; innerhalb 50 Minuten flossen aus der Duodenalfistel 427 ccm Flüssigkeit aus, die ebensoviel Chlor enthielt, als mit der Salzsäure eingeführt war, aber die Hälfte der Salzsäure war neutralisiert. Es ist also kein Chlor aus dem Magen verschwunden. Die Abnahme der Azidität ist dadurch zu erklären, daß die ausgetretenen freien H-Ionen durch übergetretene Na-Ionen ersetzt sind. — Die größte Schwierigkeit bietet für die Theorie Köppes nur die Annahme freier H-Ionen im Blute, die in den Magen übertreten. Köppe erklärt nun, daß in der Tat immer im Blute freie H-Ionen vorkommen, stammend von der freien Kohlensäure und primären Karbonaten und Phosphaten, welche durch Dissoziation freie H-Ionen liefern, und zwar in für die HCl-Bildung hinreichender Menge, weil durch weitere Dissoziationen der neutralen Moleküle immer neue H-Ionen entstehen, zumal sie auch durch die zunehmende Verdünnung der Lösungen sich vermehren.

Wenn Köppes Theorie richtig ist, so muß die Salzsäurebildung im Magen ausbleiben, sobald keine Cl-Ionen im Magen sind. So hat denn auch v. Mering (l. c.) in der Tat keine Salzsäure in dem Magensaft eines Hundes gefunden, dem eine chlorfreie Nahrung (Wasser bzw. Traubenzuckerlösung unter Abschluß des Speichels durch Ösophagusunterbindung) in den Magen gebracht war. Läßt man den Speichel in dem chlorfreien Mageninhalt [Sticker (14)], so bildet sich wieder Salzsäure. Der Gehalt des Speichels an freien Cl-Ionen wird aber auch unwirksam, wenn durch eine andauernde Zufuhr chlorfreier Nahrung eine Chlorarmut im Organismus auftritt. Cahn (15), der bei einem solchen Versuch im Magensaft wohl Pepsin, aber keine Salzsäure fand, sah sie sofort wieder auftreten mit der Einführung einer Chlorcalciumlösung in den Magen. Cahns Versuch, der früher immer als Beweis für die Abstammung der Magensäure aus den Chloriden des Blutes in Anspruch genommen worden ist, kann mit derselben Berechtigung für die Köppesche Theorie verwertet werden.

Daß die Salzsäure des Magens nicht aus dem Blute stammt, dafür hat Köppe noch weitere Erfahrungen des Experiments als Beweise geltend gemacht, zunächst den Jaquetschen Versuch der intravenösen Salzsäureinjektion, die keine Salzsäurebildung im Magen nach sich zog. Beweiskräftiger aber sind noch jene Versuche von Külz (17) und namentlich von Trappe (18), in denen Hunden (durch Trappe bei chlorarmer Nahrung) Bromnatrium in den Magen gebracht und darnach darin Bromwasserstoffsäure nachgewiesen wurde. Diese Versuche wurden von Nencki und Schoumow-Simanowsky (57) mit dem gleichen Resultat wiederholt und auf NaJ ausgedehnt, dessen Darreichung die Absonderung eines freie Jodwasserstoffsäure enthaltenden Magensaftes zur Folge hatte.

Wenn damit auch erwiesen ist, daß die Bildung der freien Salzsäure im Magen nicht durch die aktive Tätigkeit der Drüsenzellen erfolgt, sondern durch die osmotische Wechselwirkung zwischen Mageninhalt und Blut, so hat diese Entstehung der Salzsäure doch immer noch einen „Absonderungsreiz, der in der Anwesenheit freier Chlor-Ionen auf der Innenseite der Magenwand besteht", zur Voraussetzung. Wie aber ist dann die Entstehung des „psychischen Magensaftes" Pawlows zu erklären, der sich doch ohne jeden Absonderungsreiz im Magen entleert? Es ist vorläufig nicht ersichtlich, wie ein derartiger Vorgang, der sichergestellt ist, mit der Köppeschen Theorie zu vereinen ist.

Auch ist von Wesener (58) und neuerdings von Benrath und Sachs (59) und v. Rhorer (60) dargetan worden, daß die Voraussetzungen Köppes für die Entstehung der Salzsäure im Magen gerade nach den Gesetzen der Osmose unzutreffend seien.

Einen gewichtigen Einwand gegen diese Theorie bilden schließlich noch die neuesten Untersuchungen von A. Müller und Saxl (39) über die Chlorausscheidungen im Harn und ihre Beziehungen zu den Verdauungsorganen. Diese Autoren fanden, daß die tägliche Chlorausscheidung in einer gesetzmäßigen Kurve verläuft, die unmittelbar nach einer größeren Mahlzeit einen Anstieg erkennen läßt, welchem eine mehrstündige Senkung folgt, an welche sich wiederum ein erneutes Ansteigen anschließt. Diese drei Teile der Kurve sollen der Resorption des NaCl im Magen, der Salzsäurebildung im Magen aus dem resorbierten NaCl des Blutes und der Darmresorption der Chloride entsprechen. Diese Deutung des Verlaufs der Chlorausscheidung erfährt anscheinend noch eine Stütze durch die charakteristischen Veränderungen der Kurve in pathologischen Fällen: bei Magenkrebs und Achylie fehlt die durch die Salzsäureproduktion hervorgerufene Senkung, bei Hyposekretion ist sie nur in geringem Grade ausgesprochen, bei Hypersekretion dagegen sehr stark.

Von dem mit der Nahrung aufgenommenen NaCl erscheint bei Gesunden nur sehr wenig im Kot. Die Resorption des

Kochsalzes ist eine fast totale, wenn es nicht in zu großen
Mengen genossen ist, welche die Darmschleimhaut reizen und
Diarrhoe erzeugen. Man findet im Harn des Gesunden durchschnittlich 10—15 g pro die, oft aber auch weniger; bei Kranken,
die wenig genießen, namentlich auch kein Kochsalz zu den Speisen
zutun, sinkt die NaCl-Ausscheidung bis zu 6 g und darunter. Noch
erheblich schneller als das per os zugeführte Kochsalz wird das intravenös infundierte Chlornatrium ins Blut aufgenommen und infolgedessen auch schneller durch die Nieren wieder ausgeschieden, und
zwar wie Falck (15) schon 1872 nachgewiesen hat, bis zu 34%
in der ersten Stunde nach der Einspritzung; bei der Zufuhr per os
liegt die Hauptharnflut erst in der dritten Stunde darnach. In neuerer
Zeit ist die Einwirkung der Kochsalzinfusionen eingehend studiert
worden von v. Limbeck (21), Hamburger (22), vor allem aber
von Münzer (23) und R. Magnus (24). Es hat sich dabei ergeben,
daß einen größeren Einfluß als die Flüssigkeitsmenge · der osmotische Druck der infundierten Lösung hat. Von der molekularen
Konzentration derselben hängt im wesentlichen die Intensität der
eintretenden Diurese ab. Wenn auch die osmotische Spannung
des Blutes nach diesen Infusionen von NaCl für einige Zeit Veränderungen in ziemlich weitem Umfange unterliegt, so stellt sie
sich nach Ablauf der ersten Harnflut doch wieder auf die normale Konstanz ein. Ein Teil der infundierten Flüssigkeit wird
für einige Zeit mit einem Teil seines Kochsalzgehaltes in den
Geweben zurückgehalten, allmählich aber doch vollkommen wieder
abgegeben.

Der Einfluß des Kochsalzes auf den Stoffwechsel ist
einer der ältesten Gegenstände der Stoffwechselforschung überhaupt gewesen. Bei der Bedeutung der NaCl für die Landwirtschaft ist unter dem Einfluß der Liebigschen Forschungen die Einwirkung dieses Salzes zuerst bei Tieren studiert worden, und zwar
von Boussingault als erstem, der bei Rindern keinen Einfluß
auf das Körpergewicht und auf Ertrag an Fleisch, Fett und
Milch sah. Barral dagegen, der als erster genaue Chloranalysen
der Nahrungsmittel ausgeführt hat, sah bei Schafen durch Kochsalzzufuhr eine Begünstigung der Mästung. Spätere Untersuchungen
an Tieren wurden von Bischoff, Weiske, Feder u. a. ausgeführt, am exaktesten aber von Carl Voit (25) 1860, welcher

zu dem Schlusse gelangte, daß beim Hunde mit der steigenden Kochsalzmenge auch die Quantität der Harnstoffausscheidung sich vermehrt. Der Umsatz der N-haltigen Substanzen ist also gesteigert, wenn auch nur in geringem Grade.

Seit diesen Untersuchungen Voits wurde dem Kochsalz fast allgemein eine Förderung und Beschleunigung des Stoffwechsels zugeschrieben, und zwar zumeist als eine Folge der dadurch herbeigeführten gesteigerten Diurese.

Im Gegensatz dazu steht eine Reihe neuerer Untersuchungen: Dubelir fand bei Hunden, Gabriel bei Hammeln eine Verminderung der N-Ausscheidung, Pugliese bei Hunden, Pugliese und Coggi bei Menschen eine beträchtliche Ersparnis an N-haltigem Material. Straub (26) beobachtete beim Hunde anfangs eine geringe Herabsetzung des Eiweißzerfalls, später eine Steigerung desselben, welche aber nur als die Folge der Wasserentziehung aus dem Körper anzusehen sei, welche stets eine Vermehrung der Eiweißzersetzung mit sich bringt. Rost (27) bestätigte, daß nur größere Salzmengen, welche eine gesteigerte Diurese herbeiführen, einen vermehrten Eiweißumsatz bewirken. M. Gruber (28) gelangte zu folgenden Schlüssen: Das NaCl ist ohne Einfluß auf die Intensität der Oxydationsprozesse, d. h. auf den Energiewechsel, dagegen vermindert es bei Fleischfütterung die tägliche N-Ausscheidung um 2—6%, bei größerer Dosis nicht entsprechend stärker, bei längerer Dauer der Zufuhr nimmt sogar der Einfluß auf die N-Ausfuhr ab, die schließliche Ausnutzung des Fleisches wird nicht beeinflußt. In Übereinstimmung damit stehen auch die neuesten Untersuchungen von Belli (29), nach denen der Einfluß des NaCl auch wesentlich abhängig ist von der Menge, in welcher es aufgenommen wird. In den kleinen Dosen, die in den Nahrungsmitteln selbst enthalten sind, übt es eine den Eiweißumsatz beschleunigende und erhöhende Einwirkung aus, in größeren Mengen aber, wie sie gewöhnlich mit dem zur Nahrung üblichen Kochsalzzusatz in den Verdauungskanal aufgenommen werden, ist das Chlornatrium für den Menschen bei gemischter Kost ein Sparstoff des Eiweißes. — Bei einigen Kranken (Chlorosen und Karzinomen), die im Stoffwechselversuch ein Stickstoffdefizit zeigten, beobachtete v. Moraczewski (40) nach Salzzusatz zur Kost eine recht erhebliche N-Retention (von 1,3—6,0 g pro die bei den Karzinomen und 9,0—12,0 g täglich bei den Chlorosen).

Wie verhält sich der Chlornatriumstoffwechsel in Krankheitszuständen? In kurzem Abriß sei hier wiederum nur das Hauptsächlichste zusammengestellt, was bisher darüber ermittelt ist.

Im Fieber hat zuerst Redtenbacher (30) 1850 eine bedeutende Verminderung der Chlorausscheidung im Harn konstatiert, welcher später eine starke Steigerung folgt. Diese Tatsache ist von Valentiner, Traube, Neubauer, Vogel, Kühne, Unruh (30) und vor allem durch Röhmann (31) bestätigt worden, der die verminderte Harnchlorausscheidung trotz reichlicher Kochsalzzufuhr beobachten konnte. Die Ursachen der Erscheinung kann, wie betont worden ist, weder die verminderte Nahrungsaufnahme noch die verringerte Resorptionskraft der Schleimhaut des Verdauungskanals sein, sondern nur eine Chlornatriumretention in den Organen, welche der Wasserretention im Fieber parallel geht, wobei es nach dem gegenwärtigen Stande des Wissens noch unentschieden bleiben muß, was von beiden das Primäre ist.

Wenn wir über das Verhalten des Kochsalzstoffwechsels bei einer Reihe von Krankheitszuständen, wie der chronischen Unterernährung, den Magenkrankheiten, dem Diabetes, den Blutkrankheiten und anderen mehr, bei denen er nichts Charakteristisches und nichts Pathologisches darbietet, kurz hinweggehen, so bedürfen nur noch die Anomalien beim Carcinom und bei der Nephritis besonderer Erwähnung.

Beim Carcinom ist seit langer Zeit eine zuweilen sogar außerordentlich starke Verminderung der Chlornatriumausscheidung im Harn bekannt, welche das normale Verhältnis von NaCl zu Harnstoff wie $1:2$ verändert bis zu $1:20$ und weit darüber hinaus [Fr. Müller (32), Unruh (33), Bohne (34) u. a.]. Man hat die im Vergleich zu der hohen Stickstoffausscheidung, einer Folge des toxischen Eiweißzerfalls, sehr niedrige Kochsalzabgabe sogar für die Diagnose des Magencarcinoms gegenüber benignen Magenerkrankungen verwerten wollen. Beneke (35) schuldigte „die durch den Mangel an Chloralkalien ausgezeichnete carcinomatöse Konstitution" als Ursache an. Fr. Müller (32) sah das Phänomen auch noch als eine Giftwirkung an, die in gleicher Weise bei den akuten Infektionskrankheiten beobachtet wird, bei denen ein gleich starker Eiweißzerfall vor sich geht. Schöpp (36) fand bei der Untersuchung von vier Fällen das Verhältnis zwischen Einfuhr und Ausfuhr von NaCl sehr inkonstant. Wo sich eine Kochsalzretention findet, sei sie durch die ausgedehnte Einschmelzung von Carcinomgewebe bedingt, dessen geschwüriges Sekret stark chlornatriumhaltig sei. All diesen Hypothesen gegenüber bedeuteten die Untersuchungen von Gärtig (37) und insbesondere Laudenheimer (38) einen wesentlichen Fortschritt, insofern sie nämlich einwandsfrei nachwiesen, daß spezielle Beziehungen zwischen Carcinom und Kochsalzumsatz gar nicht bestehen. Denn in der Mehrzahl der Fälle ist die verminderte NaCl-Ausscheidung nur bedingt durch die bei allgemeiner verringerter Nahrungsaufnahme verminderte Kochsalzzufuhr. In anderen Fällen ist sie durch die mit dem Carcinom gleichzeitig verbundene Wasserretention in Ödemen und Transsudaten hervorgerufen, bei denen sich auch ohne Carcinom als Ursache die Chlorverringerung im Harn findet.

Bei Nephritis fanden die ersten Untersucher, wie von Noorden (30) u. a., meist normale Verhältnisse, d. h. Gleichgewicht zwischen Aufnahme und Abgabe des Kochsalzes und auch ein normales Verhältnis zur Harnstoffausscheidung. In einzelnen Fällen erschien die letztere stärker, in anderen Fällen wiederum wurde reichlich NaCl, wenig N ausgeschieden, was durch eine Differenz der Durchlässigkeit der erkrankten Nieren für verschiedenartige Substanzen erklärt wurde. Neubauer (30) hat demgegenüber betont, daß sowohl bei akuter wie bei chronischer Nephritis gewöhnlich eine verminderte Chlorausscheidung bestehe, welche auf eine Retention in den Geweben zurückzuführen sei, weil die künstlich angeregte Diurese auch die Chloridausscheidung zu steigern pflege.

Der Widerstreit der Meinungen auf diesem Gebiete konnte nun im letzten Jahrzehnt einer gründlichen Revision unterzogen werden durch die Anwendung zweier neuartigen Untersuchungsmethoden, nämlich 1. der von v. Koranyi (41) inaugurierten Kryoskopie, d. h. der Bestimmung der Gefrierpunktserniedrigung im Harn der Nierenkranken, welche über die molekulare Konzentration desselben Aufschluß gibt und 2. durch den Ureterkatheterismus [Casper und Richter (42)], welcher die isolierte Auffangung des Harns beider Nieren und den Vergleich der Sekrete untereinander ermöglicht. Wenngleich die Anwendung dieser Untersuchungsmethoden die schwebende Streitfrage nach dem

Verhalten der Kochsalzausscheidung und der Kochsalzretention und deren Beziehungen zu den Ödemen bei Nephritis durchaus noch nicht entschieden hat, so scheint sie bisher doch wenigstens die Tatsache sicher gestellt zu haben, daß die Differenz der Befunde der Autoren zum größten Teil sachlich begründet sind, nämlich in den ganz verschiedenartigen Verhältnissen bei den verschiedenen Formen und in den verschiedenen Stadien der Nephritis.

v. Koranyi (41), dann Albarrand und Bernard (43), Casper und Richter (42), Illyes und Kövesi (44) haben in übereinstimmenden Untersuchungen festgestellt, daß der Harn der erkrankten Niere oft weniger NaCl enthält, als der der gesunden Niere.

Andere Autoren studierten das Verhalten des nephritischen Harns nach Zulage bestimmter Kochsalzmengen zu einer genau bekannten, konstanten Diät. Als erster stellte Marischler (45) fest, daß bei parenchymatöser Nephritis zuweilen, aber durchaus nicht immer, eine Kochsalzretention statthat, welche als Folge der vorausgegangenen Wasserretention zu betrachten sei. Zu ähnlichen Ergebnissen gelangte Steyrer (46), da er bei Nephritikern nach Kochsalzzulage weder eine Steigerung der Kochsalz- noch der Wasserausscheidung beobachten konnte. Claude und Mauté (47) bestätigen dieses Verhalten für eine Gruppe von Fällen chronischer Nephritis, während sie in anderen Fällen gar keine Anomalie des Kochsalzumsatzes fanden, oder eine sehr verspätete Kochsalzausscheidung ohne gleichzeitige Wasserausfuhr im entsprechenden Maße. Achard und Löper (48) fanden die stärkste Kochsalzretention bei akuter Nephritis; bei chronischer Nephritis dagegen hauptsächlich nur beim Vorhandensein urämischer Symptome, wobei sie schon 1897 von Bohne (34) festgestellt worden war, der die Chlornatriumretention sogar für die Entstehung der Urämie sowie anderer comatöser Zustände (nach Carcinom u. dgl.) verantwortlich machte. Achard (42) hält aber die Kochsalzretention nicht für pathognomonisch für die Nephritis und sieht auch dementsprechend die Ursache derselben nicht in einer Erkrankung der Nieren.

Im Gegensatz dazu erklärt Strauß (49) die mangelhafte Kochsalzausscheidung bei Nephritis als den Ausdruck einer speziellen Funktionsstörung der Nieren, da sie für andere nicht chlorhaltige Harnbestandteile (die sog. Achloride) in normaler Weise durchlässig sei. Sein Schüler, v. Koziczkowsky (50), machte die Kochsalzretention in den Geweben sogar verantwortlich für die Entstehung der Ödeme, da von ihm beim Ansteigen der Ödeme eine Verminderung des Kochsalzgehaltes des Harns beobachtet worden war und umgekehrt. Daraufhin empfahl Strauß zur Bekämpfung nephritischer Ödeme die diuretische Steigerung der Kochsalzausfuhr und vor allem eine Einschränkung der Kochsalzzufuhr durch Verabreichung einer kochsalzarmen Diät, wodurch die osmotischen Druckverhältnisse in den Nieren gebessert werden sollen. Widal und Javal (51) konnten bei drei Patienten mit Nephritis chron. parench. durch tägliche Kochsalzzulagen von 10 g starke Ödeme hervorrufen, welche bei einer chlorarmen Milchdiät wieder schwanden[1]). Später hat sich Achard dieser therapeutischen Empfehlung angeschlossen, weil sie wenigstens die Wiederholung schon einmal vorhanden gewesener Ödeme verhüten könnte. Im Gegensatz zu der Mehrzahl der bisher genannten Autoren hat Mohr (52) bei chronischer Nephritis die Kochsalzzulage nicht nur vollkommen zur Elimination gelangen, sondern sogar zu einer vermehrten Chlornatriumausscheidung führen sehen. Er hält deshalb die behauptete verminderte Durchlässigkeit kranker Nieren für Kochsalz nicht für allgemein gültig. Einer der letzten Autoren auf diesem gewaltig anwachsenden Forschungsgebiete, Halpern (53), kommt auf Grund sorgfältiger Untersuchungen in zehn Fällen zu folgenden Schlußfolgerungen:

„Bei akuter Nephritis sowohl wie bei beiden Formen der chronischen Nephritis ist der Kochsalzgehalt des Harns von dem Kochsalzgehalt der Nahrung abhängig. In den Fällen mit ausgedehnten Ödemen sehen wir im Stadium des Ödemschwindens sogar bei kochsalzarmer Nahrung einen großen täglichen Kochsalzgehalt des Harns. Die Anwendung einer kochsalzarmen Diät ruft in jedem Fall von Nephritis sowohl mit als ohne Ödeme eine mehr oder weniger ausgesprochene Dechloruration hervor. In jedem Falle von Nephritis kann in gewissen Krankheitsstadien bei mehr oder weniger kochsalzreicher Nahrung eine Kochsalzretention eintreten, und zwar infolge von ungenügender Ausscheidung. Die Kochsalzretention

---

[1]) Bei einer den nephritischen Ödemen ähnlichen Erkrankung, dem sog. idiopathischen Ödem der Säuglinge sah L. F. Meyer (55) in mehreren Fällen durch Kochsalzzugabe ein rapides Ansteigen der Wassersucht, durch Verringerung der Kochsalzzufuhr ein Verschwinden derselben.

ist das primäre, die Wasserretention wahrscheinlich das sekundäre. Die Kochsalz- und Wasserausscheidungen gehen bei Nephritischen nicht immer parallel. Eine kochsalzarme Diät allein kann in gewissen Fällen von Nephritis das Schwinden der Ödeme hervorrufen. Eine kochsalzreiche Nahrung ruft bei Nephritikern nicht immer Kochsalzretention hervor."

Rumpf (5 und 1) fand bei chemischer Untersuchung des Blutes und der inneren Organe auf ihren quantitativen Gehalt an anorganischen Substanzen bei Nephritis zuweilen allerdings einen erhöhten Chlornatriumgehalt, so daß die Annahme einer Kochsalzretention infolge erschwerter Ausscheidung gerechtfertigt erscheinen könnte. Aber in mehreren Fällen von Nephritis mit Ödemen oder urämischen Symptomen fand sich bald mehr, bald weniger NaCl in den Organen als im Blut, teilweise sogar ein sehr geringer Gehalt, während der Wassergehalt der Organe dabei zuweilen vermehrt war. Noch wesentlicher ist der Befund eines geringen Chornatriumgehaltes in den nephritischen Exsudaten, und die wässerigen Ergüsse bei anderen Erkrankungen zeigten z. T. höhere NaCl-Werte, als bei Nephritis. Nach diesen Ergebnissen hält es Rumpf nicht für angängig, die Entstehung der Hydropsien auf die NaCl-Retention allein zurückzuführen, und er sucht die Ursache für die Erschwerung der Chlorausscheidungen nicht in den Nieren, sondern in den Geweben.

Neuerdings ist es P. F. Richter (54) gelungen, bei durch Injektion von Urannitrat nephritisch gemachten Kaninchen Hydropsien ohne jede Zutat von Kochsalz allein durch Flüssigkeitszufuhr zu erzeugen, während Kochsalzzufuhr dieselben weder hervorzurufen noch zu steigern vermochte. Die Zurückhaltung von Chloriden tritt nach Urandarreichung auch bei kochsalzarmer Nahrung ein. Da Richter die Wasserretention für das wesentliche und primäre Moment für die Entstehung der Ödeme und Exsudate bei der Nephritis hält, so betont er für die Praxis die Notwendigkeit der Beschränkung der Flüssigkeitszufuhr, während man in neuerer Zeit vielfach gerade der entgegengesetzten Meinung gehuldigt hat, von dem Gedanken ausgehend, durch reichliche Wasserdurchspülung der Nieren die Zerfallsprodukte des Stoffwechsels, deren Anhäufung oft zur Urämie führt, aus dem Körper auszuschwemmen.

Ad huc sub judice lis est. Die Meinungen über die Bedeutung der Kochsalzretention bei der Nephritis des Menschen — Tierversuche gestatten wohl hier nicht ohne weiteres eine

Übertragung auf die menschliche Pathologie! — sind zurzeit noch sehr widersprechend. Mag dieselbe aber auch keine konstante und auch keine primäre Erscheinung sein, so ist sie jedenfalls ein Symptom des gestörten Mineralstoffwechsels, welches nicht nur für die Theorie der Krankheit von Bedeutung ist, sondern auch für die Therapie unter Umständen ernste Beachtung verdient [1]).

Literatur.

1) Th. Rumpf: Kongreß für innere Medizin. 1905.
2) E. Salkowski: Virchows Archiv. Bd. 53, 1871.
3) J. Munk: Virchows Archiv. Bd. 131, Suppl., 1897.
4) R. Meyer: Deutsch. med. Wochenschr. 1901, Nr. 37.
5) Th. Rumpf: Münch. med. Wochenschr. 1905, Nr. 9.
6) A. Ott: Deutsch. Archiv f. klin. Medizin. Bd. 70, 1903.

[1]) Es gewinnt neuerdings immer mehr an Wahrscheinlichkeit, daß neben dem Kochsalz auch andere Mineralstoffe an der Salzretention des Organismus beteiligt sind [v. Korányi (41), Mohr (52), Rumpf (1)]; insbesondere die Phosphate, von denen schon früher berichtet wurde, daß der Körper sie mit außerordentlicher Energie aufzustapeln und zurückzuhalten bestrebt ist (cf. Kap. VII, S. 136/137). Wie weit die Phosphate primär oder sekundär an der Wasserretention beteiligt sind, darüber liegen bisher noch keine Feststellungen vor. Auf Grund der Untersuchungen über die Chlorretention aus älterer und neuerer Zeit kann man, wie schon von Mohr (52) und Rumpf (1) angedeutet worden ist, Zweifel hegen, ob die ganze Frage der Salzretention mit Recht an den speziellen Fall der Nephritis angeknüpft worden ist. Denn die Ursache für die Beschränkung der Salzausscheidungen ist augenscheinlich gar nicht oder nur zu einem Teile in der verminderten Sekretionstätigkeit der Nieren zu suchen, sondern in der Hauptsache in Ernährungsstörungen der Gewebe! Das geht schon daraus mit Sicherheit hervor, daß es Albu (56) gelungen ist, bei Kaninchen auch bei intakten Nieren auf dem Wege der Blutbahn durch Kochsalzinfusionen ausgedehnte Ödeme, Hydropsien und Transsudate in die inneren Organe zu erzeugen! Es handelt sich demnach in der Hauptsache **nicht** um nephrogene, sondern um histogene Salzretention. Ob daneben noch der Begriff einer Sero-Retention, wie er neuerdings aufgestellt wurde, berechtigt ist, läßt sich zurzeit noch nicht übersehen. Es fehlt dafür bisher an materiellen Unterlagen. Daß bei manchen Formen der Nephritis die Salzretention besonders stark wird, ist wohl möglich, aber bisher noch nicht einwandsfrei nachgewiesen. Dann aber ist die verminderte Ausscheidungskraft der Nieren nicht auf die Chloride beschränkt, sondern erstreckt sich anscheinend auf die „Gesamtheit aller festen Moleküle des Harns" (v. Korányi).

7) **Bidder und Schmidt**: Die Verdauungssäfte und der Stoffwechsel. 1852.

8) **Klein und Verson**: Sitzungsbericht der Wiener Akademie der Wissenschaft. 1867.

9) **J. Munk** in Th. Weyls Handbuch der Hygiene. Bd. 3, Jena 1893.

10) **G. v. Bunge**: Lehrbuch der Physiologie. Bd. 2, Leipzig 1904.

11) **H. Köppe**: Physikalische Chemie in der Medizin. Wien 1900.

11a) cf. auch **H. Köppe**: Pflügers Archiv. Bd. 62, S. 567. 1896.

12) **E. Biernacki**: Zeitschr. f. klin. Medizin. Bd. 24, 1894.

13) **v. Mering**: XII. Kongreß für innere Medizin. 1893.

14) **G. Sticker**: Münch. med. Wochenschr. 1887, Nr. 52.

15) **A. Cahn**: Zeitschr. f. physiol. Chemie. Bd. 10, 1886.

16) **A. Jaquet**: Archiv f. experim. Pathologie u. Pharmakologie. Bd. 30, 1892.

17) **E. Külz**: Zeitschr. f. Biologie. Bd. 23, 1887.

18) **Trappe**: Dissert. inaugur. Halle 1892.

19) **Falck**: Virchows Archiv. Bd. 56, 1872.

21) **R. v. Limbeck**: Archiv f. experim. Pathol. u. Pharmak. Bd. 25, 1889.

22) **H. J. Hamburger**: Zeitschr. f. Biologie. Bd. 27, 1890.

23) **R. Münzer**: Archiv f. experim. Pathol. u. Pharmak. Bd. 41, 1898.

24) **R. Magnus**: Ebenda. Bd. 44 u. 45, 1900 u. 1901.

25) **C. Voit**: Über d. Einfluß d. Kochsalzes auf d. Stoffwechsel. München 1860.

26) **W. Straub**: Zeitschr. f. Biologie. Bd. 37 u. 38, 1899.

27) **E. Rost**: Arbeiten aus dem kaiserl. Gesundheitsamt. Bd. 18.

28) **M. Gruber**: 71. Naturforscherversammlung in München. 1899.

29) **C. M. Belli**: Zeitschr. f. Biologie. Bd. 45, 1904. Hier findet sich auch die gesamte ältere Literatur mit Quellenangaben zitiert.

30) Die ältere Literatur findet sich übersichtlich zusammengestellt in **Neubauer und Vogel**: Harnanalyse. 9. Aufl., Wiesbaden 1890 und in **v. Noorden**: Lehrbuch d. Pathologie d. Stoffwechsels. Berlin 1893.

31) **F. Röhmann**: Zeitschr. f. klin. Medizin. Bd. 16, 1889.

32) **Fr. Müller**: Zeitschr. f. klin. Medizin. Bd. 16, 1889 u. VI. Kongreß für innere Medizin. 1889.

33) **Unruh**: Virchows Archiv. Bd. 48, 1869.

34) **J. Bohne**: Fortschritte der Medicin. Bd. 15, 1897.

35) **F. W. Beneke**: Grundlinien d. Pathologie d. Stoffwechsels. Berlin 1874.

36) **A. Schöpp**: Deutsch. med. Wochenschr. 1893, Nr. 46.

37) **Gaertig**: Dissert. inaugur. Berlin 1890.

38) **R. Laudenheimer**: Zeitschr. f. klin. Medizin. Bd. 21, 1892.

39) **A. Müller u. P. Saxl**: Zeitschr. f. klin. Med. Bd. 56, 1905.

40) **v. Moraczewski**: Zeitschr. f. klin. Med. Bd. 33, 1897.

41) **A. v. Koranyi**: Zeitschr. f. klin. Medizin. Bd. 33, 34 u. 35, 1897 u. ff.

42) **L. Casper u. P. F. Richter**: Funktionelle Nierendiagnostik. Berlin 1901.

43) **Albarraud und Bernard**: Annal. des malad. des organ. Génit. urinair.

44) **Jllyes und Kövesi**: Berl. klin. Wochenschr. 1902, Nr. 15.

45) **Marischler**: Archiv f. Verdauungskrankheiten. Bd. 7, 1901.

46) **Steyrer**: Hofmeisters Beiträge zur physiol. Chemie. Bd. 2, 1902.

47) **Claude et Mauté**: Bullet. et mémoire de la Société méd. des hôpitaux. 1902, Nr. 15.

48) Achard et Loeper: Ibidem. 1902, Nr. 16.
    Achard: Ibidem. 1903.
49) H. Strauß: Zeitschr. f. klin. Medizin. Bd. 47. 1903.   Therapie der
    Gegenwart. 1903, Heft 5.
50) v. Koziczkowski: Zeitschr. f. klin. Med. Bd. 51, 1904.
51) Widal et Javal: Comptes rendus de Société de Biologie. 1903.
    Widal: Société méd. des hôpitaux. 1903.
52) L. Mohr: Zeitschr. f. klin. Medizin. Bd. 51, 1904.
53) M. Halpern: Festschr. f. E. Salkowski. Berlin 1904.
54) P. F. Richter: Berl. klin. Wochenschr. 1905. Nr. 14.
55) L. F. Meyer: Deutsch. med. Wochenschr. 1905, Nr. 37.
56) A. Albu: Virchows Archiv. Bd. 166, 1901.
57) M. Nencki und Schoumow-Simanowsky: Archiv für experim.
    Pathol. u. Pharmak. Bd. 34 (322), 1894.
58) John A. Wesener: Pflügers Archiv. Bd. 77, S. 483. 1899.
59) Benrath und Sachs: Pflügers Archiv. Bd. 109, S. 466. 1905.
60) L. v. Rhorer: Pflügers Archiv. Bd. 110, S. 416. 1905.

XI. Kapitel.

Die in geringer Menge und selten vorkommenden Elemente (J, As usw.).

Außer den in den voraufgegangenen Kapiteln erwähnten anorganischen Substanzen beteiligen sich noch einige andere Elemente am Mineralstoffwechsel, wenn auch quantitativ in weit geringerem Umfange. Es sind dieses das Jod und das Arsen; daneben ist noch von Metallen des Kupfers, des Bleis, des Mangans, Aluminiums, Vanadins und Molybdäns, sowie von Metalloiden des Fluors und des Siliciums zu gedenken.

Das Jod.

Die größte Bedeutung von diesen Elementen kommt unzweifelhaft dem Jod zu. Sicher nachgewiesen ist es ausschließlich in organischer Bindung; die Hauptstätte seines Vorkommens ist die Schilddrüse, in der es E. Baumann im Jahre 1896 auffand. Das Jod ist hier an einen Eiweißkörper gebunden, und zwar nach Ostwald (1) an ein Globulin, das Thyreoglobulin. In welchen Baustein des Proteinmoleküls das Jod hier gefügt ist, weiß man noch nicht[1]). Beim künstlichen Abbau des Thyreoglobulins durch Fermente oder durch Säurehydrolyse werden jodhaltige organische Produkte erhalten, wie die Jodalbumosen (Ostwald) und das durch Salzsäure entstehende Jodothyrin (4) Baumanns. Die bekannte spezifische, für den organischen Stoff- und Gaswechsel (Magnus-Levy) des Menschen hochbedeutsame Wirkung des Schilddrüsen-Jods ist noch in den Spaltungsprodukten des Thyreoglobulins, speziell noch im Jodo-

---

[1]) Bei dem jodhaltigen Albuminoid, das zuerst Drechsel (2) aus der Weichkoralle Gorgonia Cavolinii darstellte, ist das Tyrosin der Jodträger: die aus letzterer erhaltene Jodgorgosäure ist nach Wheeler und Jamieson (3) nichts anderes als 3-5-Dijod-l-tyrosin. Beim Jodothyrin haftet nach Ostwald jedoch das Jod sicherlich nicht am Tyrosin.

thyrin (Baumann) erhalten. Weder das Jod in anorganischen noch organischen Präparaten besitzt die Schilddrüsenwirkung, sie fehlt auch den künstlich jodierten Proteinstoffen; nach Harnack (5) kommt sie aber, wenn auch in etwas schwächerem Grade, dem aus dem gewöhnlichen Badeschwamm isolierten Jodospongin zu, ebenso dem aus den gleichfalls meerbewohnenden Fucusarten dargestellten „Korpulin" (H. Salomon). Die seit Jahrtausenden geübte Therapie mit Spongia tosta ist allem Anschein nach durch den Gehalt an organischem Jod begründet.

Die Quantität des Jods in der Schilddrüse ist erheblichen Schwankungen unterworfen. Das gesunde Organ enthält 0,002 bis 0,009 g (Baumann); die erkrankte Drüse ist vielfach jodärmer, manchmal jodfrei. So fand Ostwald in parenchymatösen Kröpfen kein Halogen, Kocher (6) nur eine Spur; Basedow- und fibröse Kröpfe sind fast immer jodfrei angetroffen. Auch beim Krebs der Thyreoidea vermißten Ewald und Schnitzler (7) in dem Organ dieses Element, während die von dem Carcinom gemachten Metastasen jodhaltige Gebilde waren.

Die Menge des Jods, das übrigens nur im Colloid, nicht in den Zellen der Schilddrüse vorhanden ist, kann aber bei mit Wachstum verbundenen Erkrankungen des Organes auch erhöht sein; sie ist nach Ostwalds und Weiß' (8) Untersuchungen prozentisch vermindert, absolut aber bis auf 0,1 g vermehrt.

Noch größere Schwankungen im Jodgehalt der Schilddrüse weist die Tierwelt auf; erwähnt sei das Fehlen dieses Elementes bei der Katze und der hohe Gehalt beim Hammel[1]) und Schwein.

Bemerkenswert ist, daß Jod erst im extrauterinen Leben und dann auch nur langsam in den kindlichen Organismus eintritt; die Schilddrüse des Neugeborenen und das Embryo fanden alle Untersucher jodfrei, nach dem ersten Lebensjahre ist eine geringe Quantität stets nachzuweisen. Nach einem langen Stadium eines individuell verschieden hohen Jodgehaltes scheint nach Baumann und Jolin (9) eine senile Abnahme dieses Elementes stattzufinden.

Das langsame Auftreten des Jods in der Schilddrüse zeigt, daß dieses Organ das Element der Nahrung entnimmt. Da in letzterer Jod in organischer Bindung nur höchst minimal sich finden

---

[1]) Auch der Jodgehalt des aus der Hammelschilddrüse isolierten Jodothyrins schwankt, Baumann fand 7—10 % Jod; demnach ist die Einheitlichkeit des Jodothyrins kaum wahrscheinlich.

kann, kommt allein der geringe Gehalt an anorganischen Jodsalzen in Betracht. Bei der Umbildung zum „Jodeiweißkörper", dem Jodthyreoglobulin, findet eine Entionisierung statt, ein Vorgang, der sich auch in den niederen Organismen, wie Korallen, Schwämmen und den Tangarten vollzieht, die alle in einem jodhaltigen Medium, dem Seewasser, gedeihen. Durch Verabfolgung anorganischer Jodverbindungen läßt sich nach den Erfahrungen von Baumann, Blum und Roos der Jodgehalt der Thyreoidea steigern, und mit der geographisch schwankenden Jodmenge vornehmlich des Trinkwassers und der Vegetabilien mögen die schon von Baumann konstatierten lokalen Unterschiede im Jodreichtum der Schilddrüsen zusammenhängen.

Die Thyreoidea ist übrigens nicht der einzige Fundort des Jods im Organismus, doch ist der Gehalt der meisten anderen Organe sehr viel geringer, nur die Nebenschilddrüsen sind nach Lafayette B. Mendel (10) relativ reich.

Jod ist auch als ein regelmäßiger Bestandteil des Blutsermus gefunden worden (Gley und Bourcet) und soll im menschlichen Blute in größerer Menge (in organischer Bindung) vorhanden sein als im tierischen.

Zuverlässige Bestimmungen der vorhandenen Jodmengen sind nur spärlich vorhanden; außerdem widersprechen sich die Angaben der Autoren auch über das qualitative Vorkommen des Halogens. Folgende Organe sind früher schon jodhaltig befunden worden: Hypophysis [Ewald und Schnitzler (l. c.)], Milz [Barrel (11)], Nebennieren [Barrel], Ovarien [Barrel], Thymus [Gautier (22)]. Neuerdings ist eine Arbeit von J. Justus (12) erschienen, nach der allen Zellen ein physiologischer Jodgehalt zukommt. Auf Grund seiner Ergebnisse gelangt Justus zu dem Schlusse, daß zwar die Thyreoidea das bei weitem relativ jodreichste Organ ist, bei dem absolut hohen Gehalt des übrigen Organismus aber keine Sonderstellung einnimmt.

Justus fand folgenden

Jodgehalt in $^1/_{100}$ Milligrammen pro 100 g menschlicher Organe:

Schilddrüse	976,0
Leber	121,4
Niere	105,3
Magen	98,9

Haut	87,9
Haar (Kopfhaar)	84,4
Nagel	80,0
Prostata	68,9
Nebenniere	63,6
Lymphdrüse	60,0
Milz	56,0
Testikel	50,0
Pankreas	43,1
Uterus (virginal)	41,3
Lunge	32,0
Sehnen	20,0
Dünndarm	11,9
Fettgewebe	Spuren.

Das Jod findet sich an allen diesen Stellen wohl ausnahmslos in organischer Bindung; in welchem Komplex jedoch, ist unbekannt. Nur von den Haaren, deren Jodgehalt durch künstliche Jodzufuhr gleich dem von Muskeln erzeugt, resp. erhöht werden kann, weiß man, daß sie Dijodstearinsäure oder Dijodolein enthalten. Diese zuerst von Drechsel und Howald (13) gemachten Angaben konnte H. Winternitz (14) bestätigen.

Das Schicksal der zahlreich angewandten anorganischen und organischen jodhaltigen Medikamente zu beschreiben, ist hier nicht der Ort, sondern Aufgabe der Pharmakologie.

Die Untersuchungen haben ganz allgemein ergeben, daß organische Jodverbindungen oft zum Teil wieder ionisiert werden und eine Ausscheidung von Jodalkalien und Jodaten zur Folge haben, während sich der umgekehrte Vorgang, wie erwähnt, bei der Bildung des Jodthyreoglobulins vollzieht. Organische Abkömmlinge von künstlich jodierten Eiweißkörpern wiesen Mosse und Neuberg (15) im Harn nach, solche von Jodfetten sahen zuerst Coronedi und Marchetti (16) in die Fettdepots des Organismus, H. Winternitz (l. c.) außer in die Haare auch in die Milch und ins Knochenmark übertreten. In allen diesen Fällen findet zunächst vom Darmkanal aus eine Resorption der organischen Jodverbindungen statt, deren Abbauprodukte dann die angegebenen Wege wandeln.

Für anorganisches Jod sind die Nieren jedenfalls die Hauptpforten der Ausscheidung, daneben kommt in untergeordnetem Maß auch die Sekretion der Haut, der Schweiß, in Betracht [Kellermann (17)]. Stets jodhaltig findet man nach Jodalkaligaben auch den Speichel, und seit langem gilt das Auftreten von Jod an dieser Stelle für ein Kriterium der Resorption jenes Elementes. Erwähnt sei noch die künstlich erzeugte Sezernierung eines freien Jodwasserstoff enthaltenden Magensaftes (cf. Kap. X, S. 168).

Auf die große physiologische Bedeutung kleiner Jodmengen hat jüngst H. Schade (18) von anderen Gesichtspunkten ausgehend aufmerksam gemacht. Schöne und Walton haben früher die katalytische Wirkung der Jodionen auf Oxydationsprozesse nachgewiesen. Schade hat nun gezeigt, daß dieselbe vollkommen analog derjenigen von verschiedenen Metallen ist, namentlich der von Eisen, Quecksilber und Silber. Die bisher vielfach dunkle Wirkungsweise dieser Substanzen auf den Organismus bestände demnach wahrscheinlich in einer katalytischen Oxydationsbeschleunigung; der bisher rätselhafte gleiche Heilwert zwei so verschiedener Elemente wie Jod und Quecksilber bei syphilitischen Erkrankungen wird durch diese Auffassung dem Verständnis näher gebracht.

Organische Bromverbindungen[1]), die ein Analogon zu den jodhaltigen Substanzen bilden würden, sind in der Natur bisher nicht nachgewiesen.

Das gleiche gilt für das dritte Halogen, das Chlor; hier lassen aber Angaben von M. Nencki und N. Sieber (21) über das möglichst gereinigte Pepsin sowie solche von Drechsel über das halogenhaltige Albuminoid der Gorgonia immerhin die Möglichkeit eines natürlichen Vorkommens von organisch gebundenem Chlor zu.

Das Arsen.

Im Jahre 1899 macht Armand Gautier (22) die überraschende Mitteilung, daß Arsen einen normalen Bestandteil bestimmter Drüsen und ektodermaler Organe des Menschen dar-

---

[1]) Nach Baldi (19) soll Brom in der Schilddrüse wie in der Hypophyis zugegen sein, Roos (20) konnte dieses Element hier nicht finden; sein Vorkommen in organischer Bindung ist jedenfalls noch nicht bewiesen.

stellt; er fand dieses Element in der Thymus, der Thyreoidea, den Knochen, im Menstrualblut[1]), in der Haut und in den Haaren. Durch Gabriel Bertrand (23) sind Gautiers Angaben nicht nur bestätigt, sondern erweitert worden, indem sich eine ganz universelle Verbreitung dieses Metalloides offenbarte.

In allen Fällen handelt es sich um außerordentlich kleine Arsenmengen, über deren physiologische Rolle bisher nichts bekannt ist.

Die von den französischen Autoren angewandte Methodik des Arsennachweises ist außerordentlich penibel und exakt, und es ist nicht zu verwundern, daß andere Autoren mit abweichenden Verfahren die Angaben von Gautier und Bertrand nicht bestätigt haben.

C. Hödelmaser (24), R. Cerny (25) und E. Ziemke (26) leugnen ein physiologisches Vorkommen von Arsen; A. J. Kunkel (27), der selbst gleichfalls zu negativen Resultaten gelangte, macht aber darauf aufmerksam, daß eine organische Bindung des Arsens den Grund des Mißerfolges der deutschen Autoren bilden kann, weil organische Arsenverbindungen sich der gewöhnlichen Art der Analyse vielfach entziehen. Eine starke Stütze für die Annahme einer organischen Bindung des Arsens bilden die Versuche von B. Slowtzoff (28); dieser fand, daß künstliche Arsenzufuhr beim Hunde in der Leber die Bildung arsenhaltiger Nucleoproteide zufolge hat, die gegen Säuren und Alkalien bezüglich der Arsenbindung resistent sind und mit Pepsin arsenhaltige Verdauungsprodukte ergeben. Ein weiteres Argument zugunsten dieser Anschauung sind die interessanten Versuche von M. Segale. Dieser Autor zeigte, daß die Arsenreaktionen menschlicher und tierischer Organe erst nach der Autolyse positiv ausfallen, d. h. nach künstlicher Lockerung des festen Molekülverbandes. Bei diesem Vorgehen konnte Segale (29) das Arsen außer in den schon genannten Organen in Milz, Leber, Nieren, Nebennieren, Placenta, Muskeln, Bulbus der Augen und in den Speicheldrüsen nachweisen.

Die Bildung typischer organischer Arsenverbindungen, von alkylierten Arsenwasserstoffen [des Diaethylarsins $AsH(C_2H_5)_2$], aus anorganischem Material ist übrigens bei niederen Lebewesen längst

---

[1]) Im Tierblut soll Arsen nicht regelmäßig vorkommen!

bekannt; sie wurde von Gosio (30) bei Penicillium brevicaule
entdeckt und ist auch anderen niederen Lebewesen eigen. Hier
handelt es sich allerdings um flüchtige oder gasförmige Arsenverbindungen von bedeutender Giftigkeit; auf ihrem Auftreten
beruht wahrscheinlich die Giftwirkung arsenikhaltiger Tapeten
[Biginelli (31), Maaßen (32), Emmerling u. a.].

Das Fluor.

Von den Elementen der Halogengruppe besitzt noch das
Fluor physiologisches Interesse. Es bildet, wenn auch in geringer
Menge, einen intergierenden Bestandteil des Organismus; es ist
als Calciumfluorid in den Zähnen sowie in den Knochen zugegen
und ist auch im Blut sowie der Milch nachgewiesen.

Während ältere Autoren mit fehlerhaften Methoden teils
kein Fluor, teils viel zu hohe Werte fanden, hat S. Gabriel (33)
die Streitfrage über das physiologische Vorkommen von Fluor
in Knochen und Zähnen positiv entschieden; nach seinen Analysen schwankt der Fluorgehalt beider Gebilde zwischen 0,05 und
0,10%.

Den Gehalt der Milch (Kuhmilch) an Fluor hat G. Tammann (34) ermittelt; er fand 0,00003%. Unsere übrigen
Nahrungsmittel sind z. T. viel fluorreicher, z. B. enthält Kalbs-
hirn 0,0007%, Eidotter vom Huhn sogar 0,001% (Tammann).
Trotz der geringen Höhe ist der Fluorgehalt der Milch als des
einzigen Nahrungsmittels für den Säugling offenbar von nicht zu
unterschätzender Bedeutung für das Wachstum des Knochen-
gerüstes.

Tappeiner und Brandl (35) haben übrigens gezeigt, daß
durch Verfütterung von Natriumfluorid eine Ablagerung von
Fluor im Organismus erzielt werden kann.

Daß die Menge des jeweils zirkulierenden Fluors nur gering
sein kann, erhellt auch aus den bekannten Beziehungen dieses
Elementes zu den Vorgängen der Blutgerinnung. Diese wird ja
nach Arthus (36) Entdeckung durch lösliche Fluoride aufgehoben
und ein größerer Gehalt an letzteren würde das Zustandekommen
der Thrombenbildung gefährden, die doch in vielen Fällen eine
Schutzmaßregel des Organismus bei Verletzungen seines Gefäß-
systems darstellt.

Das Silicium.

In Form der in der ganzen anorganischen Natur weitverbreiteten Kieselsäure tritt das Element Silicium auch in den Stoffwechsel der Lebewesen ein.

Das Siliciumdioxyd (SiO_2) ist ein Bestandteil aller Pflanzen, besonders reichlich findet es sich bei den Schachtelhalmen und Gramineen, letztere enthalten nach Sachs (37) durchschnittlich 20%.

Bei der Passage des Tierkörpers geben die Vegetabilien Kieselsäure an diesen ab; demgemäß ist der Harn der Pflanzenfresser reich an kieselsauren Salzen, der des Menschen enthält nur wenig, ungefähr 0,3 mgr im Liter; etwas mehr ist meist im Kot vorhanden. In geringer Menge finden sich aber Silikate[1]) in allen Organen, bemerkenswert ist, daß sie nach Kunkel (38) nie im Pankreas fehlen.

Es hat jedoch den Anschein, daß Silicium für den pflanzlichen wie tierischen Organismus entbehrlich ist[2]); konstant aber ist sein Vorkommen in den Haaren und Federn, in ersteren können bis 40% der Asche SiO_2 sein; in der Asche des Hühnereiweißes sind 3—20 g pro Mille enthalten.

Trotz der großen Verwandtschaft mit dem Kohlenstoff und trotz der von C. Friedel und A. Ladenburg nachgewiesenen Befähigung dieses Elementes zur Bildung „silikoorganischer" Verbindungen ist die Kieselsäure im Leibe des Tieres und der Pflanze in anorganischer Form vorhanden, nur für die Kieselsäure der Vogelfedern nimmt E. Drechsel (39) eine organische Verkettung an.

Das Kupfer.

Während dieses Element wohl nur einen zufälligen Bestandteil des menschlichen Organismus (Blut, Leber, Galle und deren Konkremente) bildet, spielt es im Körper einiger Kephalopoden, Schnecken und Schalentiere eine bedeutsame Rolle. Bei diesen entdeckten es Harleß (40) und Frédéricq (41) in einer orga-

---

[1]) Literatur siehe bei H. Schulz. Arch. f. d. ges. Physiol. Bd. 84, 67 (1901).

[2]) Es wäre denkbar, daß die Kieselsäure im Blutserum zu dem Agglutinationsphänomen (Landsteiner) in Beziehung stände.

nischen Verbindung im Blute, speziell in dessen blauen Farbstoff. Hier spielt das Kupfer bis zu einem gewissen Grade die Rolle des Eisens im Hämoglobin, d. h. es fungiert als Sauerstoffüberträger. Die neuesten Untersuchungen über diesen Gegenstand verdanken wir Henze (42); er stellte für die Cu-Verbindung des Octopus-Blutes den Charakter eines Eiweißkörpers fest, der kristallisiert und 0,38% Cu im Molekül besitzt.

Das schillernde Federkleid einiger afrikanischer Vogelarten enthält nach Churchs (43) interessanten Ermittlungen gleichfalls einen organischen Farbstoff, der kupferhaltig ist. Dieser, vom Entdecker nach der Gattung Turacus Turacin genannt, besitzt ca. 7% Kupfer im Molekül. —

Verwiesen sei noch auf Slowtzoffs (44) Untersuchungen über das Schicksal löslicher Kupfersalze im menschlichen Körper. Der Autor konstatierte, daß eine Ablagerung in der Leber stattfindet, wobei sich lockere Eiweiß-Kupfersalze, und zwar Cuprinucleinate, bilden.

Die übrigen Elemente.

Es gibt kaum einen chemischen Grundstoff, der — abgesehen von medikamentöser Verabfolgung — nicht gelegentlich in geringen Mengen den menschlichen Organismus passiert.

Relativ häufig werden Spuren von Blei und Mangan angetroffen, seltener das Aluminium, das sich aber reichlich in bestimmten Pflanzen findet. Überhaupt vermögen letztere alle möglichen Metalle dem Boden, auf dem sie zufällig wachsen, zu entziehen; z. B. kennt man Lycopodiumvarietäten, die bis 57% ihrer Asche an Al_2O_3 enthalten, und Cistusarten, die, auf galmeihaltigen Halden gedeihend, nach Cappa (45) unlösliche Zinkverbindungen in ihrem Körper ablagern.

Nicht unerwähnt bleibe, daß A. Cossa (46) spektralanalytisch und auch rein chemisch in der Knochenasche die seltenen Erden Lanthan, Didym und Cer nachgewiesen hat und zwar betrug das aus 1 kg Knochenasche isolierte Gemenge der oxalsauren Salze der genannten Elemente 0,03 g. Auf Spuren von Vanadin ist vielleicht die eigentümliche Rotfärbung geglühter Knochen zurückzuführen, die Gabriel (33) zu beobachten Gelegenheit hatte.

Höchstens um Spuren handelt es sich auch beim Molybdän, Chrom und Vanadin, die Demarçay (47) im normalen Kot fand.

Ob den geringen Quantitäten der seltener vorkommenden Elemente jegliche Bedeutung abgesprochen werden darf, weil man eine solche noch nicht erkannt hat, ist doch zweifelhaft, besonders wenn man bedenkt, daß z. B. der für den menschlichen Organismus erwiesenermaßen höchst bedeutungsvolle Jodstoffwechsel doch für den Tag höchstens einige Hundertstel Milligramme erreicht.

Möglicherweise handelt es sich auch bei den in Spuren vorkommenden Metallsalzen[1]) um irgend welche katalytische Reaktionen. Solche aber können nach Bredig (48) noch in ganz unfaßbar hohen Verdünnungen wie 1 : 70 Millionen zustande kommen. Auf ihre Bedeutung für den menschlichen Organismus hat Schade (18) in seinen schon erwähnten Untersuchungen die Aufmerksamkeit gelenkt; ihre Rolle für den Haushalt der Pflanze ist längst bekannt, wie z. B. die des Mangans, das G. Bertrand (49) als das Coferment für das vegetabilische Oxydationsenzym Laccase erkannte.

Literatur.

1) Oswald: Zeitschr. f. physiol. Chemie. 27, 14 (1899) u. Beitr. z. chem. Physiol. u. Pathol. 2, 545 (1902).
2) E. Drechsel: Zeitschr. f. Biologie. 33, 84 (1896).
3) Wheeler u. Jamieson: Amer. chem. Journ. 33, 365 (1905).
4) E. Baumann: Zeitschr. f. physiol. Chemie. 21, 481 (1896) u. 22, 1 (1897).
5) E. Harnack: Ebendaselbst. 24, 412 (1898).
6) Kocher: Arch. f. klin. Chir. 64, 454 (1901).
7) Ewald u. Schnitzler: Wiener klin. Wochenschr. 1896, Nr. 29.
8) Weiß: zit nach Malys Jahresbericht für Tierchemie. 1897, S. 474.
9) S. Jolin: zit. nach Maly. 1897, S. 476.
10) Lafayette B. Mendel: Amer. jour. of physiolog. 3, 285.
11) Barrel: Pharmazeut. Ztg. 42, 131 (1897).
12) J. Justus: Virchows Archiv. 176, 1 (1903).
13) Drechsel u. Howald: Zeitschr. f. physiol. Chemie. 23, 223 (1897).
14) H. Winternitz: Ebendaselbst. 24, 425 (1898).
15) M. Mosse u. C. Neuberg: Ebendaselbst. 37, 427 (1903).
16) Coronedi u. Marchetti zitiert nach: Zentralbl. f. Chem. 67, II, 1040.
17) Kellermann: Zeitschr. f. experim. Pathol. u. Therapie. I, 189 (1905).
18) H. Schade: Ebendaselbst. Bd. 1.
19) Baldi: A. de Physiol. 12, 679.
20) Roos: Zeitschr. f. physiol. Chemie. 25, 1 (1898).
21) M. Nencki u. Sieber: Zeitschr. f. physiol. Chemie. 32, 291 (1901).
22) A. Gautier: Compt. rend. de l'Acad. 129, 130; Zeitschr. f. physiol. Chemie. Bd. 36, 391.

---

[1]) Sie alle können rein chemisch als typische Katalysatoren wirken.

23) G. Bertrand: Compt. rend. de l'Acad. 134, 1434.
24) C. Hödlmoser: Zeitschr. f. physiol. Chemie. 33, 332.
25) R. Cerny: Ebendaselbst. 34, 408.
26) E. Ziemke: Vierteljahrsschr. f. gerichtl. Medizin. 32.
27) A. J. Kunkel: Zeitschr. f. physiol. Chemie. 44, 511 (1905).
28) B. Slowtzoff: Beitr. z. chem. Physiol. u. Pathol. 1, 287 (1902).
29) M. Segale: Zeitschr. f. physiol. Chemie. 42, 175 (1904).
30) Gosio: Rivista d'igiene et sanità publica. 1892, 201.
31) Biginelli: Atti R. Accad. dei Lincei Roma. [5], 9, II, 210.
32) A. Maaßen: Arb. des kaiserl. Gesundheitsamtes. 18, 475.
33) S. Gabriel: Zeitschr. f. physiol. Chemie. 18, 257 (1893).
34) G. Tammann: Ebendaselbst. 12, 322 (1888).
35) Tappeiner u. Brandl: Zeitschr. f. Biologie. N. Folge, Bd. 10.
36) M. Arthus: Thèse de Paris. 1890.
37) Sachs: Annal. der Landwirtschaft. 1862, 185.
38) Kunkel: Sitzungsber. d. physik. med. Gesellsch. Würzburg 1898, S. 78.
39) E. Drechsel: Zentralbl. f. Physiol. II, 361 (1898).
40) Harleß: Müllers Arch. 1847, S. 148.
41) Frédéricq: Arch. d. zool. exp. 7, 535 (1878).
42) M. Henze: Zeitschr. f. physiol. Chemie. 33, 370 (1901).
43) A. Church: Chem. News. 65, 218 (1892).
44) B. Slowtzoff: Beitr. z. chem. Physiol. u. Pathol. 2, 307 (1902).
45) U. Cappa: Österr. Zeitschr. f. Berg- u. Hüttenw. 53, 479.
46) A. Cossa: Atti di reale Acc. dei Lincei. [3], Bd. 3.
47) Demarçay, zitiert nach Oefele: Pharmazeut. Zentralh. 46, 683.
48) G. Bredig: Anorgan. Fermente. Heidelberg 1901.
49) G. Bertrand: Compt. rend. de l'Acad. des Sciences. 124, 1032 (1897).

XII. Kapitel.

Die Mineralstofftherapie.

In den voraufgegangenen Kapiteln ist wiederholt angedeutet worden, daß die bei einer Reihe von Krankheitszuständen festgestellten pathologischen Veränderungen im Umsatz der Mineralstoffe zu Schlußfolgerungen für die Therapie berechtigen und nötigen. Aber nur zu einem kleinen Teile sind diese Ergebnisse der Stoffwechselforschung bisher praktisch verwertet worden. Was in dieser Hinsicht bislang versucht oder erreicht worden, ist größtenteils dem Spiel des Zufalls oder der blinden Empirie zu danken.

An sich ist der Gedanke einer Mineralsalztherapie keineswegs neu, sondern im Gegenteil schon recht alt; denn schon lange bevor die Anfänge zu einem Studium des Mineralstoffumsatzes gemacht waren, ist eine entsprechende Therapie oft ausgeübt worden. Wie auf vielen anderen Gebieten der Heilkunde, so ist auch hier die Praxis der Theorie oft weit vorausgeeilt. Das beste Beispiel dafür ist die Eisentherapie bei der Chlorose. Noch heute ermangelt es einer sicheren Erklärung des Zustandekommens und des Wesens dieser Krankheit und der tausendfach erwiesenen Wirksamkeit der Eisenbehandlung bei derselben. Aber der Erfolg dieser Therapie ist so sicher gestellt, daß kaum jemand sie heute noch in Zweifel zu ziehen wagt. Auch Bunge (1) hat das zugestanden, obwohl durch seine und seiner Schüler sorgfältige und umfassende Untersuchungen sich wenigstens für die anorganischen Eisenpräparate nicht der geringste Anhaltspunkt dafür ergeben hat, daß sie ein Material zur Hämoglobinbildung im Blute abgeben. Gewiß darf man nicht behaupten, daß das Wesen der Chlorose allein in einem Eisenmangel des Blutes gelegen sei, der durch die Hämoglobinarmut des Blutes hervorgerufen werde, wenngleich dieser Faktor in der Ätiologie und Pathogenese der Chlorose sicher eine große Rolle spielt. Ebensowenig kann man das Eisen als das Heil-

mittel der Bleichsucht sans phrase bezeichnen, obwohl es in der
Mehrzahl der Fälle, namentlich bei längerem Gebrauch, die subjektiven und objektiven Symptome der Krankheit so günstig beeinflußt, daß die Besserung einer Heilung gleich zu erachten ist.
Denn so wenig der Eisenmangel im Blut der Chlorotischen tatsächlich nachgewiesen ist, so wenig auch eine Steigerung des
Eisengehaltes nach Eisendarreichung. Dabei ist nicht zu vergessen, daß dieser Mangel unserer Kenntnisse vielleicht nur in
der Schwierigkeit des Nachweises so geringer Eisenmengen im
Blute des Lebenden begründet ist! Wenngleich ein Unterschied
in der Wirkungsweise und der Wirksamkeit der unorganischen
und organischen Eisenpräparate weder wissenschaftlich nachgewiesen, noch praktisch sicher gestellt ist, neigt doch die Mehrzahl
der Ärzte heute dazu, den letzteren den Vorzug zu geben (2).
In diesem Sinne macht sich auch eine zunehmende Neigung bemerkbar, der Anregung Heubners (3) und anderer folgend, das
Eisen für therapeutische Zwecke in erster Reihe aus den damit
teilweise reichlich versehenen Nahrungsmitteln zu entnehmen
(cf. Tabelle VIII).

Während bislang Physiologie und Pharmakologie vollkommen
versagt haben bei den Bemühungen, eine exakte Erklärung
der empirisch bewährten Heilwirkung von Metallen und
Metallsalzen zu geben, scheint die moderne physikalische
Chemie berufen zu sein, auch auf diesem Gebiete der Heilkunde
aufklärend zu wirken, der arzneilichen Therapie neue Grund-
anschauungen und neue Wege zu weisen. In der Darlegung
dieses Gedankenganges folgen wir den interessanten Ausfüh-
rungen Schades (74), indem wir mit seiner Erklärung der
Wirkungsweise der Eisentherapie beginnen: Das Hämoglobin wirkt im Blute als ein Katalysator, und wahrscheinlich ist
es das Eisen in den roten Blutkörperchen, dem speziell die katalytische Kraft der Sauerstoffübertragung eigen ist. Wenn das
Blut an dieser Oxydase verarmt, dann kann ihm kein besser
geeigneter Ersatz dafür geboten werden, als der eines dem Hämoglobin möglichst ähnlichen Stoffes gleicher Wirkung. Die Wirksamkeit eines Eisenpräparates hängt nach Schade davon ab, ob es
nach seiner Resorption sich in einer die Oxydationsbeschleunigung
auslösenden Form befindet. Deshalb ist für den Erfolg der Eisentherapie auch nicht die Quantität der Eisenzufuhr von Belang.

sondern nur die Qualität des einverleibten Metallpräparates. Die
Wirkung des Eisens beschränkt sich auf das Blut und die blutbildenden Organe, weil der Körper es in diesen Organen zurückhält.

In ähnlicher Weise erklärt Schade auch die Art der Wirkung des Quecksilbers, des Silbers und des Jods, indem er
sich dabei teilweise auf eigene experimentelle Untersuchungen
stützt. Die katalytische Kraft der Metalle, ihrer Salze
und Albuminate kommt ohne Zweifel im lebenden Körper
ebenso zur Geltung wie im Reagenzglase (cf. Kap. V, S. 97/98).
Das ist deshalb um so wahrscheinlicher, als ja die Oxydationen
im Tierkörper nach einer jetzt vielfach von den Physiologen
angenommenen Hypothese unter intermediärer Bildung von
Wasserstoffsuperoxyd verlaufen, das durch die katalytische Kraft
der Metalle ganz besonders energisch aktiviert, d. h. durch Entwicklung von molekularem Sauerstoff schnell zersetzt wird. Viel
kräftiger als bei der Verabreichung der Metalle und ihrer Verbindungen per os und ihrer Resorption vom Verdauungskanal
aus wirkt die katalytische Kraft derselben bei ihrer Einverleibung
von der Haut aus. Durch die erheblich größere Oberflächen-
entfaltung bei der perkutanen Inkorporierung von Metallpulvern,
kolloidalen Metallösungen u. dgl. wird die Energie der katalytischen Wirkung im Körper ebenso erhöht, wie bei ähnlicher
Versuchsanordnung (cf. Schade) im Reagensglase. Auf diese
Weise wird uns die Heilwirkung des Hg gegen die Syphilis
verständlich: Die gesunkenen Oxydationen im syphilitisch in-
fizierten Organismus werden verstärkt, dadurch das spezifische
Gift und seine Produkte zerstört. Diese oxydationsbeschleunigende Kraft des Hg kommt, wie sicher festgestellt ist, auch
kräftig zur Geltung bei Überführung desselben in Dampfform:
die Einatmung des Quecksilbers beim Tragen eines Merkulin-
schurzes auf der Haut u. dgl. m. Ebenso wie sich die „stoff-
umsatzfördernde Kraft" des Hg der alten Pharmakologie im
exakten Sinne der physikalischen Chemie in eine katalytische
umgewandelt hat, ist uns endlich auch im Lichte dieser Theorie
der Einfluß des kolloidalen Silbers auf eine Reihe von
infektiösen Krankheitsprozessen plausibel geworden. Die von
Credé (Dresden) zuerst empfohlene und unter dem Namen
„Collargol" in den Handel kommende kolloidale Silberlösung
wirkt nach den Mitteilungen zahlreicher zuverlässiger Ärzte

durchaus günstig auf den Ablauf gewisser entzündlicher und eitriger Prozesse im Körper, wie es eine zweifellos energische antibakterielle Wirkung auf Reinkulturen verschiedenster Mikroorganismen im Reagensglase und im Tierversuch entfaltet. Die Einverleibung des Collargols in Salbenform ist die für das Zustandekommen der Katalyse denkbar günstigste Form der Aufnahme des Metalls in die Gewebssäfte. Es resultiert daraus eine schnell einsetzende und energische Oxydationsbeschleunigung im Organismus, dabei auch eine Oxydation der wohl meist leicht oxydierbaren Giftstoffe.

Was bisher nur für einige wenige Metalle und ihre Salze wahrscheinlich zu machen bzw. nachzuweisen gelungen ist, wird sich in ähnlicher Weise voraussichtlich auch auf all die anderen Metalle, Metalloide und ihre Verbindungen übertragen lassen, die zur therapeutischen Verwertung im Körper herangezogen werden. Denn ihnen allen gemeinsam ist die Basis der **Wirksamkeit durch kolloidalen Charakter einerseits, die Entwicklung freier Ionen andererseits.** Bis der exakte Nachweis für diese Wirkungsweise der medikamentös verabreichten Mineralstoffe im einzelnen erbracht ist, müssen wir uns einstweilen noch darauf beschränken, diese Therapie, soweit sie nicht ganz empirisch ist, auf Grund der Stoffwechseluntersuchungen im älteren Sinne zu begreifen.

Wenn die Mineralstofftherapie, welche bisher üblich ist, leider zum größten Teil noch einer wissenschaftlichen Grundlage entbehrt, so ist damit ja keineswegs gesagt, daß ihre Anwendung eine unbegründete sei. Denn in der Therapie entscheidet im letzten Grunde niemals das theoretische Räsonnement oder das Experiment, sondern einzig und allein die Empirie. Erfahrung aber ist nun allerdings stets etwas Subjektives, und deshalb gehen die Meinungen der Ärzte über viele therapeutische Mittel mehr oder weniger weit auseinander. Von der Parteien Haß und Gunst verwirrt schwankt ihr Charakterbild oft in der Geschichte der Medizin.

Man sollte nicht vergessen, daß die Entstehung einer Krankheit selten auf ein einziges Agens allein zurückzuführen ist, also auch nicht auf den Mangel oder den veränderten Umsatz eines Mineralstoffes allein, so daß infolgedessen auch die Zufuhr einer solchen Substanz an und für sich noch nicht die Heilung des Übels bringen kann. Für einen Mißerfolg einer derartigen Therapie ist auch immer noch der Umstand ernstlich in Betracht zu ziehen, daß die Form, in welcher ein Mineralstoff dem Körper als Medikament zugeführt wird, keineswegs immer der natürlichen Verbindung des betreffenden Mineralstoffes entspricht, in welcher er vom Organismus resorbiert und assimiliert wird oder werden kann. Die Mehrzahl der Mineralstoffe ist sowohl in der Nahrung wie insbesondere im tierischen Organismus in ganz bestimmt charakterisierten, oft sehr eigenartigen organischen Verbindungen enthalten, welche die künstliche Darreichung nicht oft nachzuahmen vermag.

Vom elementaren Phosphor ist in der Heilkunde seit langer Zeit ein ausgiebiger Gebrauch gemacht worden, zunächst bei der Rachitis. Die Phosphorbehandlung dieser Krankheit ist von den einen ebenso überschwänglich gepriesen, wie sie von den anderen mißachtend verworfen worden ist. Kassowitz (4) gründete s. Z. die Empfehlung der Phosphorbehandlung auf die Versuche Wegners (5), welcher zeigte, daß unter der Einwirkung sehr kleiner, während langer Zeit gebrauchter Dosen Phosphor eine mächtige Entwicklung der kompakten Knochensubstanz an den langen Röhrenknochen statthat, so daß da, wo sonst spongiöse Knochensubstanz vorkommt, massive auftritt. Mit den Theorien der Rachitis ist das einstweilen schwer vereinbar, gleichviel ob man nun annimmt, daß die Rachitis auf einer ungenügenden Kalkzufuhr beruht oder auf einer Störung der Resorption oder der Assimilation der Kalksalze zurückzuführen ist. Wie der Phosphor auf diese Funktionsstörung bessernd einzuwirken vermag, das zu erklären, wird vielleicht einmal möglich werden auf Grund genauerer Kenntnisse der nahen Beziehungen zwischen Kalk- und Phosphorstoffwechsel, von denen in Kap. VI und VII die Rede war.

Auch bei der Osteomalacie ist der Phosphor, wie schon im Kap. VII, S. 140 erwähnt, vielfach mit Erfolg angewendet worden. Diese Behandlungsmethode stammt schon von Trousseau, war aber eine Zeitlang fast ganz in Vergessenheit geraten. Auch einige günstige Erfahrungen aus neuerer Zeit fanden nicht die genügende Beachtung, bis M. Sternberg (52) auf Grund von vier eigenen sehr exakten Beobachtungen von neuem die Aufmerksamkeit darauf lenkte. Seine lebhafte Empfehlung des Phosphors zur Behandlung der Osteomalacie hat seitdem reichliche Fürsprache gefunden durch v. Limbeck (53), Bernstein (54), Siegert (55), Littauer (56), Fischer (57) und His (58). Letzterer hat auch den Anfang zu einer exakten Begründung der Wirkungsweise dieser Therapie geliefert durch den Nachweis einer unter dem Einfluß derselben eintretenden Kalkretention gegenüber den vorangegangenen Kalkverlusten, während die vermutete Einwirkung auf den Phosphorumsatz nicht festzustellen war.

Man hat in neuerer Zeit an Stelle des metallischen Phosphors vielfach von organischen Phosphorsäurepräparaten Gebrauch zu machen angefangen, und zwar gerade im Sinne einer ätiologischen Therapie mit der Begründung, daß sich der Phosphor im Tier- und Pflanzenreich ja hauptsächlich in der Form organischer Phosphorverbindungen findet, die nach den Untersuchungen der Röhmannschen Schule, Steinitz (6) und Zadik (7) u. a. durch die phosphorsauren Salze in der Nahrung nicht vollgültig ersetzt werden können. Es handelt sich da hauptsächlich um das isolierte, mehr oder minder rein dargestellte Lecithin.

Die therapeutische Empfehlung desselben ist experimentell gut begründet durch die Arbeiten von Danilewski (60), der zunächst den Einfluß des Lecithins auf die Entwicklung und das Wachstum junger Tiere (Kaulquappen, Hühner, Hunde) feststellte, später (61) bei Vögeln und Hunden auch eine Einwirkung auf die Blutbildung ermittelte: Vermehrung der Zahl der roten Blutkörperchen und Erhöhung des Hämoglobingehalts, daneben auch Steigerung des Appetits, Zunahme des Körpergewichts und Steigerung der Widerstandsfähigkeit gegen schädliche Einflüsse. Auch bei Menschen sah Danilewski nach Darreichung von Lecithin einen wohltätigen Einfluß bei nervöser Schwäche und kachektischen Zuständen. Über günstige Erfolge der systematischen Anwendung subkutaner Lecithininjektionen berichtete darnach Serono (62), der neben einer Besserung des Allgemeinbefindens und der Zunahme des Körpergewichtes auch Vermehrung der Erythrozyten und des Hämoglobins beobachtete. Die Untersuchungen von Cronheim und Müller (cf. Kap. VII, S. 136) bestätigten die günstige Einwirkung des Phosphorfettes auf Entwicklung und Wachstum für den menschlichen Säugling. Neuerdings konstatierten Bergell und Braunstein (63) Aufbesserungen des Blutbefundes bei Anämien durch Bromlecithin, das 80 % Lecithin enthält. Die geschäftige moderne chemische Industrie hat bereits mehrere ähnliche mit Medikamenten (z. B. Eisen) und Nahrungsmitteln (Kakao) gemischte Lecithinpräparate hergestellt, die in Frankreich anscheinend schon eine weit häufigere Anwendung finden als bei uns. Einen weiteren interessanten Beitrag zur Therapie des im Lecithin organisch gebundenen Phosphors hat jüngst P. Mayer (70) geliefert. Derselbe zeigte, daß die Ausnutzung des Lecithins von der Konfiguration desselben abhängt, insofern als racemisches (inaktives) Lecithin nur zur Hälfte von den fettspaltenden Verdauungsenzymen zerlegt wird und der Rest, der Antipode des natürlichen Lecithins, unangegriffen bleibt.

Das in den Handel kommende Lecithin ist zumeist „Ovolecithin", in jüngerer Zeit auch öfter „Pflanzenlecithin", die beide 3—4 % Phosphor enthalten. Seine Anwendung wird in Dosen von 0,1—0,25 g pro die empfohlen, und zwar vornehmlich für die Behandlung der Blutarmut und von Nervenkrankheiten verschiedenster Art, insbesondere der Neurasthenie, wobei man auch von dem Gedanken ausgeht, daß es sich bei diesen funktionellen Störungen des Nervensystems wohl um Anomalien im Gehalte der Nervensubstanz an Lecithin, ihres meist charakteristischen Bestandteils, handeln könne. Auf ebenso unsicherer hypothetischer Voraussetzung beruht auch die Empfehlung der Glyzerinphosphorsäure, des konstanten Spaltungsproduktes des Lecithins, die z. B. einen Bestandteil in einem viel gebrauchten Nährpräparat, dem Sanatogen, bildet. Auch bei der therapeutischen Ausnutzung des Nukleingehaltes gewisser Nahrungsmittel und zur Nahrung dienenden tierischen Organe ist vielfach man von dem Gedanken an den Phosphorreichtum des Nukleins ausgegangen. Als Ersatz des Lecithins wird in neuester Zeit vielfach ein billigeres organisches Phosphorpräparat empfohlen, das sogenannte „Phytin", ein aus den verschiedensten Pflanzensamen hergestelltes Kalkmagnesiadoppelsalz der Inositphosphorsäure, welches 22,8 % organisch gebundenen Phosphor enthält. Da es in Dosen von 0,25 bis 0,5 g bei Kindern, 1 g bei Erwachsenen täglich zur Anwendung gebracht wird, so kann in der Tat auf diese Weise eine recht erhebliche Menge Phosphor dem Körper einverleibt werden. Seine Anwendung wird sowohl bei Rachitis und Osteomalacie,

wie für die Behandlung der funktionellen Erkrankungen des Zentralnervensystems befürwortet.

Der Kalk ist im Sinne eines kausalen Heilmittels seit langer
Zeit oft angewendet worden, sowohl bei der Rachitis, wie bei
der Osteomalacie zur Verstärkung der Knochenbildung bzw.
zur Bindung der die Kalksalze im Knochen angeblich auflösen-
den Säuren (Milchsäure!). Man hat den Kalk in verschiedensten
Formen seiner unorganischen und organischen Verbindungen, wie
Calcium carbon., Calcium hypophosph., Calcium phosphor., Calcar.
saccharat. u. dgl. mehr angewendet, ohne daß sich aber eines dieser
Mittel einer allgemeinen Anerkennung zu erfreuen gehabt hätte.
Zweifel (64) sah die Ursache des Mißerfolges in der Wahl un-
geeigneter Präparate und empfahl das primäre saure phosphorsaure Calcium (statt des gewöhnlich angewendeten sekundären),
das leicht löslich ist und auch durch die Magensalzsäure nicht
gebunden und unwirksam gemacht wird. Indes hat sich auch
dieses Kalkmittel bei der Rachitis anscheinend nicht bewährt.
Die Kalkzufuhr als Heilmittel auszunutzen ist in neuerer
Zeit auch durch v. Noorden (65) bei der Gicht versucht worden.
Er wies nach, daß nach Kalkzufuhr die Phosphorsäureausscheidung im Harn sinkt und insbesondere die des Mononatriumphosphats,
welches hauptsächlich das Ausfallen der Harnsäure begünstigt.
Von dieser Tatsache ausgehend hat auf v. Noordens Veranlassung,
Herxheimer (8) ein von Rademann, Frankfurt a. M., unter
Zusatz von 25% Calc. carb. hergestelltes Roggenbrot Gichti-
kern verabreicht und dadurch eine Verminderung der Phosphorsäure im Harn erzielt. Es sei auch erwähnt, daß Kionka (66)
bei Hühnern nach reichlicher Kalkzufuhr gleichfalls eine Verminderung der Bildung, Ausscheidung und Ablagerung von Harnsäure festgestellt hat.
Im Gegensatz zu den eben erwähnten Bestrebungen, welche
auf eine Kalkzufuhr hinauszielen, stehen Versuche betreffs Einschränkung oder Entziehung des in den Geweben überschüssig vorhandenen Kalks bei gewissen Krankheitszuständen,
vor allem der allgemeinen Arteriosklerose, sowie speziell der
Sklerose der Coronararterien des Herzens. Hier hat man zunächst
auf medikamentösem Wege durch Säurezufuhr die Kalkausfuhr
aus dem Organismus zu befördern gesucht, aber über erfolgreiche

Erfahrungen am Tier ist man bei diesen Bestrebungen bisher nicht hinausgekommen (cf. Kap. VI, S. 117). Weit wertvoller scheint die von Rumpf (9) befürwortete Verabreichung einer kalkarmen Nahrung (cf. Tabelle), welche zwar die vorhandenen abnormen Kalkabscheidungen in den Geweben nicht rückgängig zu machen vermag, aber wenigstens den weiteren Ansatz von Kalk hintanzuhalten geeignet erscheint. Es muß freilich erwähnt werden, daß die Ansicht maßgebender Autoren über den Wert dieser Therapie noch sehr auseinander gehen (10). Nachdem aber neuerdings durch Hirschler und v. Terray (67) bestätigt worden ist, daß bei Milchnahrung eine erhebliche Kalkretention eintritt, erscheint das Verbot des Milchgenusses jedenfalls vollauf indiziert im höheren Alter, sowie bei allen auf Arteriosklerose beruhenden oder mit einer solchen einhergehenden Herz-, Gefäß- und Nierenerkrankungen.

Da der Kalk auch eine Komponente des oxalsauren Kalks darstellt, dessen Bildung und Ausscheidung im Harn zwar ein häufiges und meist harmloses Symptom ist, gelegentlich aber Veranlassung zur Bildung von Nieren- und Blasensteinen gibt, so sei an dieser Stelle darauf hingewiesen, daß in neuester Zeit auch für die Bekämpfung und Verhütung eines solchen Leidens eine Mineralsalztherapie empfohlen und mit Erfolg erprobt worden ist. Auf Grund exakter umfassender Untersuchungen gelangten G. Klemperer und Tritschler (11) zu dem Schlusse, daß, um einen Ausfall von Oxalsäure im Harn zu verhüten, die Nahrung einerseits wenig Oxalsäure enthalten dürfe, andererseits aber wenig Kalk und viel Magnesium (cf. Kap. V. Anhang). In ersterer Hinsicht ergibt sich daraus das Verbot von Spinat, Kakao und Tee, in zweiter Hinsicht das Verbot von Milch, Eiern und frischen Gemüsen wegen ihres hohen Kalkgehaltes. Die Nahrung für Kranke mit oxalsauren Steinen soll sich demnach aus Fleisch, Bouillon, Erbsen, Brot, Mehlspeisen, Kartoffeln, Äpfeln, Bier und Kaffee zusammensetzen.

Die therapeutische Verwendung des Arsens gehört zu den ältesten und bewährtesten Hilfsmitteln der Heilkunde. Seit langer Zeit sind Arsenpräparate zu äußerlichem und innerlichem Gebrauch angewendet worden, in ersterer Form zur Behandlung von chronischen Hautkrankheiten, besonders Psoriasis, zur Ätzung phage-

dänischer Geschwüre, lupöser und kankroider Wucherungen, zur
Zerstörung der Pulpa dentium u. a. m. Auch die innere Darreichung von Arsenpräparaten wird gegenwärtig noch vielfach ge-
übt zur Behandlung verschiedener Krankheitszustände: Hautkrankheiten, Bluterkrankungen (Anämie, Chlorose, Leukämie), maligner
Lymphomex (Pseudoleukämie), auch Chorea, Neuralgien, chronischer Malaria u. a. m. Namentlich für die Behandlung der Blutkrankheiten ist die Kombination des Arsens mit Eisen vielfach
üblich. Von den älteren Arsenpräparaten sind das Arsenium jo-
datum und sulfuratum heute kaum noch in Gebrauch; auch die
arsenige Säure kommt fast nur in Form des Liquor Kalii
arsenicosi (sog. Fowlersche Lösung) zur Anwendung. Dagegen
erhalten in neuerer Zeit vielfach organische Arsenverbindungen
wegen ihrer geringeren Giftigkeit den Vorzug: das sog. Atoxyl
(Metaarsensäureanilid) für subkutane Injektionen, und die kako-
dylsauren Salze: Natrium und Ferrum kakodylicum auch für
interne Anwendung. Der Arsengehalt dieser organischen Verbindungen ist recht beträchtlich, er beträgt z. B. 38 % im Atoxyl
und sogar 54 % im Natrium kakodylicum.

Das kakodylsaure Eisenoxydul (Ferrokodile) ist namentlich
in Frankreich zu ausgiebigerer Anwendung gekommen, nachdem
durch Gilbert, Hayem u. a. nachgewiesen ist, daß diese leicht
lösliche Eisenarsenverbindung sowohl vom Intestinaltractus wie
von dem Unterhautbindegewebe aus gut resorbiert wird.

Es ist möglich, daß die Heilwirkungen des Arsens durch
katalytische Beeinflussung der Oxydationsprozesse im
Blut bzw. in den Gewebszellen zustande kommt.

Die gleiche Vermutung ist schon oben (S. 192) auf Grund
der Schadeschen Versuche hinsichtlich der Wirkungsweise des
Jods geäußert worden, von dem ja in der Heilkunde seit alter
Zeit ein ausgiebiger Gebrauch gemacht worden ist, der neuerdings
noch immer mehr erweitert wird. Es kommt nicht nur bei der
großen Zahl sog. sekundärer und tertiärer syphilitischer Erkrankungen zur Anwendung, sondern auch bei vielen auf Arteriosklerose beruhenden Krankheitszuständen, bei Skrofulose der
Kinder (in Verbindung mit Eisen), bei Drüsenschwellungen, bei
Bronchialasthma, bei Neuralgien, Rheumatismus u. a. m. Diesem
erweiterten Umfang der Jodtherapie entsprechend hat sich auch

die Zahl der äußerlich und innerlich anwendbaren Jodpräparate immer mehr vergrößert und ist schon fast unübersehbar
geworden. Zu den noch vielfach angewendeten anorganischen
Jodsalzen sind auch zahlreiche organische Jodverbindungen
getreten, unter denen das Jodothyrin (cf. Kap. XI, S. 179/80)
eine Sonderstellung einnimmt, weil es nachweislich einen energischen spezifischen Einfluß auf den Gesamtstoffwechsel des Organismus ausübt.

Die Untersuchungen über den Chlor- bzw. Chlornatriumstoffwechsel haben in neuester Zeit in zwei verschiedenen Richtungen die Therapie befruchtet, die freilich von ganz verschiedenen Gesichtspunkten ausgegangen sind. Gemeinsam ist ihnen
das Endziel der Chlorentziehung (Dechloruration) des Körpers
und zwar hauptsächlich auf dem Wege der Diätetik durch Verabreichung einer chlorarmen Nahrung.

1. Zur Behandlung der Nephritis, insbesondere der nephritischen Ödeme und Hydropsien ist, wie im Kapitel X
erwähnt, von Widal und Javal (12), Achard (13), Strauß (14) u. a.
die Einschränkung des Chlors in der Nahrung empfohlen worden,
um die bestehende Chlorretention zu beseitigen und ihrer Entstehung vorzubeugen[1]). Als Beispiel einer solchen Diät hat z. B.
Halpern (15) folgendes Nahrungsgemisch angegeben: $1\,^1/_2$—2 l
Milch, 4—500 g Weißbrot, 40 g ungesalzene Butter, 4—6 Hühnereier. Die Gesamtheit dieser Nahrungsmittel enthält 5—6 g Kochsalz, also etwa $^1/_3$ dessen, was ein gesunder Mensch aufzunehmen
pflegt. Nach Achard läßt sich die Kochsalzmenge bis auf 1 bis
2 g herabdrücken, welche er als „ration d'entretien" (Erhaltungsmenge) bezeichnet, im Gegensatz zu der „ration de compensation
ou tolerance", was wir wohl am besten mit „Luxusverbrauch"
übersetzen würden. In welch' verschiedener Weise man eine
solche chlorarme Diät zusammensetzen kann, das läßt sich z. B.
aus Tab. VI ersehen. Ein endgültiges Urteil über Wirkung
und Wert dieser Chlorverarmungsmethode des Organismus ist

---

[1]) Wie früher (S. 174) schon erwähnt, sah L. F. Meyer (69) auch
das akute idiopathische Ödem bei Säuglingen nach Verringerung der Kochsalzzufuhr schwinden, und rät deshalb, in solchen Fällen vor allem die
meist sehr salzreichen künstlichen Nährpräparate (Kindermehle u. dgl.) aus
der Nahrung fortzulassen.

zurzeit noch nicht möglich. Der Kredit eines solchen diätetischen Verfahrens könnte unberechtigt leiden, wenn man dieses Behandlungsprinzip etwa als das einzige und ausschlaggebende für die Therapie der Nephritis und ihrer Komplikationen in Anwendung zu bringen raten wollte. Die chlorarme Diät kann in solchen Fällen doch immer nur einer der in Betracht zu ziehenden Heilfaktoren sein und in dieser Beschränkung eine sehr günstige Wirkung entfalten!

Von der Erwägung ausgehend, daß die Ursache der Chlorretention gar nicht in einer verringerten Sekretionsfähigkeit der Nieren gelegen ist, sondern in Ernährungsstörungen der Gewebe, hat denn auch Rumpf (68) konsequenterweise darauf hingewiesen, daß die Entziehung des Kochsalzes aus der Nahrung zur Erreichung einer vermehrten Chlorausscheidung nicht genügt, sondern dazu auch noch eine grundsätzliche Änderung des Stoffwechsels vonnöten ist. Eine solche bewirkt man am leichtesten durch eine reichliche vegetabilische Nahrung, welche durch den hohen Kaligehalt die Chlorausschwemmung des Körpers am ehesten ermöglicht und auch der Retention von Phosphaten und anderen Salzen Vorschub leistet, die an der Salzretention anscheinend in nicht geringerem Grade beteiligt sind als die Chloride.

2. Von Toulouse und Richet (16) wurde 1900 zur Behandlung der Epilepsie das Prinzip einer chlorarmen Ernährung eingeführt zu dem Zwecke, dadurch eine stärkere Anreicherung des Organismus der Kranken mit Brom zu erzielen, welches substituierend an die Stelle des Chlors in den Säften und Geweben tritt. Die von den französischen Autoren bei 20 Frauen mit veralteter Epilepsie gemachten Beobachtungen über die Wirkungen einer solchen Diät waren geradezu überraschend. Ohne gleichzeitige Bromdarreichung war sie unwirksam. Daß die Bromsalze das Chlor im Körper vertreten können, ist schon seit dem Jahre 1868 durch Bill bekannt, aber erst durch Nencki und Schoumow-Simanowsky (17) 1894 genauer erwiesen worden. In neuester Zeit sind experimentelle Beweise dafür durch Hondo (18) erbracht worden, welcher bei chlorarmer Diät die Bromausscheidung wesentlich langsamer und in erheblich geringeren Mengen vor sich gehen sah als bei beliebigem Kochsalzzusatz zur Nahrung. Unter der Bromdarreichung steigt dann sogar noch die Kochsalzausscheidung schnell und stark

an. Auch Laudenheimer (19) fand beim Studium des Verhaltens der Bromsalze im Körper des Epileptikers, daß durch große Bromdosen eine massenhafte Chlornatriumausscheidung im Harn hervorgerufen wird und die Kochsalzentziehung in der Nahrung die Retention von Brom im Körper sehr begünstigt. Nach diesen Untersuchungen kann die Hypo- bzw. Dechloruration der Nahrung bei gleichzeitiger Bromdarreichung zurzeit als eine der bestbegründetsten Methoden der Mineralsalztherapie gelten. Anfangs schrieben Toulouse und Richet für die Behandlung ihrer Epileptiker im Asyl „Villejuif" eine ganz bestimmte Kost vor, welche sie als eine „metatrophische" bezeichneten, später haben sie eine freiere Kostordnung (Milch, Fleisch, Kartoffel, Mehl, Eier, Zucker, Kaffee und Butter) gestattet, aber alle zur Aufnahme bestimmten Nahrungsmittel nach Möglichkeit ausgesalzen.

Seit dieser Anregung ist die Frage der diätetischen Behandlung der Epilepsie nicht mehr von der Tagesordnung der psychiatrischen Diskussion verschwunden. Als erster prüfte Balint (20) den Wert der von Toulouse und Richet vorgeschlagenen Diätform, die er modifizierte, weil sie einerseits noch zu reich an Kochsalz, andererseits wegen des ungesalzenen Fleisches schwer zu genießen ist. Balints Diät, die nicht mehr als 2 g Kochsalz enthält, besteht aus Milch, Butter, Eiern, Obst und Brot, in welch letzteres 3 g Bromsalz an Stelle des Kochsalzes mit verbacken wird (sog. Bromopan). Von einer solchen Ernährung, die einer vegetarischen sehr nahe kommt, sah Balint vorzügliche Erfolge nicht nur in frischen, sondern auch in veralteten Fällen, in denen sich nicht allein die Anzahl der Anfälle erheblich verminderte, sondern auch der geistige Zustand der Patienten wesentlich besserte. Weitere Bestätigungen der Erfolge dieser Therapie sind noch von M. Schäfer (21), Dingel (22) u. a. veröffentlicht worden, welche zum Teil eine fast chlorfreie Nahrung verabfolgten. Ein sicherer Beweis für die Wirksamkeit dieser Diätetik, die übrigens von manchen Autoren, wie K. Alt (23) u. a. bestritten wird, scheint darin zu liegen, daß nach den Angaben aller, die darüber Erfahrungen haben, die Anfälle nach dem Aussetzen dieser Ernährungsform entweder in abgeschwächter oder unveränderter Form nach kürzerer oder längerer Zeit wieder auftreten (24).

Während bisher von einer Mineralsalztherapie die Rede war,
soweit sie sich auf die Berücksichtigung einzelner Mineralstoffe
bezieht, haben wir jetzt noch neuerer Bestrebungen zu gedenken,
welche gleichsam als eine kombinierte Mineralstofftherapie
zu bezeichnen sind, insofern nämlich als es sich dabei um die
gleichzeitige Einfuhr verschiedener Mineralstoffe in mannigfachen
Kombinationen handelt.

In erster Reihe ist hier die neue Behandlungsmethode
der Arteriosklerose mit „Antisklerosin" zu erwähnen, die
zwar auf durchaus unsicherer wissenschaftlicher Grundlage aufgebaut ist, dennoch aber in Frankreich sowohl wie in Deutschland bereits verschiedentlich so lebhafte Fürsprache gefunden
hat, daß man sie nicht ganz mit Stillschweigen übergehen darf
oder soll, zum mindesten zu ihr kritisch Stellung zu nehmen hat.
Der Ausgangspunkt dieser Behandlungsmethode bildet eine Arbeit
Truneceks (25) (Prag), welcher vorschlug, den phosphorsauren
Kalk, der zum größten Teil die Verhärtung der Arterienwand
bedingt, durch Mischung mit den übrigen Blutsalzen in Lösung
zu bringen. Zu diesem Zwecke empfahl Trunecek bei solchen
Kranken die Einspritzung eines „Serum inorganique", welches eine
wässerige Lösung verschiedenartiger Salze darstellt, nämlich eine
Mischung von Natr. chlor. mit Natr. sulf., Natr. carbon., Natr.
phosph. und Kalium sulf. zur subkutanen Injektion und zwar in
einer Einzeldose von 0,5 bis zu 7,5 ccm ansteigend, mit Pausen
von einem oder mehreren Tagen, mehrere Wochen hintereinander.
Eine genaue prozentische Zusammensetzung der Salze seines
Serums hat Trunecek nicht angegeben, doch soll es sämtliche (?)
Blutsalze in natürlichem (?) quantitativem Verhältnis enthalten,
aber in einer zehnmal stärkeren Konzentration(!). Gerade dadurch
aber soll das Serum seine herabsetzende Wirkung auf den Blutdruck (durch Einwirkung auf die peripheren Gefäße) ausüben,
die im Tierexperiment nachgewiesen sein soll. Die Erfolge,
welche Trunecek 1901 veröffentlichte, ermunterten einige französische Ärzte, das Verfahren nachzuprüfen, und sowohl Levy (26)
mit einigen Mitarbeitern wie Bonnier und Tessier (27), als auch
Merklen (28) bestätigten die Wirksamkeit des Serums, auch bei
rectaler Anwendung, dem sie Erfolge bei Arteriosklerose, bei
Atheromatose und sogar bei Aneurysma Aortae(!) nachrühmten.
Levy verabreichte seinen Kranken späterhin die Mischung der

„Blutsalze" auch in Pulverform per os, und in Deutschland wurde diese Salzmischung in Tablettenform unter dem Namen „Antisklerosin" in den Handel gebracht, dessen Zusammensetzung sich von der Truneckschen Salzmischung dadurch unterscheidet, daß an Stelle des wegen seiner Giftigkeit fortgelassenen Kalium sulf. das Calcium glycerin-phosphor. eingeführt ist. Die Erfolge, welche Goldschmidt (29) zuerst von diesem Mittel sah, sind von Zgorski (30) u. a. bestätigt worden. Dennoch aber kann diese Behandlungsmethode nicht den Anspruch erheben, wissenschaftlich begründet und bewährt zu sein. Das „Antisklerosin" ist eine qualitativ und quantitativ ganz willkürliche Kombination von Salzen, von der nur eine kühne Phantasie behaupten darf, daß sie „annähernd der Zusammensetzung der Blutsalze entspreche". Die Beobachtungen, welche die angebliche Wirksamkeit dieses Präparates behaupten, sind nicht kritisch genug angestellt, um als einwandsfrei zu gelten.

Dieselbe Zurückhaltuug ist auch zurzeit noch geboten einer anderen Methode der Mineralsalztherapie gegenüber, welche in den letzten Jahren von Frankreich ausgegangen ist und das Interesse der medizinischen Klinik auch in Deutschland zu erregen begonnen hat. Vor etwa zehn Jahren begründete der Pariser Kliniker A. Robin (31) in Paris eine neue Lehre von der „Déminéralisation de l'organisme", welche, ursprünglich und hauptsächlich nur auf die Tuberkulose bezüglich, allmählich auf eine ganze Reihe anderer chronischer Krankheitszustände ausgedehnt worden ist. Robin will beobachtet haben, daß bei der Lungentuberkulose mit dem Fortschreiten der Erkrankung die Menge der festen Substanzen im Harn sich ständig vermindert. Wenn der Trockenrückstand der 24stündigen Harnmenge unter 30 g heruntergegangen sei, dann gehe der Kranke einer Verschlechterung seines Ernährungszustandes, einer Cachexie, dem Eintritt lebensgefährlicher Komplikationen u. dgl. entgegen, die in absehbarer Zeit zum Tode führen. In einzelnen Fällen ließ sich kurz vor dem Tode ein Absinken der Gesamttrockensubstanz des Harns bis auf 11 und sogar 5 g pro die feststellen. Später brachte Robin die Menge der festen Substanzen in Beziehung zum Gesamtaschengehalt des Harns, deren Verhältnis zueinander er als „coefficient de déminéralisation" bezeichnete. Während die festen

Substanzen sich mit der Entwicklung der Krankheit immer mehr
vermindern, steigt die Ausscheidung der Mineralbestandteile im Harn
immer mehr an, so daß der Körper an Salzen verarmt. Aus
einer Summe von Einzelfällen gibt Robin die von ihm im Durchschnitt gefundene Höhe des Gesamtaschengehaltes des Harns im
ersten Stadium der Tuberkulose auf 16,70 g an, im zweiten Stadium
auf 17,74 g und im dritten Stadium auf 20,24 g. Der Koeffizient
sinkt dementsprechend von 38,8 auf 35,3 und schließlich auf
30,4. Die Demineralisation des Körpers geht nach Robin regelmäßig dem Ausbruch der manifesten Erscheinungen der Tuberkulose voraus, sie habe deshalb eine prognostische Bedeutung
indem sie das „terrain tuberculeux" vorbereite, auf dem der
Tuberkelbazillus den geeigneten Nährboden finde. Die Verarmung der Säfte und Gewebe an Salzen bedeute eine außer-
ordentliche Schwäche des Organismus im Kampfe gegen die pa-
thogenen Bakterien und Krankheitsgifte. Robin hat aus seinen,
Untersuchungen in ganz konsequenter Logik folgende therapeutische Schlußfolgerungen abgeleitet:

1. Die Neigung des Organismus zur Demineralisation zu
bekämpfen,

2. die Einverleibung der verloren gegangenen Mineralbestandteile des Körpers in der Nahrung und als Medikament in
leicht assimilierbarer Form anzustreben.

Als spezieller diätetischer Vorschlag in dieser Richtung wurde
der reichliche Genuß von rohem Fleisch empfohlen, das
sehr salzreich ist, und daraufhin in Frankreich eine neue Behandlungsmethode der Tuberkulose inauguriert, welche
der Kritik (32) nicht Stand gehalten hat und auch dort bereits
wieder verlassen zu sein scheint.

Die Arbeiten Robins sind in Frankreich bestätigt worden
von J. Gaube (33), der einen „Cours de mineralogie biologique" ge-
schrieben hat, von Gabrielle Coat de Kerveguen (34), der das
Prinzip der Übermineralisation des Körpers aufstellte, ferner von
Ader (35), von Dimitropol (36), der die Lungenphthise durch Zufuhr von Mineralsalzen für heilbar erklärte, und von Boureau (37),
nach dessen Angaben sich die Demineralisation hauptsächlich auf Kalk
und Magnesium erstreckt, die bei Kranken in doppelter Menge
(0,606 g gegen 0,336 g der an Kalk und Magnesium gebundenen
Trockensubstanz des Harns bei Gesunden) zur Ausscheidung kommen.

Boureau stellte neben dem Robinschen Koeffizienten als prognostisch wichtig auch noch das Verhältnis der Ausscheidungen von N und unorganischen Substanzen zueinander hin, das bei Gesunden etwa 15:18 sei, bei Tuberkulösen sich auf 10:9 erhöhe.

Diese eigenartigen französischen Untersuchungen sind in Deutschland zuerst von A. Ott (38) nachgeprüft worden, welcher zu folgenden Schlußfolgerungen gelangte: Die Salzverarmung des Organismus geht durchaus nicht immer mit der Verschlechterung des Ernährungszustandes und dem Absinken des Körpergewichts einher. Ott fand eine Einschmelzung des Gewebes (am N-Verlust des Harns gemessen), parallel gehend sowohl mit normaler wie mit abnorm hoher Ausscheidung von Mineralbestandteilen im Harn, andererseits sogar Ansatz von Körpergewebe bei erhöhter Mineralstoffausfuhr. Es muß hervorgehoben werden, daß Ott bei diesen Stoffwechseluntersuchungen dasjenige Maß von Exaktheit anwendete, welches man für derartige Untersuchungen als selbstverständlich voraussetzen muß, bei den französischen Untersuchungen aber leider vollkommen vermißt: nämlich die Beurteilung des Mineralstoffumsatzes nicht nur nach der Ausscheidung im Harn, sondern auch nach der Höhe der Aufnahme in der Nahrung. Die französischen Autoren haben nicht einmal Aschenanalysen des Kots gemacht, in dem ja von vielen Mineralsalzen ein großer oder der größte Teil zur Ausscheidung kommt, so daß ihre Harnzahlen allein gar keinen Wert für die Beurteilung des Salzstoffwechsels beanspruchen können. Ott gelangte aber selbst auf Grund seiner exakten und zuverlässigen Untersuchungen zu dem Schlusse, daß die Demineralisation weder ein Frühsymptom noch überhaupt eine regelmäßige Erscheinung der Tuberkulose sei.

Zu der gleichen absprechenden Beurteilung der neuen Lehre ist C. Lewin (39) gelangt, der den Mineralstoffumsatz nicht nur bei Tuberkulose, sondern auch bei Carcinom untersuchte, von dem Gedanken ausgehend, daß die Salzverarmung nur eine Teilerscheinung des allgemeinen Körperverfalls sein könne, welche sich, wenn sie wirklich vorhanden ist, dann auch bei anderen konsumierenden Krankheiten finden müsse. Unter elf Fällen von Carcinom fand Lewin siebenmal eine Demineralisation, davon bei fünf gleichzeitig eine negative Stickstoffbilanz, bei zwei weiteren Fällen N-Ansatz bei Mineralstoffverlust und in drei Fällen schließlich

eine positive Bilanz des Mineralstoffwechsels mit N-Ansatz einhergehend. Dem Koeffizienten Robins spricht Lewin jeden Wert
ab, und die Demineralisation erachtet er nicht als eine für irgend
eine Krankheit charakterische Erscheinung. Sie sei offenbar nur
die Folge der allgemeinen Ernährungsstörung der Zellen, mit deren
Zerfall auch die Salze frei werden.

Steinitz und Weigert (40) fanden bei der chemischen
Analyse der Leiche eines an Tuberkulose gestorbenen einjährigen
Kindes in der Gesamtasche den Gehalt an Kalk, Phosphor und
Magnesium vermindert gegenüber der Norm [Analysen von Camerer
und Söldner, Sommerfeld, Steinitz (cf. Kap. II, S. 8 u. 25)], aber
nicht infolge der Tuberkulose, sondern der in diesem Falle gleichzeitig vorhandenen Rachitis, andere Salze wie Kalium fanden sich
in ihrer Menge unverändert, Natrium und Chlor sogar etwas vermehrt. Auf Grund dieser Untersuchungsergebnisse lehnen auch
Steinitz und Weigert die französische Hypothese von der Demineralisation ab.

Auch hier scheint das letzte Wort über den Wert dieser
Theorie und der sich daraus ergebenden therapeutischen Schlußfolgerungen noch nicht gesprochen. Man hüte sich vor der Ver-
allgemeinerung der Lehre auf die gesamte Pathologie, welche
ihrem Begründer auch völlig fern gelegen hat. Es verlohnte sich
wohl der Mühe, nach den allgemein anerkannten Grundsätzen der
Stoffwechseluntersuchungen das Prinzip der Demineralisation sowohl in bezug auf den Gesamtaschengehalt wie auch namentlich
für einzelne Mineralstoffe in größerem Umfange einer sorgfältigen
Prüfung zu unterwerfen!

In das Gebiet der Mineralstofftherapie gehört auch die seit
mehreren Jahrzehnten bereits in der Medizin übliche Anwendung
von subkutanen Infusionen und intravenösen In- und
Transfusionen von Salzlösungen, zu denen in erster Reihe
immer die sog. physiologische Kochsalzlösung Verwendung
fand, die früher als eine 0,6—0,7 prozentige angegeben zu werden
pflegte, während gegenwärtig als eine solche eine 0,9 prozentige
NaCl-Lösung erachtet wird, weil sie der osmotischen Spannung
des Blutes entspricht, d. h. ihr isotonisch ist. Diese Kochsalz-
injektionen bzw. -infusionen sind von jeher insbesondere in Anwendung gezogen worden bei akuter Blutverarmung des Körpers aus

verschiedenster Ursache und bei Vergiftungen mit Kohlenoxyd, chlor-
saurem Kalium und anderen auf das Blut unmittelbar zerstörend
einwirkenden Metallen und Metalloiden in ihren verschiedenen
Verbindungen, schließlich auch noch bei schweren Infektionskrankheiten, (wie z. B. Cholera), deren Toxine auch als speziell
für das Blut selbst giftig angesehen werden. Diese Einbringung
von NaCl-Lösungen ins Blut, die auch heute noch oft mit Erfolg
angewendet wird, soll dabei zuweilen die Erneuerung des Blutes
selbst ersetzen, das ja selten in ausreichender Menge für Transfusionen am lebenden Menschen zu erlangen ist. Man ist deshalb
schon vor langer Zeit auf den Gedanken verfallen, eine dem
Blute mehr entsprechende Salzlösung herzustellen, indem man
außer dem NaCl auch noch einige andere der Mineralsalze des
Blutes für solche Lösungen verwendete. Die bekannteste dieser
Art ist Hayems „Sérum artificiel", das neben 0,5 % NaCl noch
1 % Na_2SO_4 enthält. Andere solcher Sera, welche in Frankreich
vielfach empfohlen und auch angewendet worden sind, enthalten
Na_2CO_3 (statt des Na_2SO_4) oder ein Gemisch verschiedener phosphor-
und schwefelsaurer Salze. Noch einen Schritt weiter in der Herstellung eines solchen künstlichen Blutserums ist v. Poehl (41)
gegangen, indem er ein „Sal physiologicum" zusammensetzte,
das alle Blutsalze enthält und zwar nach des Autors Angaben in
einer der Salzmischung des normalen Blutplasma nahe kommenden
Konzentration. v. Poehl gibt dafür folgende analytische Zusammensetzung an: Na 21,51 % [1]), Na_2O 11,02 %, K_2O 4,61 %, CaO 1,38 %,
MgO 0,21 %, Cl 33,09 %, CO_2 17,79 %, SO_3 2,39 % und P_2O_5 1,77 %.
v. Poehl schreibt diesem Salzgemisch die Möglichkeit einer physiologischen Wirksamkeit zu und zwar von dem Gesichtspunkte ausgehend, daß es, weil dem Salzbestande des Blutplasmas entsprechend,
imstande sei, den osmotischen Druck der Gewebssäfte zu steigern.
In 1—1,5 % Lösungen, welche einer Gefrierpunkterniedrigung
von $\varDelta = 0{,}486—0{,}709^0$ entsprechen, ist das Poehlsche Salz in
Rußland schon vielfach zur Verwendung gelangt und zwar sowohl
als Mastdarmeinspritzung wie für Spülungen der verschiedensten
Schleimhäute.

Es läßt sich wohl anerkennen, daß die Zusammensetzung des
Poehlschen Salzes den Salzverhältnissen des Blutes viel näher

---

[1]) Hier liegt augenscheinlich ein Druckfehler in der Originalmitteilung
des Autors vor, dessen Berichtigung auf Grund der dort sich findenden
Angaben nicht möglich war.

kommt als die Salzmischung des Truneckschen Serums und des
Antisklerosins, aber sie ist weit entfernt davon, mit dem Blutsalz-
gemisch identisch zu sein. Das ist ja schon deshalb ausgeschlossen,
weil die Poehlsche Salzmischung nicht den Salzen des Gesamtblutes, sondern nur denen des Blutplasmas nachgebildet ist. Im
übrigen ist ja oben (Kap. II, S. 18) hervorgehoben, daß die
genaue normale Mischung der Blutsalze weder im Gesamtblut
noch im Plasma, noch in den roten Blutkörperchen bisher bekannt ist, ja nicht einmal die genaue Analyse der Blutasche,
die ja keineswegs mit den Blutsalzen identisch ist, sondern vielleicht sogar sehr erhebliche Abweichungen davon aufweist. Das
Vorbild der Blutaschenanalysen kann also gar nicht als zutreffend
erachtet werden. Im übrigen ist auch die Wirksamkeit des Poehlschen Salzes am gesunden oder kranken Menschen bisher unseres
Wissens noch nicht überzeugend genug nachgewiesen.

Von dem Boden wissenschaftlicher Grundsätze entfernt sich
weit die Mehrzahl der sogenannten „Nährsalzpräparate",
welche von Ärzten, die abseits der wissenschaftlichen Heilkunde
ihre eigenen Wege wandeln, sowie von Naturheilkundigen und erfinde-
risch veranlagten Chemikern, Apothekern und Heilmittelfabrikan-
ten seit Jahren in immer größeren Zahl auf den Markt geworfen
werden. Zumeist wird versucht, diesen Präparaten auf dem Wege
der Reklame über die Köpfe der Ärzte hinweg Eingang zu ver-
schaffen. Dabei werden in der Regel den Ankündigungen dieser
Mittel wissenschaftlich erscheinende Erklärungen beigegeben, welche
in diesem Falle meist dahin gehen, daß der kranke Körper an
einem Salzmangel leide, dem durch die Zufuhr solcher künstlicher
Salzmischungen abgeholfen werden könne. Der Vater aller dieser
Gedanken ist ohne Zweifel Dr. Heinrich Lahmann gewesen,
der unlängst verstorbene Besitzer des bekannten Sanatoriums
„Weißer Hirsch" bei Dresden, dessen Ruhm und Erfolge zum
größten Teil auf der lauten Empfehlung der von ihm erfundenen
Nährsalzpräparate beruhten. In seinem Hauptwerke „Die diä-
tetische Blutentmischung als Grundursache aller Krankheiten",
Leipzig 1893 hat er in eingehendster Weise seine Anschauungen
über Pathologie dargelegt, die alle auf demselben Grundgedanken
beruhen, daß die Krankheiten ohne Unterschied durch eine fehler-
hafte Salzmischung im Blute entständen.

„Das Vorstehende hat uns gezeigt, daß wir bei der ausschließlichen bzw. vorzugsweisen Ernährung mit Fleisch, Kartoffeln, Brot dysämisch, d. h. krank werden müssen, während wir bei ausschließlichem Genuß der nährsalzreichen Gemüse, grünen Salate und der mannigfaltigen Früchte nur noch gesünder werden können.“

Auf solch allgemeinen Phrasen, die man doch nur leichtgläubigen Laiengemütern auftischen kann — Lahmann wandte sich mit seinen Ideen nie zuerst an die Ärztewelt, sondern stets an das Publikum —, hat Lahmann seine ganze „Nährsalztheorie“ aufgebaut, welche alle Rätsel des Lebens wie des Krankseins lösen und alles Elend aus der Welt beseitigen sollte — eine bittere Ironie des Schicksals für den Erfinder, der im 46. Lebensjahre an der Lungenschwindsucht zugrunde gehen mußte. Bei der Verbreitung, welche die Lahmannschen Ideen gefunden haben, erscheint es doch wohl einmal am Platze, die ganze Hinfälligkeit seiner Luftschloßtheorie nachzuweisen. Seine Gedanken waren etwa folgende: Die Menschheit leidet bei ihrer gegenwärtigen Ernährungsweise an einer Dysämie, d. h. Blutentmischung, deren Wesen darin zu suchen sei, daß die natürliche Zusammensetzung gestört werde durch einen unzureichenden Gehalt an einigen Salzen, besonders Natrium und Kalium. Als das Normalnährgemenge für den Menschen sah Lahmann die Kuhmilch an, weil Bunge gefunden hatte, daß die prozentische Zusammensetzung der Asche des Gesamtorganismus derjenigen der Milch derselben Tierart entspricht. Selbst wenn dieser Bungesche Lehrsatz sich für den Menschen als richtig erwiesen hätte, würde Lahmanns Schlußfolgerung unberechtigt sein, daß man von einem normalen Nährgemenge den gleichen Prozentgehalt an Nährsalzen und die gleiche prozentische Zusammensetzung der letzteren wie in der Milch verlangen müsse. Lahmann sind in einem Nährgemenge die Salze die Hauptsache, die organischen Nährstoffe Nebensache, die er um der ersteren willen fast ignoriert. Als ob für ein Normalnährgemenge nicht in erster Reihe der Gehalt an Eiweiß, Fett und Kohlehydraten entscheidend wäre, aus deren Aufnahme sich alle Wärme und Kraftentwicklung des Organismus herleitet! Zu zweit kann die Milch als ein Normalnährgemenge doch nur für den Säugling gelten, nicht einmal für das ältere Kind. Ein solches Nahrungsmittel kann unmöglich vorbildlich sein für die Kost eines Erwachsenen. Und zu dritt könnte zu einem Vergleich mit

den übrigen Nahrungsmitteln des Menschen doch nur die Frauenmilch herangezogen werden, welche sich aber ihrerseits von der
Kuhmilch in ihrem Salzgehalt qualitativ und quantitativ nicht unwesentlich unterscheidet. Schließlich ist die Milch gerade ein
z. B. an Kalk außerordentlich reiches Nahrungsmittel, das schon
deshalb nicht als ein allgemein zu empfehlendes, geschweige denn
vorbildliches Nährgemenge gelten kann. Irgend ein exakter Gedanke liegt also Lahmanns Theorie nicht zugrunde. Im wesentlichen ist dieselbe als eine willkürliche, phantastische Ausnutzung
mißverstandener physiologischer Tatsachen aufzufassen. Das Normalnährgemenge, welches Lahmann nach dem vermeintlichen Vorbilde der Milch künstlich herstellte, ist sein „Pflanzennährextrakt“,
für welchen er selbst die Herstellung aus eingedampften Gemüsen
und Obstsorten verschiedener Art angibt. Nach einer vom
Fabrikanten bekannt gegebenen Analyse setzt sich das Lahmannsche Nährextrakt in folgender Weise zusammen: Der Gesamtaschengehalt von 12,06 % summiert sich aus 37,73 % Kali,
15,21 % Kalk, 10,64 % Chlor, 9,67 % Phosphorsäure, 8,41 %
Schwefelsäure, 6,53 % Natron, 3,51 % Magnesia, 2,65 % Eisenoxyd
und 0,83 % Kieselsäure.

Von wissenschaftlicher Seite liegt eine Nachprüfung der
Analyse durch M. Blauberg (42) vor, der z. T. gerade in den
wesentlichsten Punkten eine erhebliche Abweichung in der quantitativen Zusammensetzung des Salzgemisches fand, so daß er mit
Recht schlußfolgert, daß das Präparat in seinem Salzgehalt sehr
inkonstant sein müsse, was bei der Art des verwendeten Materials
und dessen Verarbeitung nicht Wunder nehmen kann.

Lahmann empfahl seinen Nährsalzextrakt als Zusatz zu
allen Speisen wie Suppen, Breien, Hülsenfrüchten u. dgl., insbesondere aber ließ er daraus selbst einen Spezialkakao und eine
Kindermilch („vegetabile Milch“) herstellen, welche als die einzig
zweckmäßigen Nahrungsmittel gepriesen wurden.

Lahmanns Spürsinn sind später noch viele andere Naturheilärzte und auch geschäftige Industrielle in der Erfindung von
Nährsalzpräparaten gefolgt, aber zumeist mit weniger Geschick und
geringerem Erfolg als Lahmann. Es sind eine ganze Reihe
von Nährsalzgebäcken und Nährsalzgetränken auf den Markt
gebracht worden, von denen nur Pragers, Opels und Gerickes
Zwiebäcke, Timpes Milchpulver, Pragers Nährsalzhaferkakao

u. dgl. m. erwähnt sein sollen, welche in ihrem bunten, ganz willkürlich zusammengestellten Gemisch verschiedener Salze vielfach auch schwer oder ganz unlösliche enthalten. Eine große Zahl dieser Präparate ist von Blauberg (l. c.) einer exakten Analyse unterzogen worden. Bei keinem dieser Präparate ist ersichtlich, in welcher Richtung der überreichliche Salzgehalt wirksam sein soll. Unter gewissen Umständen wird man denselben sogar als nachteilig erachten müssen. Die in den reklamehaften Ankündigungen solcher Nährpräparate sich oft findende Angabe, daß ihr Aschengehalt der Zusammensetzung der Blutsalze entspreche, ist geradezu als eine Vorspiegelung falscher Tatsachen zu erachten, weil ja, wie früher ausgeführt worden ist, es bisher noch keine exakte erschöpfende Analyse der Blutsalze bzw. der Blutasche gibt. Selbst wenn dem aber so wäre, so ist kein Grund ersichtlich, weder für einen Gesunden noch für einen Kranken ein der Blutzusammensetzung adäquates Salzpräparat als besonders für die Ernährung geeignet zu empfehlen.

Bei gemischter Kost erhält der gesunde Mensch in derselben durchaus die quantitativ und qualitativ genügende und angemessene Salzzufuhr. Künstliche Nährsalzpräparate könnten nur da eine begründete Anwendung finden, wo ein Krankheitszustand nachweislich durch den Mangel irgend eines bestimmten Mineralstoffes hervorgerufen ist. Dann dürfte aber ein solches Präparat eben gerade nicht ein beliebiges Gemisch verschiedener oder aller Blutsalze sein! Für eine solche Diätetik fehlt es aber bisher überhaupt an genügender Grundlage. Wo ein Salzmangel im Organismus tatsächlich besteht, kann er aber zumeist dann auch durch eine richtige Auswahl der natürlichen Nahrungsmittel gedeckt werden. Gegenwärtig sind wir in dieser Hinsicht fast noch ganz auf empirisch gewonnene Tatsachen angewiesen, z. B. die bessere Bekömmlichkeit bzw. Heilwirkung der vegetabilischen Nahrungsmittel, besonders in frischem Zustande, für Blutarme, Nervöse, Gichtiker u. dgl., die durch die Koeppesche Theorie (vgl. Kapitel V, S. 100) hinsichtlich des Unterschiedes der physiologischen Wirkung zwischen animalischer und vegetabilischer Nahrungsmittel eine gewisse Wahrscheinlichkeit gewonnen hat!

Eine Mineralstofftherapie ist auch die **Balneotherapie**, genauer gesagt ist sie eine solche erst geworden im **Lichte der neueren physikalisch-chemischen Auffassung** der Salzwirkung. Denn bisher ermangelte es jeder plausiblen Erklärung, wie die oft mehr als homöopathischen Salzmengen, welche in den Mineralquellen und Brunnen enthalten sind, ihre Wirksamkeit entfalten sollen, sowohl bei perkutaner Anwendung als Bäder, wie namentlich bei interner Darreichung als Trinkkur. Den Zweifeln gegenüber, daß Milligramme und Dezimilligramme eines Natron-, Magnesium-, Lithium- oder Eisensalzes u. dgl. im Körper in chemische Verbindungen eintreten und chemische Wirkungen darin ausüben könnten (**Leichtenstern** u. a.), hat man sich stets auf die Erfahrung der Praxis berufen, welche den Nutzen der Mineralbrunnenkuren fast täglich erweist. Jetzt ist die theoretische Forschung auf dem besten Wege, die Erklärung des Rätsels zu bringen, und zwar durch die Lehre von der Osmose und der elektrolytischen Dissoziation der Salze. Wenngleich die erste Anregung zu der neuen Auffassung und Untersuchung der Mineralwässer schon von v. **Than** 1890 gegeben worden ist, so ist es insbesondere das Verdienst **Köppes** (43), der **Balneotherapie** auf diesem Wege die erste wissenschaftliche Basis gegeben zu haben. Indem er an den Kissinger, Wiesbadener, Homburger und anderen Quellwässern exakte Untersuchungen über Molekulargewicht, osmotischen Druck und Dissoziationskoeffizienten ausführte, lehrte er, daß die **Wirksamkeit der Mineralwässer** nicht auf den durch die chemische Analyse zu ermittelnden Gehalt an festen Bestandteilen und speziell einzelnen Salzen zurückzuführen sei, sondern **auf dem Gehalt an neutralen, d. h. nicht gespaltenen Molekülen einerseits, der Zahl und der Art der dissoziierten Ionen andererseits beruht.** Daß sich die genaueste chemische Analyse, obwohl der Mineralstoffwechsel nach **Köppe** tatsächlich nur auf Grund von Ionenreaktionen erfolgt, mit den Ergebnissen der physikalisch-chemischen Untersuchungen deckt (mit der einzigen unwesentlichen Ausnahme, die durch den Gehalt an freier Kohlensäure bedingt ist), das ist bisher bis in die genauesten Einzelheiten zuerst an Liebensteiner Stahlbrunnen von **Köppe** (l. c.), dann von **Hintz** und **Grünhut** (44) am Rhenser Sprudel sowie am Neuenahrer Quellwasser gezeigt worden. Durch diese neueren Methoden der Brunnenuntersuchung (Kombination der Gefrierpunkts- und Leitfähigkeitsbestimmungen) sind wir darauf aufmerksam geworden, daß die Mineralwässer nicht als einfache Salzlösungen zu betrachten sind und wirken, sondern es handelt sich da stets um eine Mischung verschiedener Salze, von denen ein jedes teilweise in seine Ionen dissoziiert ist. Es hat sich ergeben, daß in den Mineralwässern die Moleküle bis zu 80 % und darüber in Ionen gespalten sind. Köppe hat darauf hingewiesen, daß durch die Gegenwart mehrerer Salze in einer Lösung die Dissoziation derart beeinflußt wird, daß durch die Gegenwart eines zweiten Salzes mit gleichem Ion die Dissoziation zurückgeht, dagegen die elektrische Leitfähigkeit entsprechend verringert wird, die Zahl der neutralen nicht leitenden Moleküle zunimmt. Dadurch also wird das Verhältnis der neutralen Moleküle zu den freien Ionen bestimmt, von denen nach dem gegenwärtigen Stande unseres Wissens in hohem Grade die Wirkungsweise der Mineralbrunnen abhängig ist.

Der große Gehalt der natürlichen Mineralwässer an freien Metall-Ionen verleiht ihnen auch eine katalytische Kraft in dem Sinne, wie es in Kap. V, S. 97 u. ff. auseinandergesetzt ist. Nachdem Bredig (73), wie dort schon erwähnt, festgestellt hat, daß die Metalle selbst in einer Verdünnung von 1 : 70 000 000 noch eine merkliche reaktionsbeschleunigende Fähigkeit besitzen, fällt die Wirksamkeit und Wirkungsweise der Mineralwässer nicht mehr aus dem Bereiche der Möglichkeit einer wissenschaftlichen Erklärung.

Es sind bereits einzelne Versuche gemacht worden, die Mineralwässer in ein neues System zu ordnen, in welchem sie nicht mehr als alkalische, alkalisch-salinische, Kochsalzquellen u. dgl. figurieren, sondern an Stelle der Molekularmengen der einzelnen Salzbestandteile die Zahl der Molen in neutraler Form und in Ionenform als Unterscheidungsmerkmal geltend ist. Die chemische Analyse wägt, die osmotische Analyse zählt! Für die vom kaiserl. Gesundheitsamt geplante neue Bearbeitung des von ihm herausgegebenen Werkes über „Deutschlands Heilquellen und Bäder" (Berlin 1900) wird bereits eine derartige übersichtliche Einteilung der Bäder nach der Zahl der Molen und Ionen, nach Gefrierpunktserniedrigung und spezifischer Leitfähigkeit vorbereitet. Hintz und Grünhut (l. c.) haben sogar bereits eine solche sehr anschauliche Tabelle in graphischer Darstellung geliefert, aus der z. B. in den Wässern von Neuenahr, Ems, Karlsbad, Wiesbaden, Wildungen u. dgl. die Menge der Na-, Ca-, Mg-, Cl-, SO_4-Ionen usw. zu ersehen ist. Auch der quantitative Gehalt an CO_2 ist verzeichnet. Die Ärzte werden erst lernen müssen, solche Tabellen zu lesen und richtig zu deuten. Die chemische Natur und die Art der Wirkung der Wässer geht daraus viel klarer hervor als aus den bisher üblichen Bezeichnungen. Vor allem gewinnt man dadurch einen tieferen Einblick in die molekulare Konstitution der Mineralwässer.

In welcher Weise die Quellwässer, von diesem Gesichtspunkt aus betrachtet, auf die physiologischen Vorgänge im Organismus wirken, ist bisher durch eine Reihe von Untersuchungen festzustellen versucht worden, welche namentlich das Verhalten der Mineralwässer im Magen und den Einfluß auf den osmotischen Druck des Blutes zum Gegenstande hatten. Was ersteres anbelangt, so hat H. Strauß (45) festgestellt, daß alle Mineralwässer mit gastrohypo- und isotonischen Lösungen schnell aus dem Magen verschwinden und daß die Konzentration des Rückstandes verringert wird im Gegensatz zu den alkalisch-salinischen und namentlich den salinischen Wässern mit hohem osmotischem Druck. Strauß (45) hat daraus auch therapeutische Schlußfolgerungen abgeleitet, die sich für die Anwendung solcher Wässer bei motorischer Magenschwäche ergeben. Nach dem Beispiele der von Köppe zuerst ausgeführten Untersuchungen haben Grube (47) mit Neuenahrer Sprudel und Engelmann (48) mit Kreuznacher Kochsalzbrunnen (Elisabethquelle) Selbstversuche ausgeführt (mit Benutzung des Köppeschen Hämatokriten), Großmann (49) dagegen mit dem Beckmannschen Apparat zur Bestimmung der Gefrierpunktserniedrigung an dem Neuenahrer Sprudel und dem Salzschlirfer Bonifaziusbrunnen. Während Großmann keinen Einfluß dieser Wässer selbst nach 20 tägigem Gebrauch sah, fanden die beiden erstgenannten Autoren bei Prüfung der von ihnen benutzten hypo- bzw. hyperisotonischen Brunnenwässer eine nicht unerhebliche Steigerung des osmotischen Blutdruckes. Einstweilen besteht hier also noch ein Widerspruch der Ergebnisse, so daß eine sichere Wirkung in dieser Hinsicht nicht ermittelt ist.

Die Beobachtung von Rothschild und Hughes (71), daß Soolbäder den osmotischen Blutdruck um 0,04—0,05° C erhöhen, ist später von Engelmann (l. c.) bestätigt worden, doch mahnen solche geringen Ausschläge zur vorsichtigen Beurteilung!

An Hunden mit Pawlowscher Magenfistel hat Bickel (46) (vgl. Kapitel V, S. 103) den Einfluß von Wiesbadener Kochbrunnenwasser auf die Magensaftsekretion studiert und die Absonderung eines reichlicheren, saureren und verdauungskräftigeren Magensaftes beobachtet, als sich sonst fand. Die molekulare Konzentration des in den Magenblindsack eingeführten Mineralwassers wurde gesteigert, doch ergab sich in dieser Hinsicht ein verschiedenes Verhalten zwischen dem gesunden und einem mit schweren chronischen Katarrh der Schleimhaut behafteten Magen.

Diese bisher recht spärlichen Untersuchungen reichen zu einem endgültigen, praktisch verwertbaren Urteil über die osmotische Wirkung der Mineralwässer im Magen ebensowenig aus wie die Untersuchungen über den Einfluß derselben auf die molekulare Konzentration des Blutes.

Die osmotische Analyse der Quellen und Brunnen gibt auch zum erstenmal einen näheren Anhaltspunkt zum Verständnis der ebenso oft behaupteten wie geleugneten Differenz der Wirkung zwischen natürlichen und künstlichen Mineralwässern, zwischen den frischen Quellwässern und den in Flaschen exportierten Brunnenwässern oder gar den aus kondensiertem Salz mit Aqua destillata hergestellten Lösungen. Liebreich hat die Verschiedenartigkeit dieser Produkte aus der Differenz am Gehalt an Kohlensäure sowie minimalsten Mengen anderer Mineralstoffe u. a. m. zu erklären versucht, neuerdings aber auch aus der andersartigen Dissoziation der Salze in diesen Wässern. Darnach stellt sich die Differenz der Wirkung als eine nicht rein chemisch, sondern physiologisch begründete dar. Es gelingt unschwer, in der elektrischen Leitfähigkeit der natürlichen und künstlichen Mineralwässer wesentliche Unterschiede nachzuweisen, die durch die Differenz im Gehalt an freien Ionen bedingt sind.

Einen neuen Gesichtspunkt für die Frage nach der unterschiedlichen Wirkung der natürlichen und künstlichen Mineralwässer glaubt man neuerdings durch die Entdeckung radioaktiver Substanzen in zahlreichen Quellen gefunden zu haben. Allgemeine physiologische Wirkungen der radioaktiven Stoffe sind längst bekannt, spezielle, den Zellstoffwechsel betreffende sind zuerst von C. Neuberg (50) und dann von J. Wohlgemuth (72) nachgewiesen worden, die eine spezifische Beeinflussung von enzymatischen Vorgängen konstatierten. Eine solche sah Braunstein auch bei Anwendung von Radiumemanation allein. Die in den natürlichen Wässern vorhandenen gelösten radioaktiven Salze wie die von ihnen ausgehende Emanation können wohl mit eine Ursache des physiologischen Wirkungsunterschiedes gegenüber künstlichen Zusammensetzungen bilden. Auf die Rolle der Emanation haben vor kurzem Bergell und Bickel (51) in einem speziellen Falle aufmerksam gemacht; infolge der Umwandlung in Helium verschwindet nämlich dieselbe bald in den exportierten Brunnenwässern. Die Radiumemanation des natürlichen Wiesbadener Kochsalzbrunnens hebt die die Eiweißverdauung im Magen hemmende Wirkung desselben auf und erzeugt eine Aktivierung des Pepsins. Das ließ sich auch nachweisen an solchem Wasser, dem die verloren gegangene Emanation wieder künstlich zugesetzt war.

Die Balneologie hat von der Anwendung der physikalisch-chemischen Untersuchungsmethoden voraussichtlich noch reiche Förderung zu gewärtigen; aber es ist bereits mit vollem Recht von Fr. Kraus u. a. davor gewarnt worden, nur von dieser Seite allein in Zukunft alle Aufklärungen der physiologischen und pathologischen Vorgänge im Körper zu erwarten. Die Probleme des Lebens und Krankseins und der möglichen künstlichen Beeinflussungen von beiden werden nur durch die Anwendung der gesamten biologischen Forschungsmethoden zu lösen sein!

Literatur.

1) G. v. Bunge: Lehrbuch der Physiologie. Bd. 2, Leipzig 1904.
2) Vgl. u. a. Verhandlungen d. Kongresses f. innere Medizin in München. 1895.
3) Heubner: Ebenda. 1895.
4) Kassowitz: Die Pathogenese der Rhachitis. Wien 1885.
5) Wegner, Virchows Archiv. Bd. 55, 1872.
6) Fr. Steinitz: Pflügers Archiv. Bd. 72, 1898.
7) H. Zadik: Pflügers Archiv. Bd. 77, 1899. Vgl. Literaturverzeichnis zu Kapitel VI, Nr. 8.
8) G. Herxheimer: Berl. klin. Wochenschr. 1897, Nr. 20.
9) Th. Rumpf: Berl. klin. Wochenschr. 1897, Nr. 13 u. Zeitschr. f. Psychiatrie. Bd. 62, 1905.
10) Verhandlungen des Kongresses für innere Medizin. 1904 (Romberg, Klemperer).
11) G. Klemperer und Tritschler: Zeitschr. f. klin. Med. Bd. 44, 1902.

12) **Widal und Javal**: Compt. rend. de la Société de Biologie. 1903 u. 1904. **Widal**: Société méd des hôpitaux. 1903.

13) **Achard**: Société méd. des hôpitaux. 1903.

14) **H. Strauß**: Therapie d. Gegenwart. Mai 1903.

15) **M. Halpern**: Festschrift für E. Salkowski. Berlin 1904.

16) **Toulouse et Richet**: Revue de Psychiatrie. 1900, Nr. 1.

17) **M. v. Nencki und Schoumow-Simanowsky**: Archiv f. experim. Pathol. u. Pharmakol. Bd. 34, 1894.

18) **T. Hondo**: Berl. klin. Wochenschr. 1902, Nr. 10.

19) **R. Laudenheimer**: Neurol. Zentralblatt. 1897, Nr. 12.

20) **Balint**: Berl. klin. Wochenschr. 1901, Nr. 23.

21) **M. Schäfer**: Neurolog. Zentralblatt. 1902.

22) **Dingel**: Ärztliche Praxis. 1905, Nr. 1 u. 2

23) **K. Alt**: Zeitschr. f. klin. Medizin. Bd. 53, 1904.

24) **Vgl.** die letzten Jahrgänge der Fachzeitschriften: Zentralblatt für Psychiatrie, Neurolog. Zentralblatt u. a. m.

25) **C. Trunecek**: La Semaine médicale. 1901, p. 137.

26) **Levy**: Gaz. hebdom. de méd. et chirurg. 1901, p. 952. **Levy et Tessier**: Société de Biologie u. Semaine médic. 1902.

27) **P. Teissier**: Société méd. des hôpitaux u. Semaine medicale. 1902.

28) **Merklen**: Société méd. des hôpitaux u. Semaine méd. 1902, p. 189.

29) **Goldschmidt**: Deutsche Praxis. Zeitschr. f. prakt. Ärzte. 1903. Nr. 19.

30) **Zgorski**: Allgem. Wien. med. Ztg. 1904, Nr. 46.

31) **A. Robin**: Archiv génér. de médicine. Mai u. Juni 1894, April 1895 u. Semaine médicale. 1902. **Robin et Binet**: Compt. rend. de l'academie des sciences. Bd. 132. 1901.

32) **Fr. Steinitz und R. Weigert**: Jahrbuch f. Kinderheilk. Bd. 61, 1905.

33) **J. Gaube**: Compt. rend. de la Société de Biologie. Bd. 46, 1894. Cours de minéralogie biologique. Paris 1901.

34) **Le Coat de Kerveguen**: Thèse de Paris. 1902.

35) **Ader**: Thèse de Paris. 1900.

36) **Dimitropol**: Nature intime de la phthisie pulmonaire etc. Bukarest 1898.

37) **Boureau**: Zitiert nach A. Robin.

38) **A. Ott**: Deutsch. med. Wochenschr. 1903, Nr. 41. Die chemische Pathologie der Tuberkulose. Berlin 1903.

39) **C. Lewin**: Deutsch. med. Wochenschr. 1905, Nr. 6.

40) **Fr. Steinitz und R. Weigert**: Deutsch. med. Wochenschr. 1904. Nr. 23.

41) **v. Poehl**: Zeitschr. f. physik. u. diätet. Therapie. Bd. 4, 1900.

42) **M. Blauberg**: Archiv f. Hygiene. Bd. 27, 1896 u. Bd. 30, 1897.

43) **H. Köppe**: Physikalische Chemie in der Medizin. Wien 1900.

44) **Hintz und Grünhut** (1902) zitiert nach H. J. Hamburger: Osmotischer Druck und Ionenlehre. Bd. 3, Wiesbaden 1904, wo auch alle einzelnen Arbeiten, die auf dieses Thema sich beziehen, in kurzem Auszuge wiedergegeben sind.

45) **H. Strauß**: Therap. Monatshefte. 1899 u. Deutsch. Medizinal-Ztg. 1903.

46) **A. Bickel**: 22. Kongreß für innere Medizin. Wiesbaden 1905.

47) **K. Grube**: Deutsch. Medizinal-Zeitung. 1902, Nr. 36.

48) F. Engelmann: Ebenda. 1902, Nr. 38.

49) D. Großmann: Deutsch. med. Wochenschr. 1902, Nr. 51

50) C. Neuberg: Zeitschr. f. Krebsforschung. Bd. 2, 171 (1904).

51) P. Bergell und A. Bickel: 22. Kongreß für innere Medizin. Wiesbaden 1905.

52) M. Sternberg: Zeitschr. f. klin. Medizin. Bd. 22, 1892.

53) R. v. Limbeck: Wien. med. Wochenschr. 1894, Nr. 17.

54) Bernstein: Münch. med. Wochenschr. 1898, Nr. 14.

55) F. Siegert: Ibidem. 1898, Nr. 44.

56) A. Littauer: Therapeut. Monatshefte. März 1900.

57) H. Fischer: Prager med. Wochenschr. 1894, Nr. 33.

58) His: Deutsch. Archiv f. klin. Medizin. Bd. 73, 1892.

60) W. Danilewsky: Compt. rend. de l'academie de Science. 1895 u. 1896.

61) Derselbe: Wratsch. 1899, Nr. 17 (zitiert nach einem Referat in der Zeitschr. f. diätet. u. physik. Therapie. Bd. 4, 1900).

62) Serono: Arch. ital. de Biologie. 1897.

63) Bergell u. Braunstein: Therapie der Gegenwart. 1905, Heft 4.

64) P. Zweifel: Ätiologie, Prophylaxe und Therapie der Rachitis. Leipzig 1900.

65) v. Noorden: XIV. Kongreß für innere Medizin. Wiesbaden 1896.

66) H. Kionka: Berl. klin. Wochenschr. 1900, Nr. 1.

67) Hirschler u. v. Terray: Zeitschr. f. klin. Medizin. Bd. 57, 1905.

68) Th. Rumpf: 22. Kongreß für innere Medizin. Wiesbaden 1905.

69) L. F. Meyer: Deutsch. med. Wochenschr. 1905, Nr. 37.

70) P. Mayer: Berl. klin. Wochenschr. 1905.

71) Hughes: Verhandlungen der Balneolog. Gesellsch. Berlin 1900.

72) J. Wohlgemuth: Verhandl. d. deutsch. Patholog. Gesellsch. Berlin 1904.

73) G. Bredig: cf. Literaturverzeichnis zu Kap. V unter Nr. 56.

74) H. Schade: Zeitschr. f. experim. Pathol. u. Therapie. Bd. 1, 1905.

XIII. Kapitel.

Methodik und Kritik der Aschenanalyse.

Die quantitative Ermittelung der Aschenzusammensetzung gehört zu den ältesten und am besten ausgebildeten Methoden der analytischen Chemie. Die große Vollkommenheit, mit der sie die alten Meister der Scheidekunst beherrschten, ist jedoch nicht allen in der Literatur niedergelegten Analysen eigen. Daher haben die in den nachfolgenden Tabellen mitgeteilten Zahlen wohl einen ungleichen Wert. Sie können und sollen, wie bereits an anderen Stellen betont ist, nur zur Orientierung dienen, sie stellen höchstens Mittelzahlen vor; sie können aber nie bei exakten Arbeiten auf diesem Gebiete eine jedesmalige neue und peinliche Kontrolle der Aschenzusammensetzung im speziellen Falle unnötig machen.

Es ist hier nicht der Ort, auf die Details der analytischen Methodik einzugehen; doch einiger Kardinalpunkte geschehe Erwähnung.

Um vergleichbare Resultate zu erhalten, ist es unumgänglich, das Analysenmaterial soweit als irgend möglich von allen anhaftenden zufälligen Verunreinigungen zu befreien, so Organe von Blut und Vegetabilien von der Erde, auf der sie gewachsen sind. Die Erfüllung allein dieser Bedingung ist häufig nicht leicht, sie ist mehr Sache der Erfahrung und des analytischen Taktes, als es möglich wäre, scharfe Vorschriften für die Bereitung der „Reinasche" zu geben.

Die Einäscherung des Analysenmaterials muß bei so niederer Temperatur als möglich erfolgen, bei der sogenannten Dunkelrotglut. Der nicht ganz vermeidbare Verlust an Alkalichloriden ist hierbei minimal. Ferner muß der Zutritt der atmosphärischen Luft so reguliert werden, daß die Sauerstoffzufuhr ausreicht, die Reduktionswirkung der Kohle auf die Sulfate und namentlich auf die phosphorsauren Salze aufzuheben und ein Entweichen gasförmiger Phosphorverbindungen zu verhindern. Andererseits muß man wirksam der Gefahr begegnen, durch zu lebhaften Luftzutritt die spezifisch leichteren Partien der Asche fortzuschleudern.

Ist die Darstellung der Asche und die Bestimmung ihrer einzelnen Bestandteile tadellos gelungen, so sieht man sich zwei neuen Schwierigkeiten gegenüber, der Deutung und Darstellung der Analysenresultate.

Die Materialien animalischer und vegetabilischer Herkunft enthalten außer den eigentlichen Mineralbestandteilen sehr häufig die Metalloide Schwefel und Phosphor in organischer Bindung, vornehmlich in den Eiweißkörpern. Bei der gewöhnlichen, fast durchgängig benutzten Art der Veraschung werden diese beiden Elemente in Schwefelsäure und Phosphorsäure umgewandelt, die zu den eigentlichen Aschenbestandteilen hinzutreten, sie unter Umständen aber auch vermindern, indem sie aus Karbonaten CO_2 und aus Choriden usw. Halogenwasserstoffsäure austreiben. Entsprechend ihrer ganz verschiedenen Provenienz haben mineralische und „organische" Schwefelsäure sowie Phosphorsäure eine ganz ungleiche physiologische Dignität. Obgleich schon J. v. Liebig diese Tatsache bekannt war, ist nur selten die Vorsicht angewandt worden, diese Verschiedenheit durch gesonderte Bestimmung der einzelnen S- und P-Formen deutlich zum Ausdruck zu bringen. Und doch würde sich in Zukunft ein solches Verfahren sehr für das sich neu belebende Gebiet der Lehren vom Mineralstoffwechsel empfehlen, haben doch die ganz analogen Verhältnisse bei der Lehre vom Stickstoffumsatz eine Fülle neuer Gesichtspunkte für die Beurteilung der verschiedenen Stickstoffformen eröffnet.

Vielleicht in der Regel nicht ganz so wichtig, aber doch höchst bemerkenswert sind die Verhältnisse, die bezüglich des Gehaltes der Tier- und Pflanzenasche an Kohlensäure obwalten. Daß etwa vorhandene Bikarbonate bei der langen Dauer des Verkohlens zerlegt werden und einen Teil ihrer CO_2 abgeben, ist ohne weiteres klar. Als weitere kohlensäurevermindernde Faktoren kommen die Bildung von freier Schwefelsäure und Phosphorsäure aus organischem S und P, resp. die Entstehung saurer Salze dieser beiden Säuren in Betracht, ferner die Austreibung von CO_2 aus normalen Karbonaten, wie $CaCO_3$, $ZnCO_3$, $MgCO_3$ usw., die bei der Dunkelrotglut mehr oder minder vollständig dissoziiert sind. Auf der anderen Seite erfolgt ein Zuwachs an Kohlen-

dioxyd durch die Verbrennung aller organischen Alkali- und Erd-
alkalisalze, sowie durch Reduktion von Nitraten und Halogeniden,
die von der abgeschiedenen Kohle besorgt wird und schließlich
zur Bildung von Karbonaten führt. Schon hieraus ist ersichtlich,
daß ein Rückschluß auf den wirklichen Kohlensäuregehalt einer
Asche ganz unmöglich ist.

Hand in Hand mit diesen Verhältnissen geht und ist zum
Teil durch sie bedingt die andere schon erwähnte Schwierigkeit,
die Ergebnisse der Analyse den Tatsachen entsprechend dar-
zustellen. In den Fällen, wo sich sehr kleine Mineralstoffmengen
neben sehr viel organischer Materie finden, sind bei der gewöhnlichen Art der Veraschung enorme Verluste unvermeidbar. Um
ein Entweichen von Mineralstoffen zu verhüten, hat man in der
Technik seit Jahren die Verbrennung der organischen Substanz auf
feuchtem Wege vorgenommen, so mit konzentrierter Schwefelsäure (z. B. in der Zuckerindustrie. C. Scheibler). Es ist klar,
daß ein solches Verfahren nur einen konventionellen Wert
besitzt; denn man erhält kein Bild der wahren Aschenzusammensetzung, da ja alle flüchtigen Säuren, wie HCl, CO_2 usw. durch
die heiße Schwefelsäure ausgetrieben werden.

Das Prinzip der Veraschung auf feuchtem Wege hat in letzter
Zeit A. Neumann [Arch. f. Anatom. u. Physiolog., Physiolog.
Abteil. 1900, 159; 1902, 362; Ztschr. f. physiolog. Chem., Bd. 43, 32
(1904)] namentlich für die Analyse tierischer Organe und Sekrete
nutzbar gemacht. Als Oxydationsmittel dient ein siedendes Gemisch von konzentrierter Salpetersäure und Schwefelsäure; diese
beiden letztgenannten Stoffe sind natürlich mit dem Neumann-
schen Verfahren nicht zu ermitteln, es eignet sich aber vorzüglich
zur Bestimmung der Phosphorsäure und sämtlicher Basen, aus-
genommen des Ammoniaks.

Bei der völligen Unkenntnis des wahren CO_2-Gehaltes der
meisten Aschen und der Unsicherheit bezüglich der Herkunft von
SO_3 und P_2O_5 ist es klar, daß die von den älteren Analytikern
berechnete Verteilung von Säuren und Basen, d. h. deren Absättigung
zu bestimmten Verbindungen, kein richtiges Bild der wahren Verhältnisse liefert. Dazu kommt noch ein anderes, schwerwiegendes
Bedenken. Die moderne physikalische Chemie hat in ihrem wichtigen Zweig, der Dynamik, gezeigt, daß in den Lösungen verschiedener Salze Gleichgewichtszustände herrschen, deren Wieder-

gabe in den starren stöchiometrischen Formeln unmöglich ist, und was für die Lösungen gilt, besteht auch für den festen Zustand bis zum gewissen Grade zu Recht, indem hier durch Doppelsalz- und Komplexbildung allein schon unübersehbare Verhältnisse geschaffen werden. Bedenkt man ferner, daß in vivo[1]) auch bei den Mineralbestandteilen Kolloidcharakter, Gel- und Solbildung, wahrscheinlich eine Rolle spielen, so wird man sich der Einsicht nicht verschließen, daß die bisherige Darstellungsweise der Aschenanalytik höchst unvollkommen ist.

Die von bedeutenden Vertretern der reinen quantitativen chemischen Analysis wiederholt und nachdrücklich aufgestellte Forderung, die Resultate der Analysen als Summe der basischen Ionen (Kationen) und saurer Ionen (Anionen) auszudrücken, ist auch für die Aschenanalyse unzweifelhaft das rationellste.

Hinsichtlich der Wiedergabe der Zusammensetzung von Mineralquellen hat Meyerhofer[1]) auf der Karlsbader Naturforscherversammlung 1902 bereits auf die Vorteile dieses Verfahrens aufmerksam gemacht, und jüngst haben auch M. Dennstedt und Th. Rumpf[2]) dasselbe für die Bestimmung der anorganischen Bestandteile in menschlichen und tierischen Organen warm empfohlen.

Die genannten Autoren haben einen weiteren, sehr bemerkenswerten Vorschlag gemacht. Ausgehend von der vielleicht anfechtbaren Ansicht, daß in der Norm allein die in Lösung befindlichen anorganischen Substanzen eine biologische Rolle spielen, fordern Rumpf nnd Dennstedt auf, bei Aschenbestimmungen die löslichen und unlöslichen Bestandteile gesondert zu ermitteln. In vielen Fällen wird es möglich sein, eine ausreichende Charakterisierung schon dadurch zu erreichen, daß man sich auf die Bestimmung der löslichen Mineralsalze beschränkt, z. B. derjenigen, welche einem Organ durch Extraktion mit etwa der 10—20fachen Menge destillierten Wassers entzogen werden können, d. h. im wesentlichen auf die Ermittlung von K, Na, Mg, Cl. Wenn sich diese vereinfachte Form als genügend erweisen wird, steht ihr wohl sicher eine vielfache Anwendung bevor.

---

[1]) Auch für die Mineralwässer trifft dieses zu.

[2]) Verhandl. der Versamml. deutscher Naturforscher und Ärzte. Karlsbad 1902. Bd. I.

[3]) Ztschr. f. physiolog. Chem. 41, 42 (1904).

Die erwähnten Vorschläge sind zu einer Zeit gemacht, als wir bereits mit den analytischen Vorarbeiten zu der vorliegenden Zusammenstellung beschäftigt waren; während der Ausführung ergaben sich auch erst einige der angeführten Gesichtspunkte. Das ist der Grund, warum dieselben in dem analytischen Teile für jetzt noch keine Berücksichtigung finden konnten. Hinzu kommt, daß die gesamten in der Literatur vorhandenen Aschenanalysen auf Metalloxyde, Säureanhydride und freies Halogen berechnet sind. Der Gleichmäßigkeit und Vergleichbarkeit halber sind wir ebenso verfahren.

Unterstützt von Herrn Dr. phil. Koß haben wir versucht, etliche der klaffendsten Lücken in der Kenntnis der Aschenzusammensetzung wichtiger Nahrungs- und Genußmittel auszufüllen, doch liegt es in der Natur der Materie, daß in bezug auf Vollständigkeit und Form der Analysen viel der Zukunft überlassen bleiben muß.

Zu den Tabellen.

Den Zwecken der vorliegenden Zusammenstellung entsprechend, haben wir geglaubt, im Interesse der Benutzer nicht die häufig schwer zugängliche Originalliteratur anführen zu sollen, sondern wir sind auf die großen Sammelwerke, namentlich die von E. Wolff und J. König, zurückgegangen, zumal diese in einer Reihe von Fällen überhaupt den einzigen Ort der Veröffentlichung bilden. Unsere eigenen Analysen sind besonders kenntlich gemacht, die Namen der anderen Analytiker finden sich unter der Quellenangabe.

Sobald mehrere vergleichbare Analysen vorliegen, haben wir das Mittel genommen. Es muß jedoch betont werden, daß Maximal- und Minimalwert erheblich differieren können, besonders bei den landwirtschaftlich wichtigen Vegetabilien, wo durch Züchtung und Auswahl Varietäten und Spielarten in großer Zahl erhalten sind. Die betreffenden Daten findet man in der Regel beim Zurückgreifen auf die zitierte Literaturstelle.

Wenn die Analysen früherer Autoren lückenhaft sind und nur Angaben für einen oder einzelne Bestandteile enthalten, sind sie in uns wichtig erscheinenden Fällen mangels etwas Ausführlichem doch aufgenommen.

Die Angaben für die Zusammensetzung der Mineralbrunnen und -bäder fußen auf den offiziell ausgegebenen Berichten der betreffenden Verwaltungen.

In den nachfolgenden Tabellen haben wir an Stelle des bisher allgemein üblichen Ausdrucks „Aschenzusammensetzung" die Bezeichnung „Mineralstoffzusammensetzung" gewählt, da sie den tatsächlichen Verhältnissen näher kommt, weil nämlich bei der Veraschung die ursprünglich in organischer Bindung enthaltenen Elemente als Mineralstoffe erhalten werden.

Tabelle I. Mineralstoffgehalt vegetabilischer

L = Landw. Jahrbücher. W = Aschenanalysen von E. Wolff, Berlin 1871. K = J. König

	Wassergehalt[1]	Gesamtasche	Kali K_2O	Natron Na_2O	Kalk CaO	Magnesia MgO
Äpfel	84,0	1,44	35,68	26,09	4,08	8,75
Äpfelwein	97,5	0,22	18,28	28,70	—	—
Ale	94,2	0,37	30,44	10,18	2,22	—
Aleuronat siehe Roborat						
Aleuronatbrot	19,3	1,90	6,06	8,44	—	—
Ampfer (Sauer-)	92,2	0,82				
Ananas	85,8	(0,40)	49,97	9,02	12,15	8,80
Apfelsine	84,3	2,73	47,09	2,84	22,81	5,72
Aprikose	84,2	4,21	62,80	10,72	2,95	3,10
Arrowroot	14,5	(0,21)				
Artischocke	81,1	5,36	24,04	7,41	9,56	4,14
Batate	70,0	3,07	50,31	6,53	9,93	3,40
Bier	86—91	(0,31)	33,67	8,94	2,78	6,24
„ (deutsches)	ca. 90,0	(0,31)	34,11	8,90	2,98	6,34
„ (englisches)	86,5 bis 88,5	6,72	21,17	36,75	1,70	1,20
siehe auch Ale, Braunbier, Porter, Weißbier						
Birne	83,6	1,97	54,69	8,52	7,98	5,22
Biskuit siehe Kakes						
Blaubeeren siehe Heidelbeeren .						
Blumenkohl	92,5	7,94	23,46	10,87	23,33	—
Bohne	14,0	3,63	41,48	1,06	4,99	7,15
Branntwein	99,9	0,02	(Die Asche besteht aus baren Menge			
Brot						
Weißbrot	35,5	2,15	7,02	19,68	—	2,20
Graubrot	40,1	2,27	8,40	22,02	1,12	0,90
siehe auch Grahambrot, Pumpernickel, Roggenbrot						
Buchweizen	13,3	1,37	23,07	6,12	4,42	12,42

[1]) Unter „Wassergehalt" sind hier alle bei der gewöhnlichen Art des Trock-
gehen, soweit sie sich nicht in den zitierten Sammelwerken finden, auf das Original
den Fällen, wo der Aschengehalt in Prozenten der frischen Substanz angegeben

Nahrungs- und Genußmittel.

(Nahrungs- und Genußmittel. Band I und II. Berlin 1904). E = Eigene Analysen.

Eisenoxyd Fe_2O_3	Phosphorsäureanhydrid P_2O_5	Schwefelsäureanhydrid SO_3	Kieselsäureanhydrid SiO_2	Chlor Cl	Literatur	Handelsmarke
1,40	13,59	6,09	4,32	—	W. 126	
—	8,36	15,54	—	30,50	E	Pomril
—	29,46	4,95	—	5,18	E	
—	3,11	5,66	—	13,35	E	
					L. 1874 u. 1875	
1,55	5,46	—	4,02	10,75	W. 127	
1,36	12,63	5,14	1,28	0,81	K. II. 959	
0,87	11,04	2,55	5,29	0,43	K. II. 959	
					K. II. 853	Tapioka
2,51	38,46	5,18	7,02	2,17	W. 99	
0,91	10,60	5,56	3,45	12,74	K. II. 902	
0,48	31,35	3,47	9,29	2,93	K. II. 1229	
0,34	32,08	3,11	9,72	3,09	W. 157	
—	15,24	5,43	9,99	8,09	W. 157	
1,04	15,20	5,69	1,49	—	W. 155	
0,72	22,14	14,16	1,58	4,83	W. 99	
0,46	38,86	3,39	0,65	1,78	K. II. 784	
Kochsalz und einer gerade erkenn-Natriumphosphat)					E	Gilka-Kümmel
0,95	16,84	14,54	—	30,38	E	BerlinerKnüppel
0.92	20,25	13,18	—	25,06	E	„ Schwarz-brot
1,74	48,67	2,11	0,23	1,30	K. II. 782	

nens flüchtigen Bestandteile der frischen Substanz zu verstehen. Die Angaben zurück. Die Daten für die „Gesamtasche" beziehen sich auf „Trockensubstanz"; in ist, sind die entsprechenden Werte durch eine Klammer ( ) kenntlich gemacht.

	Wasser-gehalt	Gesamt-asche	Kali K_2O	Natron Na_2O	Kalk CaO	Magnesia MgO
Cacao	5,6	(ca.4,00)	31,28	1,33	5.07	16.26
Caneel siehe Zimt						
Carotte siehe Möhre	87.3	5.58	35,21	22.07	11.42	4.73
Cayennepfeffer siehe Paprika						
Champagner	91,8	0.18	70,00	—	—	—
(siehe auch Schaumwein)						
Champignon	89.7	5.31	50,71	1.69	0,75	0.53
Chokolade siehe Cacao						
Cibeben siehe Korinthen						
Cichorie	75,0–80,0	3,35	38.30	15.68	7,02	4,69
Citrone	82,6	3,22	45,23	2,73	30,24	5,15
Cognak (franz.)	99,4	0,029	(Besteht aus ca. 40 % Chlor-			
„ (deutsch)	99,5	0,033	„ „ „ 53 % „			
.. (siehe auch Eiercognak)						
Dattel (getrocknet)	18,5	(1,83)				
Dill	83,8	(2,42)	20,22	8,90	22,52	8.13
Dinkel siehe Spelz						
Eichel	35,0–37,0	2.18	64,14	0,63	6,91	5,29
Eichelkaffee siehe Eichel						
Eiercognak	38,3	(0,68)	10,07	6,03	11,80	1,93
Emmenthaler siehe Schweizerkäse						
Endivie	92,5	16,18	37,87	12,12	12,03	1,77
Erbse	13,8	2.73	41.79	0,96	4,99	7.96
Erdbeere	90,2	3,40	21,07	28,48	14.21	—
Feige	78,9	2,92	55,83	2,38	10,90	5,60
Fruchtmarmeladen	bestehen aus den Früchten u. reinem Rohrzucker (die Aschenzusammensetzung					
Gerste	12,9	2,60	20,15	2,53	2,60	8,62
Gerstenmalz	2,3–6,2	2,78	17,27	—	3,82	8,38
Gerstenmehl	11,6–14,1	2,33	28,77	2,54	2,80	13,50
Gewürznelken	8,1	7,07	62,86	0,93	0,50	1,11
Grahambrot	41,2	2,66	14.52	14,47	5.42	4,66
Graubrot siehe Brot						
Graupen	12,7	0,72	18,43	23,09	—	—
Grießmehl	13,2	0,58	33,20	20,55	—	—
Grünkern siehe Spelz						
Gurke	95,4	8,79	51,71	4,19	6,97	4,50

Eisenoxyd Fe_2O_3	Phosphorsäureanhydrid P_2O_5	Schwefelsäureanhydrid SO_3	Kieselsäureanhydrid SiO_2	Chlor Cl	Literatur	Handelsmarke
0.14	40,46	3.74	1.51	0.85	K. II. 1114	
1.03	12,46	6,72	2,47	5,19	W. 95 u. 156	
9,80	—	4.66	—	1,52	E	Moet & Chandon, Wite Star
1.16	15.43	24.29	1,42	4.58	K. II. 946	
2.51	12.49	7.93	0.91	8.04	W. 97 u. 156	
0,77	13.62	3.08	0.75	0.48	K. II. 959	
natrium und ca. 60 % Kaliumphosphat)					E	Henessy ** Stern
„ „ „ 47 % „					E	F. W. Manegold, Berlin
					K. II. 961	
0,69	14.28	14.14	1.70	10,42	K. II. 1057	
1.01	14.89	4.17	1.07	1.76	W. 155 u. K. II. 815	
—	53,82	Spur	—	4.11	E	F. W. Manegold, Berlin (Advokat)
3.37	2.99	5.21	24.62	—	W. 99	
0.86	36,43	3.49	0.86	1.54	W. 154 u. K. II. 786	
5.89	13.82	3.15	12.05	1.69	W. 127 u. 155	
2.19	12.76	3.91	4.31	2.05	K. II. 959	
sowie Stärkesyrup oder Invertzucker siehe bei den betr. Früchten)						
0.97	34.68	1.69	27,54	0.93	W. 154	
0.79	36,51	—	33,23	—	W. 23	
2,00	47.29	3,10	—	—	W. 23	
Spur	28,40	1.65	1,00	Spur	E	
1.08	21,35	2,02	—	24.10	E	
—	58,48	---	—	—	E	
—	47,40	—	—	—	E	
0,75	13.10	5,70	4.25	9.16	K. II. 922	

	Wassergehalt	Gesamtasche	Kali K_2O	Natron Na_2O	Kalk CaO	Magnesia MgO
Hagebutten	25,5	3,00	23,53	2,40	26,78	7,73
Hafer	12,8	3,14	16,38	2,24	3,73	7,06
Haferflocken	10,0	1,50	30,76	6,00	—	9,87
Hafermehl	9,8	(1,65)	23,73	4,30	7,42	7,76
Haselnuß	7,1	(2,49)				
Heidelbeere	80,9	2,87	57,11	5,16	7,96	6,11
Himbeere	85,0	(0,49)				
Hirse	12,5	3,43	11,39	1,30	0,63	9,63
Hopfen	10,4	(7,54)	31,87	2,15	16,02	5,88
Ingwer	11,8	(4,56)			0,37	
Johannisbeere	84,3	4,03	40,73	—	9,70	6,30
Kandis (braun)	—	(1,30)	24,50	8,19	14,67	10,72
Kaffee (geröstet)	2,4	3,19	62,47	Spur	6,29	9,69
Kakao siehe Cacao						
Kakes	8,9	1,11	5,01	20,30	6,49	2,99
Kapern, eingemacht in NaCl . .	87,8	(2,99)	10,61	34,26	6,21	1,80
„ „ „ Essig . .	87,0	(1,23)	20,48	5,34	13,48	2,82
Kartoffeln	75,0	3,79	60,06	2,96	2,64	4,93
Kastanien (Edel-)	48,75	2,38	56,69	7,12	3,87	7,47
Kindermehl	7,0	1,86	38,42	7,03	16,12	0,55
Kirschen	80,6	2,25	50,10	—	7,00	5,20
Knoblauch siehe Lauch						
Kohlarten siehe Blumenkohl, Savoyer Kohl, Weißkraut, Spinat						
Kohlrabi (Knollen)	85,9	8,17	35,31	6,53	10,97	6,84
Kohlrübe	89,0	8,01	45,40	9,84	10,60	3,69
Kokosnuß	5,8	1,82	42,05	5,72	4,82	5,72
Kopfsalat	94,3	18,03	37,63	7,54	14,68	6,19
Korinthen	27,7	2,85	51,00	5,17	5,80	3,83
Kümmel (Gewürz)	13,2	(5,33)	26,31	6,54	18,04	8,27
Kümmel siehe Branntwein						
Kürbis	90,6	4,41	19,48	21,13	7,74	3,37

Eisenoxyd Fe_2O_3	Phosphorsäureanhydrid P_2O_5	Schwefelsäureanhydrid SO_3	Kieselsäureanhydrid SiO_2	Chlor Cl	Literatur	Handelsmarke
0,52	9,37	3,65	0,67	0.30	Ztschr. f. landw. Vers.-Wes. Österr. 7. 68.	
0,67	23,02	1,36	44,33	0.58	W. 154	
0,33	34,20	—	2,74	—	E	
0,85	48,19	0,68	1,95	5.33	K. II. 834	
					K. II. 801	
1,12	17,38	3,11	0,89	—	K. II. 959	
					K. II. 956	
1,08	21,92	0,24	52,97	0,49	W. 154	
1,52	15,76	3,59	16,57	3,19	K. II. 1150	
					K. II. 1062	
—	17,00	—	—	—	K. II. 959	
6,55	—	10,85	13,59	13,20	W. 90	
0,65	13,29	3,80	0.54	0,91	K. II. 1078	
Spur	36,54	0,99	—	28,07	E	Leibniz-Kakes
—	2,48	3,64	—	43,81	K. II. 1054	
—	11,61	22,36	—	10,02	K. II. 1054	
1,10	16,86	6,52	2,04	3,46	K. II. 898	
0,14	18,12	3,85	1,54	0,52	W. 127	
0,23	20,10	4.24	0,88	12,53	E	Nestle
—	12,85	—	—	—	K. II. 959	
3,02	21,90	8,84	2,48	4,94	K. II. 918	
0,81	12,71	11,19	1,87	5.07	K. II. 914	
1,80	20,70	3,79	2,36	13.97	K. II. 812	
5,31	9,19	3,76	8,14	7.65	K. II. 927	
0,56	22,22	5,24	5,06	2,88	E	
3,57	24,29	5,39	4,98	3,10	K. II. 1042	
2,60	32.85	2,37	7,34	0,43	W. 100	

	Wassergehalt	Gesamtasche	Kali K_2O	Natron Na_2O	Kalk CaO	Magnesia MgO
Lauch (Knollen)	87,6	6,28	30,71	14,15	10,37	2,91
Linse	12,3	2,06	34,76	13,50	6,34	2,47
Lorbeerblätter	10,4	9,40	18.38	3,45	54,26	8,33
Maccaroni	12,3	0,47	10,90	40,06	4.73	—
Maggi	56,5	21,80	(Davon sind 18,9 % NaCl			
Mais	13,3	1,45	29,78	1,10	2,17	15,52
Maismehl	13,0	0,68	28,80	3,50	6,32	14,90
Majoran	7,6	(9,69)	20.76	0,72	22,85	6,19
Malz (Gerstenmalz. Keime) . . .	12,0	7,35	30,81	1.77	2,85	2,76
Malzextrakt	26,3	(1.04)				
Mandarinen siehe Orangen						
Mandel	6,3	4.90	27.95	0.23	8.81	17.66
Marmeladen						
siehe Fruchtmarmeladen						
Mehl						
1. Buchweizenmehl (Gries) . .	13,9	0,72	25,43	5,87	2,30	12,89
2. Hafermehl	ca. 9,0	ca. 2,8	23,73	4,30	7,42	7,76
3. Gerstenmehl	14,1	2,33	28,77	2,54	2,80	13,50
4. Maismehl	13,0	(0,68)	28,80	3,50	6,32	14,90
5. Reismehl	12,3	0,39	21,73	5,50	3,24	11,20
6. Roggenmehl	12,6	1,97	38.44	1.75	1,02	7,99
7. Weizenmehl	12,6	0,51	34,42	0.76	7,48	7,70
Meerrettich	76,7	7,09	30,76	3,96	8,23	2,91
Mirabellen	82,4	2,88	53,80	7.17	5,44	4.83
Mohnsamen	8,2	6,04	13,62	1.03	35,36	9,49
Möhren	86,8	5.57	36.99	21.17	11.34	4.38
Mohrrüben siehe Möhren						
Morcheln	90,0	9,42	49,51	0.34	1,59	1.90
Most	20,5	(0,34)	42.65	—	5.90	4.70
Mumme (Braunschweiger) . . .	44,8	(0,94)				
Muskatnuß	10,3	(2.88)				

Nelken siehe Gewürznelken
Nudeln siehe Maccaroni
Nüsse siehe Haselnuß, Kokosnuß,
 Paranuß. Walnuß

Eisenoxyd Fe_2O_3	Phosphorsäureanhydrid P_2O_5	Schwefelsäureanhydrid SO_3	Kieselsäureanhydrid SiO_2	Chlor Cl	Literatur	Handelsmarke
7.60	16,69	7.39	7.36	3,11	K. II. 919	
2,00	36,30	—	—	4,63	W. 56	
0.66	4,98	3.10	4.82	2.02	E	
—	32.11	—	—	10,00	E	
					Bericht der Firma	Suppenwürze
0.76	45,61	0.78	2,09	0,91	K. II. 775	
1.51	44,97	—	—	—	W. 36	
7.20	9,70	5.34	24,77	1,92	K. II. 1057	
1.56	26,96	4.04	22.07	6,94	K. II. 1211	
	33,00				K. II. 847	
						Süße Mandel
0.55	43.63	0.37	—	—	W. 127	
1.80	48,10	1,68	—	1,91	K. II. 839	
0,85	48,19	0,68	1,95	5,33	K. II. 834	
2,00	47,29	3,10	—	—	K. II. 833	
1,51	44,97	—	—	—	K. II. 835	Geschälter Reis
1.23	53.68	0.62	2.74	0.10	K. II. 838	
2,54	48,26	—	—	—	K. II. 832	
0,61	49,38	—	—	—	K. II. 830	
1,94	7,75	30,79	12,72	0,94	K. II. 918	
1.36	19,40	4,18	4,53	0,52	E	
0.43	31,36	1,92	3,24	4,58	W. 105	
1.01	12,79	6,45	2,38	4,59	K. II. 913	
1.86	39,03	2.89	0.87	0.89	W. 134	
—	12,80	3.82	—	—	K. II. 1252	
	36.12				K. II. 1226	
					K. II. 1018	

	Wasser-gehalt	Gesamt-asche	Kali K_2O	Natron Na_2O	Kalk CaO	Magnesia MgO
Obst siehe die betreffend. Früchte						
Olive	30,1	2,68	80,90	7,53	7,46	0,18
Orange	84,3	3,08	36,42	13,47	24,52	8,06
Paprika	11,2	(5,17)	51,17	4,74	6,17	5,59
Paranuß	5,9	(3,89)				
Petersilie	85,1	(1,68)				
Pfeffer (schwarz)	13,0	(4,47)	29,74	3,77	14,06	7,08
„ (weiß)	13,7	(1,69)	6,15	0,79	33,10	10,60
Pfirsich	82,0	(0,58)				
Pflaume	78,6	2,08	69,36	2,30	4,05	4,86
Pilze siehe Champignon, Morchel, Trüffel						
Polenta siehe Maismehl						
Pomril siehe Apfelwein						
Porré siehe Lauch						
Porter	92,0	(0,38)				
Portwein	91,7	(0,22)	46,82			
Preißelbeere	89,6	(0,15)				
Pumpernickel	44,5	2,42	10.01	25.90	6.36	9.90
Quäker Oats siehe Haferflocke						
Radieschen	93,3	7,23	32,00	21,14	14,94	2.60
Reineclaude	82,1	(0,41)				
Reis (nicht geschält)	12,6	4,41	17,51	5,53	4,00	10,76
„ (geschält)	11,1–13,0	0.39	21.73	5.50	3.24	11.20
Reismehl siehe Mehl						
Rettich	65,2	15,67	21,98	3,75	8,78	3,53
Rhabarber (Blätter)	85,9	7,93	14,47	31,77	3,95	5,59
„ (Stengel)	95,9	14,44	59,59	5.15	10,04	—
Roborat	10,2	1,51	6,90	46.32	10.56	—
Roggen	13,4	2.09	32.10	1.47	2.94	11,22
Roggenbrot siehe Graubrot						
Roggenmehl siehe Mehl						
Rohrzucker	—	0,97 bis 1.55	46.88	10.12	4.51	0.26

Eisenoxyd Fe$_2$O$_3$	Phosphorsäureanhydrid P$_2$O$_5$	Schwefelsäureanhydrid SO$_3$	Kieselsäureanhydrid SiO$_2$	Chlor Cl	Literatur	Handelsmarke
0,72	1,33	1,05	0,65	0,18	K. II. 812	
0,46	11,07	3,74	0,44	2,35	W. 124	
1,53	15,92	7,00	—	3.22	K. II. 1040	
					K. II. 801	
	11,49				K. II. 1056	
1,07	8,03	5,43	3,17	7,03	K. II. 1031	
1,54	30,05	8,50	2,05	0,71	K. II. 1031	
					K. II. 956	
1,02	12,95	2,46	2,73	0,34	K. II. 959	
					K. II. 1226	
	15,90	10,45			K. II. 1310	
					K. II. 956	
—	19,81	3,63	—	20,97	E	
2,34	10,86	6,46	0,91	9,14	K. II. 918	
					K. II. 956	
1,84	40,64	0,86	18,26	0,86	K. II. 778	
1,23	53,68	0,62	2,74	0,10	W. 154	
1,16	41,12	7,78	8,17	4,90	W. 100	
1,23	31,14	9,52	2,33	—	W. 100	
1,47	14,13	1,89	2,77	5,37	W. 100	
Spur	37,43	—	Spur	0,23	E	
1,24	47,74	1,28	1,37	0,48	K. II. 767	
0,28 (hier ist Al$_2$O$_3$ mitgewogen)	0,25	7.41	0,36	6.01	Landw. Vers.-Stat. 54, 117.	

	Wasser-gehalt	Gesamt-asche	Kali K_2O	Natron Na_2O	Kalk CaO	Magnesia MgO
Rosinen	26,1	2,86	46,52	7,40	5,35	5,66
Rote Rübe	88,05	5.97	17.02	48,75	5,83	0,32
Rotwein siehe Wein						
Rüben						
1. siehe Kohlrübe						
2. Mohrrübe siehe Carotte						
3. siehe Rote Rübe						
4. siehe Steckrübe						
5. Zuckerrübe	81,3	3.83	53.13	8,92	6,08	7.86
Sagostärke	16,3	(0.09)	(Enthält K, Na, Ca,			
Sauerampfer siehe Ampfer						
Savoyer Kohl	87,1	(1,64)	28,18	6,46	27,92	2.99
Schaumwein	89,4	0.22	66,80	Spur	Spur	3.04
siehe auch Champagner						
Schlehe	65,4	1,58	45.98	5,66	12,65	8.17
Schnittlauch (Blätter)	82,0	5.49	33.29	4.19	20.69	5.34
Schote siehe Erbse						
Schwarzbrot siehe Graubrot						
Sellerie	91,5	11,04	43.19	—	13.11	5.82
Senf, weiß	7,2	4.45	25,78	0,33	19,10	5.90
.. schwarz	7,6	4,13	12.66	6,09	17,34	14.38
Spargel	93,7	7,26	24,04	17,08	10,85	4.32
Spelz	13,4	4.29	15,55	0,99	2.61	6.46
Spinat	89,2	16,48	16,56	35,29	11.87	6.38
Stachelbeere	90,3	3.39	38.65	9,92	12.20	5.85
Stärkemehl siehe die betreffenden						
Stärkesorten						
Steckrübe (Turnips)	86,8	8,01	45,40	9,84	10,60	3.69
Steinpilz	87,1	8.46	55.58	2.53	3,47	2.31
Tapioka siehe Arrowroot						
Tee	8,5	5.20	37.57	8,01	13,71	5,71
Tomate	96,2	(0,99)	38.14	17,03	6,10	8.63
Traubenrosine siehe Rosine						
Trüffel	77,1	8.69	54.21	1,61	4,95	2.34
Turnips siehe Steckrübe						

Eisenoxyd Fe_2O_3	Phosphorsäureanhydrid P_2O_5	Schwefelsäureanhydrid SO_3	Kieselsäureanhydrid SiO_2	Chlor Cl	Literatur	Handelsmarke
Spur	17,86	6,02	5,38	4,87	E	„Sultan“
1,07	9,80	2,08	11.29	4.93	W. 182	
1,14	12,18	4,20	2,98	4,81	K. II. 911	
Fe, P_2O_5 und eine Spur Cl)					E	
1,89	16,30	3,56	4,39	8,29	W. 99	
Spur	20,33	2,17	—	Spur	E	Kupferberg Gold
1,19	13,83	2,37	9,22	0,40	W. 127	
1,47	14,93	12,28	3,46	4,38	K. II. 919	
1,41	12,83	5,58	3,85	15,87	W. 101	
0,39	44,97	2,19	1,31	—	W. 106	
1,12	37,39	7,17	2,78	1,38	W. 106	
3,38	18,57	6,18	10,09	5,93	K. II. 924	
1,60	20,65	2,94	46,73	0,64	W. 154	
3,35	10,25	6,87	4,52	6,29	K. II. 927	
4,56	19,68	5,89	2.58	0,75	W. 127	
0,81	12,71	11,19	1,87	5,07	W. 156	
1.06	23,29	10,69	—	2,02	K. II. 946	
4,47	15,23	7,25	4,16	1,69	K. II. 1105	
2,33	9,44	4,78	4,80	6,93	E	
0,51	32,96	1,17	1,14	—	K. II. 946	

	Wasser-gehalt	Gesamt-asche	Kali K_2O	Natron Na_2O	Kalk CaO	Magnesia MgO
Vanille	28,4	5,86	22,59	9,31	27,41	13,39
Wallnuß	23,5	2,13	31,11	2,25	8,59	13,03
Wein	ca. 98,0	(ca. 0,20)	25,0 bis 60,0	2,5	2,0 bis 22,0	2,0 bis 15,0
Weintraube	79,1	3,95	52,99	3,68	6,91	3,29
Weißbier	95,3	(0,10)	24,54	8,00	0,36	4,09
Weißkraut	90,1	9,92	48,32	4,95	12,64	3,74
Weiße Rübe siehe Steckrübe						
Weißwein siehe Wein						
Weißkohl } siehe Savoyer Kohl Wirsing }						
Weizen	13,4	1,96	31,16	3,07	3,25	12,06
Weizenmehl	12,6	0,51	34,42	0,76	7,48	7,70
Zimt (Ceylonzimt)	8,9	6,88	20,22	5,67	57,55	4,81
Zucker siehe Rohrzucker						
Zwetschen siehe Pflaumen						
Zwiebeln	86,5	5,28	25,05	3,18	21,97	5,29

Eisenoxyd Fe_2O_3	Phosphorsäureanhydrid P_2O_5	Schwefelsäureanhydrid SO_3	Kieselsäureanhydrid SiO_2	Chlor Cl	Literatur	Handelsmarke
0.34	17,16	0,14	0,23	0,69	K. II. 1026	
1,32	43,70	—	—	—	K. II. 812	
0,4	7,0 bis 25,0	3,8 bis 25,0	3,0	1,0 bis 7,0	K. II. 1280	
1.19	21,27	5,00	3,57	1,82	K. II. 959	
—	35,57	—	—	9,50	E	Berliner „Weiße"
0.68	16,59	8,30	0,40	5,66	W. 99	
1,28	47,22	0,39	1,96	0,32	K. II. 763	
0,61	49,38	—	—	—	K. II. 830	„Feinstes Weizenmehl"
0,81	4,27	3,91	0,41	0,81	K. II. 1059	„Ceylonzimt"
4,53	15,03	5,46	16,72	2,77	K. II. 919	

Tabelle II.   Mineralstoffgehalt animalischer

L = Landw. Jahrbücher. W = Aschenanalysen von E. Wolff, Berlin 1871. K = J. König.

	Wasser-gehalt[1]	Gesamt-asche	Kali K_2O	Natron Na_2O	Kalk CaO	Magnesia MgO
Aal (frisch)	60,0	1,74	0,18	9,48	45,83	—
Anchovis (gesalzen)	57,2	(8,44)	2,17	38,80	4,22	1,88
Austern	86,4	(2,13)	4,28	30,28	18,18	3,25
Blut						
1. Ochsenblut		3,55	7,40	45,75	1,10	0,71
2. Kälberblut	75,0		11,19	40,97	1,79	1,22
3. Schafsblut	bis	nicht	7,08	44,95	1,13	0,60
4. Schweineblut	83,0	be-stimmt	20,38	30,54	1,55	1,09
5. Hühnerblut			18,41	29,99	1,08	0,22
Büchsenfleisch siehe Corned-Beef						
Butter	13,5	(1,59)	19,39	7,74	23,16	3,30
Buttermilch	90,1	(0,74)	24,65	11,59	19,82	3,58
Caviar	50,2	7,70	3,33	30,77	5,02	—
Caseon siehe Plasmon						
Corned-Beef	55,0	16,32)				
Ei, vom Huhn (ohne Schale) . .	73,4	3,48	19,22	17,52	8,44	2,43
Eiercognak	38,3	(0,68)	10,07	6,03	11,80	1,93
Eiereigelb	50,9	2,91	9,29	5,87	13,04	2,13
Eiereiweiß	85,6	4,61	31,41	31,57	2,78	2,79
Fleisch						
1. Kalbfleisch	75	—	34,40	7,96	1,99	1,45
2. Pferdefleisch	bis	—	39,40	5,64	1,80	3,88
3. Rindfleisch	78	7,60	48,91	—	0,91	2,30
4. Schweinefleisch		4,06	37,53	4,54	7,53	4,83
Fleischextrakt						
1. Liebig-Kemmerich	17,7	(21,26)	42,26	12,74	0,62	3,15
2. Cibils	65,8	(17,33)	13,16	—	—	—
Forelle	77,5	(1,21)				
Gans	38,0	(0,48)				

[1]) Unter „Wassergehalt" sind hier alle bei der gewöhnlichen Art des Trock-
gehen, soweit sie sich nicht in den zitierten Sammelwerken finden, auf das Original
den Fällen, wo der Aschengehalt in Prozenten der frischen Substanz angegeben

Nahrungs- und Genußmittel.

(Nahrungs- und Genußmittel, Band I und II, Berlin 1904.) E = Eigene Analysen.

Eisenoxyd Fe_2O_3	Phosphorsäureanhydrid P_2O_5	Schwefelsäureanhydrid SO_3	Kieselsäureanhydrid SiO_2	Chlor Cl	Literatur	Handelsmarke
—	43,18	—	—	0,17	E	
Spur	18,11	0,93	—	33,25	E	
0,38	20.50	0,72	2,16	18,67	E	Natives
9,79	5,27	3,04	1.18	32,91	W. 158	
8,28	7,84	1,32	—	34,72	W. 158	
9,58	5,47	1,91	—	35,75	W. 158	
9,30	12,52	1,54	—	27,57	W. 158	
3,89	26,62	1,19	—	24,12	W. 147	
Spur	44,40	Spur	—	2,61	K. II. 595 und 684	
Spur	30,03	Spur	—	13,34	K. II. 595 und 697	
0,22	10,55	0,98	—	47,44	E	Mallossol
					K. II. 517	
1,16	38,05	0,96	0,94	13,94	W. 149	
—	53,82	Spur	—	4,11	E	⎧ F.W.Manegold,
1,65	65,46	—	0,86	1.95	K. II. 576	⎩ Advokat
0,57	4,71	2,12	1,06	28,82	K. II. 576	
0,27	48,13	—	0,81	6,43	W. 147	
1,00	46,74	0,30	—	0,89	W. 147	
0,82	36,08	3,84	2,47	6,04	W. 147	
0,35	44,41	—	—	0,62	W. 147	
0,28	30,59	2,03	0,81	9,63	K. II. 556	
—	9,29	und 78,13 % Kochsalz			K. II. 555	
					K. II. 481	
					K. II. 478	

nens flüchtigen Bestandteile der frischen Substanz zu verstehen. — Die Angaben
zurück. Die Daten für „Gesamtasche" beziehen sich auf „Trockensubstanz"; in
ist, sind die entsprechenden Werte durch eine Klammer () kenntlich gemacht.

Albu-Neuberg, Mineralstoffwechsel.   16

	Wasser-gehalt	Gesamt-asche	Kali K_2O	Natron Na_2O	Kalk CaO	Magnesia MgO
Hackfleisch siehe Fleisch						
Handkäse	53,7	13,15	4,85	45,74	2,55	—
Häring (gesalzen)	46,2	(16,41)	(Enthält 88,17 %			
Hecht	79,6	6,13	23,92	20,45	7,38	3,81
Honig	19,0	(0,24)				
Huhn	70,0	(1,01)				
Käse						
siehe Handkäse, Meiereikäse,						
Parmesankäse u. Schweizerkäse						
Kalbfleisch siehe Fleisch						
Kalbsleber	72,7	(1,36)	18,13	7,80	3,30	—
Kefyr	88,9	(0,65)				
Krebse	81,2	(1,31)				
Kumys	ca. 90,0	(0,41) bis (0,79)				
Kunstbutter siehe Margarine						
Lachs (frisch)	59,9	(1,29)	24,40	13,66	8,60	9,49
Leber siehe Kalbsleber						
Margarine	10,2	(1,66)	3,52	36,83	Spur	—
Meiereikäse	43,0	(4,68)	13,26	1,40	35,43	2,38
Milch						
1. Stutenmilch	90,6	(0,36)	25,14	3,38	30,09	3,04
2. Frauenmilch	87,6	(0,30)	33,78	9,16	16,64	2,16
3. Kuhmilch	87,3	(0,72)	24,65	8,18	22,42	2,59
4. Ziegenmilch	86,9	(0,85)				
Molke (von Kuhmilch)	93,8	(0,44)	30,77	13,75	19,25	0,36
Neunauge (geräuchert)	51,2	(1,41)				
Nutrose	10,1	(3,68)	(Davon sind 0,50 % K_2O.			
Ochsenfleisch siehe Rindfleisch						

Eisenoxyd Fe_2O_3	Phosphorsäureanhydrid P_2O_5	Schwefelsäureanhydrid SO_3	Kieselsäureanhydrid SiO_2	Chlor Cl	Literatur	Handelsmarke
0,11	13,68	—	—	43,99	W. 146	
Kochsalz)					K. II. 484	Pökelhäring
—	38,16	2,50	—	4,74	K. II. 483	
	11,67				K. II. 998	
					K. II. 478	
—	47,10	0,82	—	6,51	E	
					K. II. 747	
					K. II. 493	
					K. II. 743	
—	20,32	—	—	21,44	E	
—	2,30	—	—	56,95	E	
0,80	38,37	0,17	—	7,44	K. II. 733	
0,37	31,86	—	—	7,50	K. II. 663	
0,25	22,74	1,89	—	18,38	K. II. 598	
0,29	26,28	2,52	—	13,95	K. II. 603	
					K. II. 655	
0,55	17,05	2,73	—	15,15	K. II. 739	
					K. II. 484	
1.27 % Na_2O und 1.12 % P_2O_5)					K. II. 539	

	Wasser-gehalt	Gesamt-asche	Kali K_2O	Natron Na_2O	Kalk CaO	Magnesia MgO
Parmesankäse	31,8	(6,29)	2,73	14,65	34,72	1,21
Pferdefleisch siehe Fleisch						
Plasmon	11,9	8,69	5,14	16,78	32,68	1,61
Rahm	67,6	(0,55)	27,65	8,46	22,81	3,25
Reh	75,8	(1,13)				
Rindfleisch siehe Fleisch						
Sahne siehe Rahm						
Salm siehe Lachs						
Sanatogen	8,8	6,10			1,40	0,57
Sardelle (gesalzen)	51,8	(23,27)		(Davon sind		
Sardine						
1. siehe Anchovis						
2. Ölsardine	53,6	(9,00)				
Schabefleisch siehe Fleisch						
Schellfisch	81,5	(11,26)	13.84	36.51	3,39	1.90
Schinken (geräuchert)	28,1	(10,54)				
Schweinefleisch siehe Fleisch						
Schweizerkäse	34,4	(11,36)	2.46	33.01	17.82	0.81
Somatose	10,9	(6,09)				
Speck	10,2	(8,02)				
Sprotte (geräuchert)	59,9	(0,46)				
Taube	75,1	(1,00)				
Tropon	8,4	0,95				
Wurst: 1. diverse	63,6	(1,7–6,7)				
2. Leberwurst	47,8	(2,0–3,2)				
3. Sülzwurst	41,5	(12,60)				
Zunge						
1. Ochsenzunge, frisch	68,3	(1,33)	42,17	4,40	2,13	1,28
2. „ geräuchert . .	35,7	(8,51)				

Eisenoxyd Fe_2O_3	Phosphorsäureanhydrid P_2O_5	Schwefelsäureanhydrid SO_3	Kieselsäureanhydrid SiO_2	Chlor Cl	Literatur	Handelsmarke
0,22	36,11	0,94	—	11,43	K. II. 733	
—	38,56	1,62	—	1,70	K. II. 533	
2,84	21,18	—	—	14,51	K. II. 595 und 676	
					K. II. 478	
	54,92				K. II. 539	
88,48 % NaCl)					K. II. 484	
					K. II. 484	
—	13,70	0,31	—	38,11	K. II. 483	
					K. II. 521	
0,17	20,45	—	0,08	33,61	W. 146	
	1,64				K. II. 544	
					K. II. 521	
					K. II. 484	
					K. II. 478	
					K. II. 533	
					K. II. 525	
					K. II. 525	
					K. II. 525	
0,30	45,63	1,28	—	0,94	E	
					K. II. 497	

Gehalt der wichtigsten Nahrungsmittel an Kali, Natron, Kalk, Eisenoxyd, Chlor und Phosphorsäure nach G. von Bunge[1] und den voraufstehenden Tabellen für 1 kg Trockensubstanz.

III.			**IV.**		
K_2O			Na_2O		
(Geordnet nach aufsteigendem Kaligehalt.)			(Geordnet nach aufsteigendem Natrongehalt.)		

In 1000 g Reis sind enthalten 1 g K_2O In 1000 g Reis sind enthalt. 0,03 g Na_2O

III. Nahrungsmittel	III. Wert	IV. Nahrungsmittel	IV. Wert
„ Rinderblut „	2 „	„ Äpfel „	0,07 „
„ Hafer „	} 5—6 „	„ Bohnen „	0,13 „
„ Weizen „		„ Erbsen „	0,17 „
„ Roggen „		„ Hafer „	} 0,1—0,4 „
„ Gerste „		„ Weizen „	
„ Frauenmilch „	5—6 „	„ Gerste „	
„ Äpfel „	11 „	„ Roggen „	
„ Erbsen „	12 „	„ Kartoffeln „	0,3—0,6 „
„ Kuhmilch „	9—17 „	„ Frauenmilch	1,0—2,0 „
„ Rindfleisch „	19 „	„ Kuhmilch	1,0—10,0 „
„ Bohnen „	21 „	„ Rindfleisch	3,0 „
„ Erdbeeren „	22 „	„ Rinderblut	19,0 „
„ Kartoffeln „	20—28 „		

V.
CaO
(Geordnet nach aufsteigendem Kalkgehalt.)

In 1000 g Zucker sind enth. 0,000 g CaO   In 1000 g Hühnereiweiß s. e. 1,30 g CaO

Nahrungsmittel	Wert	Nahrungsmittel	Wert
„ Honig „	0,067 „	„ Erbsen „	1,37 „
„ Reis „	0,12—1,70 „	„ Hafermehl „	1,42 „
„ Schwarzbrot „	0,26 „	„ Pflaumen „	1,66 „
„ Rindfleisch „	0,29 „	„ Frauenmilch „	2,43 „
„ Weißbrot „	0,46 „	„ Eidotter „	3,80 „
„ Weintrauben	0,60 „	„ Feigen „	4,00 „
„ Grahambrot „	0,77 „	„ Butter „	4,11 „
„ Birnen „	0,95 „	„ Erdbeeren „	4,83 „
„ Kartoffeln „	1,00 „	„ Tee (fest) „	6,90 „
„ Datteln „	1,08 „	„ Kuhmilch „	15,10 „
		„ Spinat „	19,50 „

[1] G. von Bunge, Physiologie des Menschen. Band II. S. 88. 89. 112.

VI.

Cl

(Geordnet nach aufsteigendem Halogengehalt.)

in 1000 g Reis sind enth.	0,04—0,4	g Cl		In 1000 g Eidotter sind enth.	3,5	g Cl
„ Butter	„	0,6	„	„ Schwarzbrot	„	5,7	„
„ Tee (fest)	„	0,8	„	„ Weißbrot	„	6,5	„
„ Hafermehl	„	1,1	„	„ Spinat	„	10,3	„
„ Kartoffeln	„	1,3	„	„ Hühnereiweiß	„	13,2	„
„ Rindfleisch	„	2,8	„	„ Kuhmilch	„	16,0	„
„ Frauenmilch		3,2	„			

VII.

P_2O_5

(Geordnet nach aufsteigendem P-Gehalt.)

In 1000 g:				In 1000 g:		
Hühnereiweiß sind enth.	2,0	g P_2O_5		Hafermehl sind enth.	8,9	„
Reis	„	2,1—17,9	„	Weizen	„	9,4	„
Frauenmilch	„	3,5	„	Erbsen	„	9,9	„
Weißbrot	„	3,6	„	Spinat	„	16,5	„
Schwarzbrot	„	4,6	„	Rindfleisch	„	18,3	„
Kartoffeln	„	6,4	„	Kuhmilch	„	18,6	„
Tee (fest)	„	7,7	„	Eidotter	„	19,0	„
Butter	„	ca. 8,0	„			

VIII.

Fe_2O_3

(Geordnet nach aufsteigendem Eisengehalt.)

In 1000 g:				In 1000 g:		
Hühnereiweiß sind enth.	0,00	g Fe_2O_3		Hafermehl sind enth.	0,16	g Fe_2O_3
Butter	„	Spur	„	Weißbrot	„	0,21	„
Kuhmilch	„	0,03	„	Schwarzbrot	„	0,23	„
Frauenmilch	„	0,04	„	Eidotter	„	0,24	„
Reis	„	0,05—0,81	„	Rindfleisch	„	0,24	„
Weizen	„	0,08	„	Tee (trocken)	„	0,25	„
Erbsen	„	0,09	„	Spinat	„	0,53	„
Kartoffeln	„	0,09	„			

Additional material from *Physiologie und Pathologie des Mineralstoffwechse* *nebst Tabellen über die Mineralstoffzusammensetzung der menschlichen* *Nahrungs- und Genußmittel, sowie der Mineralbrunnen und -Bäder,* ISBN 978-3-642-98891-2, is available at http://extras.springer.com

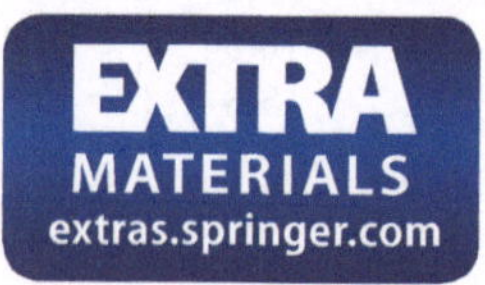